毛の人類史

なぜ人には毛が必要なのか

カート・ステン
藤井美佐子 訳

HAIR

A Human History

太田出版

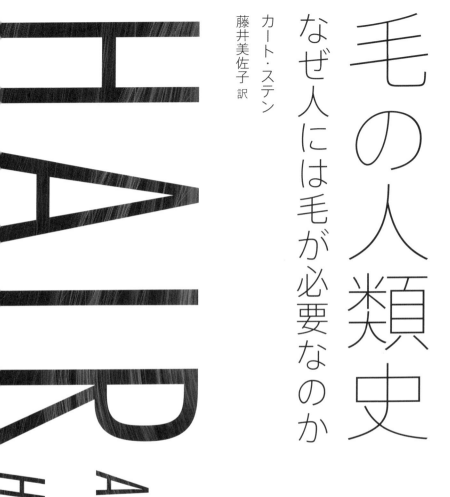

HAIR

A Human History

by Kurt Stenn

ユディットへ

「太陽が岩を融かすまで」

（ロバート・バーンズにちなむ）

毛の人類史　目次

第三部　毛と人間の複雑な関係　177

おわりに——ロボットが髪を切る未来は来るのか　232

はじめに――なぜ「毛」について書くことになったのか

この本を書くというアイデアを思いついたのは理容店で椅子に坐っているときのことだった。私は小さな大学町に住んでいる。大学近くには何軒もの理容店があり、選ぶには事欠かないが、町のはずれの閑静な住宅地にある一軒を行きつけにしている。昔ながらの赤白二色の縞模様が回転する看板柱《サインポール》が目印になっているその店は、木骨造りの小さな民家のリビングルームを改装したものだ。通りに面した壁は取り払われて一面大きな窓になっていて、部屋の左手には曲げ木の四人掛けベンチが待ち合い用に設《しつら》えられており、そばに小さなテーブルが置かれている。真ん中には回転椅子が二脚あるが、使われるのはいつも一脚だけ。壁は、往年の名プロゴルファー、サム・スニードが白い帽子をかぶっている写真やサイン入りの写真などゴルフ関連の品が飾られ、天井からはアンティークのゴルフクラブが何本か吊り下げられている。

数年前のある朝のこと、順番が来るといつものように回転椅子に坐った。店の主人が白いケープを私の肩にかけ、襟《えり》紙を首に巻く。

「先生、今日はどうします？」

「短めに。軽く切りそろえてくれ。いつもどおりで頼むよ、でも眉《まゆ》はやらなくていい」

何年も通っているが、店の主人とはときどき妻や子供のことなどおたがいの家族の話をする程度で、じっくり話をしたことはなかった。椅子に坐っているあいだはほとんど、静かな時間が過ぎてゆく。聞こえるのは、主人の鋏《はさみ》が立てるチョキチョキという音と背後の壁に掛けられた木製時計が刻むチクタクという音だけだ。だからその日、「ところで、先生のお仕事は？」と訊かれたのはかなり意外なことだった。

「大学勤めの医者だよ」

「それは知っていますけど、どういった種類のお医者さんなんです？　つまり何をなさっているんですか？」主人は鋏を動かす手を止め、鏡のなかの私の顔をじっと見つめた。

「毛《ヘア》の研究をしている」

彼は眼を大きく見開き、にやりと笑って言った。「またまた、ご冗談を！」

「いや、ほんとうなんだよ」

「わかりました、先生がそうおっしゃるのなら」半信半疑といった様子で彼は肩をすくめ、仕事に戻った。

毛は文化と科学の観点から本格的に研究する価値のある人体の一部である。しかし、そうとらえるのは、行きつけの理容店の主人を含め、多くの人にとってなじみのない考え方なのだろう。昔からずっとそうだったように、それは今も変わっていない。理容店の主人にとって、毛と言えば頭髪に、見た目をしかるべく整えるべき対象に限定される。毛に対する見方はひとつだけで、それ以上はないのだ。

この一件以来、私は多くの人がこの近視眼的な狭い見方にこだわっていることに気づいた。そんな人たちは大局的な見方を知らない。毛と毛皮、毛と歴史、毛と健康、毛と基礎生物学のあいだにはまったく関係がない、あるいはあってもわずかだと思い込み、北アメリカへのヨーロッパ人の移住、中世ヨーロッパの交易、現代の犯罪学、宗教、芸術、オーケストラの楽器、現代の生物学的研究における毛の役割に気づいていない。理容師や美容師が携わる範囲をはるかに超えて、非常に多様なかたちで毛に取り組んだ人々は歴史を通して大勢存在するが、それは知られていない。科学の進歩により、治療を含めてさらに効果的なヘアケアの手法や手段――何もないところに〝毛の工場〟である毛包を作るための技術、まっすぐすぎてどうにもならない直毛をカールさせるための道具、ちりちりの剛毛《ごうもう》を直毛にするための方法など――が新たに開発される見込みがあるのに、それも世の多くの人々に知られていない。

この気づきが、毛包研究に生涯をかけてきた科学者である私を本書の執筆へと駆り立てた。毛の全体像を伝え、毛がこれまでに果たしてきた、そして今も果たしつづけている人類の生活における役割を紹介する本を書きたいと思ったのである。毛は、人類の太古の祖先にとって環境から身を守るための壁として進化を遂げた。現生人類《ホモ・サピエンス》は進化の過程で体毛が薄くなったとき、近くにいる哺乳《ほにゅう》動物の皮と毛を奪い、体を覆った。やがて、人類は、布としての利用をはるかに超えた、獣毛の幅広い利用法を見つけていく。毛は、その固有の性質ゆえに、人類の進化や社会におけるコミュニケーション、歴史、産業、経済、科学捜査、芸術をある意味で方向づけてきた。本書で扱うトピックは広範囲に及び、社会的なメッセージの発信手段としての役割だけでなく、人類の歴史、経済成長、芸術表現、科学捜査、考古学、科学、産業に毛が与えた影響も取り上げる。

毛の世界では、hair（毛）という単語は毛幹だけを指す場合もあれば、毛包と毛幹を指す場合もある。本書ではこの単語を毛幹に限定しつつ、被毛や羊毛、ネコなどの硬いひげ、針毛を指すためにも用いる。

本書を通して一貫した軸となり、焦点を当てていくのは「毛幹」である。毛幹とは皮膚表面を飾るまっすぐまたはカールした美しい繊維のことだ。私は毛に特定の関心を持ち心血を注ぐ人々、すなわち毛のさまざまな特徴を知り、活用する人々の視点から物語を語る。その一人ひとりがその人なりに毛の利用法と重要性に着目している。脱毛症の患者や顎《あご》ひげを蓄えた聖職者にとって最も重要なのは、毛が発信するメッセージである。毛皮商人と羊毛を扱う労働者にとっては、保温性が高く、毛織物の材料になるという毛の性質、古生物学者にとっては、哺乳類の命を守るうえで毛が果たした役割。細胞生物学者にとっては毛包の持つ再生能力であり、バイオリニストにとっては弓毛、犯罪学者にとっては有罪・無罪を裏づける証拠、美容師とかつら製作者にとっては社会的メッセージを構築するための手段であり、芸術家にとっては作品の材料なのだ。それぞれが機能と影響という点で異なる見方をしており、本質的に同じものを異なることばで呼んでいる。たとえば「ファー」「ウール」「顎ひげ」「髪束《ハンク》」は毛の集合体を話し手によってさまざまに表現したものであり、「ネコやネズミの硬く長いひげ《ウイスカー》」「繊維」「硬毛」「毛幹」は一本一本の毛を指している。生物学者の視点で見ると、これらはすべて同じ構造体のことを指し、大きさ、形状、生えている密度がちがうだけなのである。本書では、毛がどのように人類の歴史に影響を与えたのかという大きな問題に取り組むため、生物学者の視点に立ち、これらすべての繊維を「毛」または「毛幹」と呼ぶ。

本書で語られる物語は、はるかに大きな物語のほんの一部にすぎない。公正を期すならば、毛に携わる各業界について、本書と同程度かそれ以上の厚さの本が記されてしかるべきである。毛という多様性に富む世界を探求するあいだ、私は各地を旅し、かつら製作者、芸術家、弦楽器製作者《ルシエール》、犯罪学者などすばらしい人々と出会い、クリニック、患者支援団体、分子生物学研究所、恐竜博物館、毛皮商協会、ヒツジ農場、繊維工場、ヘアアートの展覧会を訪れた。本書では、全景を見渡すことを優先したため、網羅性は犠牲にしている。したがって、毛を扱う仕事をしている多くの人々については言及を割愛し、西ヨーロッパおよび北アメリカでの経験に重きを置いた。もちろんアジアやアフリカの視点から同じ物語を語ることもできただろう。それは充分に承知している。このような決断をくだしたのは、私個人の知識を踏まえ、本書を一般の読者にとって魅力的な長さに収めたいと考えたからである。科学的な側面をやさしく説明するよう努め、簡潔で実例に富んだ描写を心がけた。

本書を通して繰り返し伝えたいのは、ヒト、ヒツジ、ビーバー、カモノハシ、ヤマアラシを問わず、どこから生えていようとも、毛はすべて似ているということである。長いか短いか、硬いかやわらかいか、黒か白か、ねばつくかなめらかかといった、程度の差こそあれ、どこに由来しようと毛は毛だということだ。しかし、まずこう問いかけなくてはならない。毛とはいったいなんなのだろう？　そしてどこから来たのだろう？

第一部

毛の起源と成長の謎

第一章　哺乳類に生えた最初の毛

社会、細胞、生物のあらゆる次元において、生物学的な形あるものはすべて、生き延びるためにみずからを外界から切り離さなければならない。それぞれに壁を持たなくてはならないのである。社会という次元では、壁が王国を敵から守る。細胞においては、別の種類の壁である膜が細胞核と細胞質を取り囲んで仕切りとなり、なかに収める。生物にとっては、カエルであれ、ニワトリであれ、サルであれ、その壁となるのが皮膚である。毛は皮膚から生えるだけではなく、皮膚の持つ壁としての性質を高める役割を果たしている。外傷を防ぐクッションとなり、極端な気温から皮膚を守り、実際に接触する前に環境を察知する。そこで本書ではまず、哺乳類の皮膚から物語を始めることとしよう。

毛幹（毛繊維）やその毛包（毛繊維を生み出す毛の根の部分）を含め、すべての器官は三種類の細胞で構成されている。ひとつ目は〝独身の〟細胞。ほかの細胞と長期にわたる関係を築かず独りで生きる傾向がある。体のあちこちをさまよい、血液細胞（血球）としてだいたい血管のなかにいて、荷物やメッセージを運んでいるが、いつも移動していて単独で機能する。卵子と精子がこのような細胞の例で、長いあいだ独り身で過ごす。事実、そうした細胞の仕事――パートナー探し――は堪《こら》え性のない弟や妹を引き連れていたのでは完了できない。

ふたつ目は細胞外マトリックス（細胞間物質）を生成する細胞。細胞外マトリックスとは細胞のまわりにあるどろどろした、あるいは固形の物質のことである。こうした細胞は、細胞外マトリックスとしてコラーゲン、エラスチン、骨、軟骨を生成し、それによって体のすべての組織と器官を支えている。皮膚に関しては、真皮《しんぴ》と呼ばれる、コラーゲンに富む皮膚の深層部を生み出している。

三つ目は上皮を形成する細胞で、細胞同士が固く結びつく特徴がある。きわめて〝社交的〟で、ほかの細胞から引き離されると落ち着きをなくし、近くにあるひとつ以上の細胞とつながろうとする。上皮細胞はしっかりと結合して細胞のシートを形成し、心臓や肺の表層や、皮膚のいちばん外側の層など、生物学的なあらゆるレベルで優れた覆いになる。また、唾液腺、肝臓、腎臓など、多くの立体的な臓器の核を形成する。上皮組織は基本的に細胞だけでできているため、総じてやわらかい。したがって、骨、軟骨、コラーゲンなど、外側に構造的な支えが欠かせない。上皮細胞が皮膚を覆う表皮のようにシートを形成する場合には、支えとなる下層が必要となる。その層が真皮である。

哺乳類の皮膚表面は、複数の層になった上皮、つまり表皮でできており、厚くしなやかな組織である真皮を覆っている。真皮には細胞、神経、血管が入り込み、皮膚に栄養を運ぶ。皮膚から出ている毛繊維は毛包から発生する。毛包は表皮の下に指のような形に伸びており、ヒトの場合、最初の毛包は胎児の頃に原始的な表皮の底に芽のように形成される。この芽が表皮の延長として真皮へと下方向へ伸び、真皮によって栄養を与えられ、支えられる。

完全に成熟した毛包は上皮細胞層で構成されるが、ただし毛包の底には真皮乳頭（毛乳頭）と呼ばれるコラーゲンでできた小さな塊《かたまり》がある。毛乳頭は毛包と毛幹の成長に欠かせないもので、単独で、単純な表皮から毛包を誘導することができる（第三章参照）。毛包の上皮層は三段式の伸縮望遠鏡に似ている。いちばん内側の筒は固く、毛幹を形づくる。いちばん外側の筒は外毛根鞘《がいもうこんしょう》と呼ばれ、毛包を真皮から隔《へだ》てる細胞の壁として機能する。外毛根鞘の内側にある真ん中の筒は内毛《ないもう》根鞘と言い、外へと向かう毛幹を支える、型の役割を果たしている。毛包の中ほどからは立毛筋という細い筋肉と毛包管に脂を注ぎ込む脂腺（皮脂腺）が伸びている。立毛筋は恐怖や寒さなどの刺激を感じると毛包と毛幹を引っ張って立たせ、脂腺は毛幹が成長して外へと伸びる際に毛幹表面をなめらかにする皮脂を分泌する。

手のひらや足の裏、特定の部位（唇、肛門、陰茎亀頭など）をのぞいて、毛はすべての皮膚表面に存在する。それでも、ヒトが〝裸のサル〟と言われてきたのは、ほかの哺乳類とちがっ

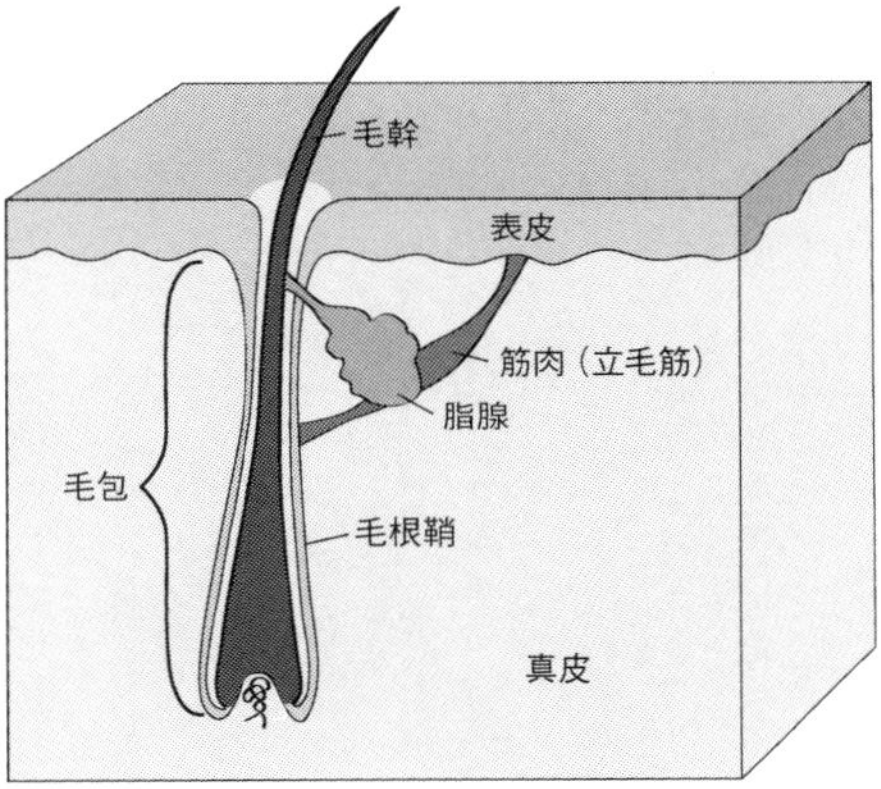

中央に毛包を配置した皮膚の線画　Art by Mark Saba, Yale University. Used with permission.

て、ヒトの皮膚の大部分を覆っているのが短く細く、色素の少ない、やわらかい毛だからである。たとえばヒトの額《ひたい》の毛はほとんど見えない。

哺乳類に毛がある理由

ここまでで毛というものが何かわかったとして、次に生じる疑問は「そもそもなぜヒトとそのほかの哺乳類は毛が生えるようになったのだろう？　毛はどこから発生し、ヒトが現生人類《ホモ・サピエンス》になるのにどのような役割を果たしたのだろう？」ということである。

毛はそもそも動物の進化にともない発生したものである。

地球上に生命体が現れたのは今からおよそ三五億年前。地球の誕生からまだ一〇億年ほどしか経っていない頃のことである。最初の生命体は単細胞だった――単純で、独立した単独の細胞である。進化の次の段階に至るにはさらに二〇億年かかり、そこでやわらかいゼリー状の多細胞生物が登場する。多細胞生物は、水中で漂っているかぎり、生き延び、繁栄することができたが、液体の環境を捨てて陸へ上がるにはなんらかの支持構造が必要となった。細胞の外側を硬くするか、細胞の内側に枠組みを作るかしなければならなかったのである。前者はイエバエやザリガニ、カタツムリに見られるように、体の表面を保護する外骨格になった。後者はアマガエルやガラガラヘビ、ウォンバット、ヒトに見られるように、内骨格となり、関節でつらなる背骨を持った骨格を体内に作り出した。背骨、つまり脊椎《せきつい》は約五億年前、原始的な魚類に発生したものが最初である。脊椎動物が深呼吸できるようになり、海から陸へ上がるという決定的な進化を遂げるまでには、さらに一億年を要する。

脊椎動物の登場とともに皮膚の構造に劇的な変化が現れる。単層の細胞からできていた外側の上皮層が多層へと変貌を遂げたのである。これは、本書のテーマにとってきわめて重要な出来事だった。なぜなら毛幹と毛包は密集した細胞で構成されるが、そうした細胞は多層の構造からしか生じないからである。無脊椎動物にはほかに長所があるものの、ザリガニやその親戚のイナゴ（あるいはさらに遠い親戚のミミズ）は表面の上皮が単層のため、毛幹を生み出すことは不可能だ。無脊椎動物は、粘液（ナメクジ）、殻（巻貝）、キチン質物質（カブトムシの甲皮）などの非細胞性物質を皮膚表面に増やすことはできるが、ヒトを含めた脊椎動物のように、しっかりと接着され、積み重ねられた上皮細胞の組織を作り出す手段を持たない。

三億年ほどヒトの系譜をさかのぼると、当時存在していた脊椎動物にヒトとの類似点を認めるのはなかなかむずかしい。だが、形態学と分子のレベルで見ると、私たち哺乳類が爬虫《はちゅう》類と共通の祖先を持っていることは明らかである。その共通の祖先とは「分岐点に位置する爬虫類（一般的に〝杯竜類〟を指す。古生代後期の原始的な爬虫類で、両生類と恐竜などの爬虫類の中間的存在）」と呼ばれるまだよく知られていない生物である。この祖先との関係は、原始哺乳類に分類されるカモノハシの例を考えてみるとよくわかる。カモノハシはオーストラリア東部に生息する半水生の動物で、卵を産み、子に乳を与え、体は毛で覆われている。分類の観点で言えば、矛盾《むじゅん》に満ちた存在だ。哺乳類は毛があり、乳を出すが、卵は産まず胎生《たいせい》である。カモノハシの遺伝子の一部が哺乳類とも鳥類とも爬虫類とも共通するのは非常に示唆に富む事実と言える。この動物は進化のごく初期の分岐点のひとつを体現しているのである。カモノハシの遺伝情報には、最初期の最も原始的な哺乳類の形質だけではなく、爬虫類の祖先から残された形質も反映されている。こうした爬虫類の祖先から生まれた子孫が、爬虫類、恐竜、鳥類、哺乳類といったあらゆる陸生の大型脊椎動物を生み出した。[1]

ヒトの皮膚とその付属器官（表皮にある細胞でできた突起で、毛、汗腺、脂腺、爪などを指す）には、この原始の祖先が授けてくれたものが少なくともある程度反映されている。動物が原始の海を捨てて陸に上がると、皮膚はまったく新しい、いつもやさしいとは言えない環境——乾燥した空気、電磁放射線（強い光）、酸素の毒性、身体への外傷、極端な温度変化——から体を守る必要に迫られた。そのため、表皮に劇的な変化が必要となり、表皮は厚く丈夫になり、水をはじく性質を獲得した。

時が経つにつれて、表皮の別々の部位が上方に突出し、突出した部分が折りたたまれて表皮の上に平らにならされ、それによって表皮の持つ体を守る性質が強化された。魚類や爬虫類の場合は、こうした突出部分が平らで幅のある鱗《うろこ》になった。鳥類や哺乳類の場合は、先端の尖《とが》った突起を形成し、皮膚表面を越えて伸びる繊維（フィラメント）になった。鳥類は、こうした繊維が枝のように分かれて羽根に進化し、哺乳類は糸のような状態で繊維が残った。それが毛である。

年月を重ねるうちに、毛の起源をめぐる考察は大きく変化してきた。現在の仮説を三つ紹介しよう。ひとつ目は、毛は分岐点に位置する爬虫類の鱗から進化したとする仮説で、ほとんどの齧歯《げっし》類に鱗のような尻尾があり、尻尾の皮膚の継ぎ目に細かい毛が生えていることから導き出された考えだ。ふたつ目は、毛幹は腺のなかから生まれたものであり、最初は油性の分泌物を腺から皮膚表面に届ける役割を果たしていたとする仮説である。この説は、すべての毛包が脂腺を持ち、毛幹のキューティクル層（毛幹のいちばん外側の層）が皮膚表面に脂を汲《く》み上げるための構造になっており、最初期の動物が水分の喪失を防げるよう皮膚表面に脂を必要としたという見解にもとづく。三つ目は、今挙げたふたつの仮説を排除せず、現生の魚類と両生類の一部に見られる毛のような皮膚上の感覚構造から毛が発生したとする説だ。こうした感覚構造は近づいてくる捕食動物が発する振動や近くにある鋭い岩など、水中の危険を魚に知らせる役割を果たしている。

事実、毛包と毛幹が重要な感覚機能を果たすという証拠は多く存在する。マウスを利用した研究からは、毛は種類ごとに異なる感覚を伝えられるよう、種類ごとに固有の感覚系を有していることがうかがえる。毛はすべて神経が付着しているため、動きを知覚できるが、大部分の哺乳類には口の上のあたりにきわめて高感度で長い毛が生えている。こうしたひげは、マウスにとっては環境の変化を感知するのに役立つ神経に恵まれた「感覚器官」という地位を獲得するほど重要である。実際、マウスのひげは立ち上がる性質があり、刺激を受けると長く伸びた毛幹を引っ張って注意を集中させる。夜間に周囲の状況を探るマウスにとって、このひげはやわらかい鼻がじかに何かに触れる前にあたりを偵察する貴重なアンテナとして機能する。

ヒトにとっても毛は重要な感覚器官である。日常的な体験を挙げると、腕に広がる細かい毛は近くを人が通ればその存在を感知し、夏の暑い日に潮に乗ってそよ風が吹いてくればそれを正確に感じ取る機能を果たしている。また、毛を剃《そ》っていない腕のほうが剃ってある腕よりも効率的にトコジラミを探知できる。[2]

近年では、毛包は神経が豊富なことに加えて、それを取り囲む真皮細胞が、真皮細胞が適切な条件下において神経のような働きをすることがわかっている。そうした真皮細胞には神経細胞に見られるのと同様のタンパク質が含まれ、組織培養（生物体の組織片を取り出し、適当な条件下で培養、増殖させること）で分離培養すると神経になる。事実、ロバート・ホフマン博士とその研究チームが、真皮細胞を体が麻痺《まひ》したラットに移植したところ、それらの細胞は神経の修復を助けただけでなく、新たに形成された神経に組み込まれ、それによりラットは機能を回復することができた。[3]

毛を失った人類

毛は体温調節の役割も果たしている。カメは早朝、丸太にのぼって首を上に伸ばし、太陽の光を浴びる。爬虫類に体内で熱を作る力がないことを改めて思い出させる姿だ。まどろみから目を覚ますと、カメは木陰で水中深くにある涼しく安全な場所から水面に浮かぶ丸太にのんびりとのぼり、朝の強い陽光に包まれる。ひなたぼっこというわけである。すべての冷血動物（変温動物）と同じく、カメもまた活動を開始するのに自然の直接の放射エネルギー源である太陽に頼っている。しかし、皮膚表面がなめらかなおかげで、日中はまわりの環境から熱を吸収しやすい反面、夜は環境に熱を奪われやすい。しかし、夜のあいだ体温が下がるのは冷血動物の強みでもある。なぜならその時間帯は体を温めるための高価な燃料（つまり苦労して獲得した食糧）が要らなくなるからだ。ただしカロリーを節約できる反面、夜から早朝にかけては動きが鈍くならざるをえない。

　爬虫類とはちがって、最初期の哺乳類は冷涼な夜間から早朝にかけて狩りができた。冷血動物にはないふたつの大きな強みを持っていたからである。ひとつ目は太陽の直接の助けがなくても代謝過程によって熱を生み出せたこと。[4]ふたつ目は数十億年という時間をかけて、原始的な皮膚の感覚繊維の密度が増加し、皮膚の上に覆いを形づくり、それがきわめて効率のよい断熱材として機能するようになったことだ。それが被毛である。温血性と断熱性というふたつの特徴により、哺乳類は夜のあいだに近くにある変温動物の住み処を襲って食糧を調達し、昼間は変温動物から身を隠せるようになったのである。[5]

　熱は温度の高い物体から低い物体へと流れる。寒さの厳しい日にジョギングをしたことのある人なら誰でも知っているように、遮るものがなく日当たりのよい場所で体が温まっても日陰に入るとまた冷えてくる。この場合は、ひなたぼっこをしているカメと同じく、太陽熱は宇宙空間を越えて直接人間に届いている。一方、熱は物体同士がじかに接触しても伝わる。たとえば、焼きたてのピザを食べて火傷《やけど》をするのは、ピザという物体から口という物体へと熱が直接伝わるからである。熱は水や空気の流れによっても移動する。これが対流と呼ばれる過程だ。

電熱線の熱を空気で髪へと運ぶヘアドライヤーは対流を利用したものの一例である。

ここに挙げた例はどれも熱が温度の高い物体からヒトの体へと移動するものだが、熱は逆方向にも流れる。ニューヨーク、コニー・アイランドの寒中水泳団体「ポーラーベア・クラブ」の熱心な会員たちは、極寒の大西洋に飛び込んで新年を祝うが、このとき彼らは自分の体から海水へと熱を与えているのである。この方向への熱の移動は短時間なら楽しいかもしれないが、これほどの寒さに体がさらされていると、一〇分や二〇分といった程度の時間でも、生命維持に必要な身体機能は低下するだけでなく停止してしまう。[6]

哺乳類が活発に動けるのは、体温を三七度前後に常時保てるからであり、皮膚はこの仕組みの維持に積極的な役割を果たしている。哺乳類にとって、皮膚は体を温めるうえでは重要ではないが、熱の損失を最小に抑えるうえではきわめて大切だ。ここで毛の出番である。被毛はあらゆる形態の熱移動（伝熱）を効率よく遮断する。それができるのは、そもそも被毛が密集した毛の列として生えているからだ。ビーバーの場合、指先ほどの面積の皮膚に約四万本の毛が生えている。これだけの密度があると、被毛は事実上あらゆるものから体を守る防護壁となる。風も水も昆虫もそれを抜けて内側に侵入することはできない。また毛自体は熱伝導率が低いため、熱を逃しにくい。ちなみに毛の熱伝導率は銅のわずか八〇〇〇分の一である。[7] 密度の高い被毛は空気を閉じ込める。しかも空気は毛よりもさらに熱伝導率が低い。毛が皮膚の上に空気の層を閉じ込め、移動（対流）を防ぐかぎり、熱が失われることはない。熱は、この被毛の壁を通り抜けて皮膚表面から外へも、外から皮膚表面へも移動することはできない。被毛の表面は環境温度を、被毛の下の皮膚表面は体の中心の深部体温を反映する。動物の体が冷えると、このぬくぬくと守ってくれる空気の層を厚くして被毛の下の皮膚の断熱性を高めようと、毛包に付着している立毛筋が毛幹を立ち上がらせる。この動きにより、すべての動物の被毛は厚さを増し、断熱効果が高まる。すべての動物と言っても、もちろんふさふさの被毛を失ったヒトはあてはまらない。ヒトは寒気を覚えると、古来の条件反射で毛を逆立て鳥肌を立てるが、これは見かけだおしである。ヒトの体毛は、動きがなく断熱効果の高い、ありがたい空気の層を保っていけるほど長くも濃くもない。

「最速の陸上動物」の異名のとおり、チーターは時速一一五キロものスピードを出すことができるが、この速度で一分も走りつづけることはできない。体温が上昇し、立ち止まって体温を下げなくてはならないからである。このことを引き合いに出したのは、チーターの持つ能力を貶《おと》めるためではなく、暑さの厳しい熱帯のアフリカでは、被毛がチーターの持久力を制限する足枷《あしかせ》になることを指摘するためである。被毛のせいで、チーターには体の熱を逃がす手段がごくわずかしかない。走るのをやめる、木陰に入る、浅く速く呼吸をする、足を舐《な》める、あるいは被毛に覆われていない部位（主に足と耳）を周囲の空気にさらすなどの方法で対処せざるをえない。サバンナの気温がチーターの体温と同じか、それよりも高い場合は、熱には温度の低い物体へ流れる性質があるため、体温を下げるのは至難の業《わざ》だろう。したがって、アフリカの気候では、哺乳類の環境適応力は逆説的に被毛の保温性によって制限されている。被毛は、熱移動のいかなる仕組みをもってしても熱の放散を防ぐからである。ヒトがこれほど効率のよい覆いを持っていたとしたら進化が妨げられていたことだろう。[8]

科学者たちはこんな計算をしている。よく晴れた暑い日に、被毛のある直立歩行のホミニン（霊長目ヒト科ヒト亜科を構成するヒト族の総称）が休まずに一〇分から二〇分歩きつづけたら、すばやく体から熱を逃がすことができないために熱中症になってしまうだろう。[9] ヒトの先祖は狩りをして生き延びるため、日中に動きまわる必要があったにもかかわらず、体温を三七度に保たなければならなかった。そこでより効果的な冷却の仕組みが必要になった。しかしヒトが効率よく進化を遂げた鍵は大きな脳（体の大きさに占める脳の割合はすべての動物のなかで最大）にあったが、脳組織は体温の上昇にきわめて敏感であるため、問題が複雑になった。体温が四〇度になると熱中症に、四二度になると脳死状態になってしまう。くわえて、脳組織の温度は深部体温によって決まり、高くなりすぎた深部体温を下げるには皮膚から熱を放散するしかない。これはヒトを含めたすべての動物について言えることである。進化の途上にあるホミニンにとって、密集した被毛は捨て去るべきものだったのだ。[10]

ホミニンが被毛を失った理由については多くの説が発表されている。チャールズ・ダーウィンが提唱した突飛な説もある。それによれば、原始のヒト科の動物のオスは、被毛がないほうが性的に魅力的なため、無毛のメスを好んだという。性淘汰《とうた》により、オスもメスもしだいに被毛がない状態へと進化したというのだ。

今日では、ほとんどの専門家はダーウィンの説は単純すぎると考えている。最近の最も説得力のある説は、ヒトはほかの動物には見られないほど温度に敏感な脳を守るために被毛を失ったとするものである。およそ一〇〇万年から三〇〇万年前に、霊長類の脳の大型化が進んだのと同時に被毛を失いはじめ、エクリン腺（汗腺の一種で、全身に分布している）を獲得するようになったということがわかっている。これらの現象には相互に関連があったようだ。エクリン腺の機能は汗――ほとんどが水分の分泌物――の放出によって体温を調節することである。ヒトは一時間に数リットルもの汗をかくことができ、暑いという信号が送られているかぎり、脱水症状を起こして倒れるまで汗をかきつづける。

汗の重要性を理解するには、水分を蒸発させる、つまり液体を気体に変えるには大量の熱が必要だという物理的な事実を考えるとわかりやすい。実際、それに要する熱エネルギーは室温の水を沸騰させるときの五倍に及ぶ。重要なのは、体の表面が多く露出しており、それを覆うのに充分な水分があることである。動物は水分の持つ冷却性を本能的に知っており、この性質を利用する方法を身につけている。そのひとつが、浅く速く呼吸をする「パンティング（浅速呼吸）」で、湿った口の内側にあるたくさんの血管を空気にさらし、唾液を蒸発させて熱を放出する方法である。また、近くの水場で体を濡らしたり、被毛のない部位を舐めて唾液をこすりつけ、表面の水分を増やしたりする方法もある。水分と汗が蒸発すれば、外気温が体の表面の温度より高くても動物は熱を逃がすことができる。ただし被毛のある動物は、皮膚表面に汗をかいてもなんの役にも立たない。被毛の下の水分が蒸発しないからだ。同様に、被毛表面の水分が蒸発しても、被毛の下の皮膚表面からは熱を逃がせない。体にかく汗は熱の放出と脳の健康にとって欠かせないため、贅沢な毛皮のコートは熱放出の障害になるのだ。

被毛を失ったことは、熱の放散によって大型の脳を発達、安定させる力をヒトが得るうえで大きな影響を与えたが、それだけではなく重要な社会的役割も果たしたのかもしれない。ヒトと、チンパンジーなどほかの霊長類との大きなちがいは三つある。被毛がないこと、二足歩行、そして社会の単位として家族を形成することだ。チンパンジーの母親が自分と子のために効率よくエサを手に入れられるのは、赤ん坊が邪魔にならないよう母親の背中にしっかりしがみついているため、二本の手を自由に動かせるおかげである。被毛のないヒトではそうはいかない。子がしがみつける毛がないため、〝裸のサル〟の母親はいつも赤ん坊を抱えていなければならず、食糧を手に入れる能力がいちじるしく制限されていた。そのため子守が必要になり、この役割は家族の一員なら誰でも果たすことができた。就実大学の須藤鎮世《すとうしずよ》教授は次のような仮説を立てている。父親は、生殖能力を発揮し子孫を残したいと思うなら、母親と子に食糧と庇護を与えるという役割を果たさざるをえなくなった。その代償として、母親は随時父親を性的に受け入れた。したがって、被毛を失ったことが核家族という単位の形成につながった可能性があるという。[11]

時が経つにつれて、最初期の毛包は多様な形態の毛包へと進化し、毛の種類も多様になった。〝最初〟の毛包はまばらで小さく、毛幹も細く短くまっすぐだった。やがてまばらだった毛は「被毛《ファー》」と呼ばれるほど密集して生えるようになったが、毛包も毛の種類もさまざまになった。[12、13]そして本書の物語では、それぞれの毛に固有の性質が重要な役割を果たすことになる。

第二章　毛はどのように生えるのか

二〇〇九年九月一〇日、イギリスの当時の首相ゴードン・ブラウンは政府を代表し、亡きアラン・チューリングに対し正式に謝罪した。チューリングと言えば、今日では現代コンピューター科学の父とされる数学者である。発表された謝罪声明のなかでブラウン首相は、愛国的な学者だったチューリングに対するイギリス政府の扱いは「ぞっとするほど恐ろしく」「まったく不当」だったと表現した。

一九五二年三月、チューリングは同性との性行為をおこなったとして有罪判決を受けた。当時のイギリスでは、刑法のラブーシェア修正条項で同性愛が犯罪と定められていたのである。チューリングは刑罰として刑務所に入るか、女性ホルモンの注射を受けるかの選択を迫られ、後者を選んだ。二年後、彼は死亡しているのを発見される。遺体の傍《かたわ》らにはシアン化物を含む食べかけのリンゴがあったという。四一歳だった。研究者として脂が乗りきった優れた科学者の悲劇的な最期である。彼がもし生きていたら、毛に対する理解の進歩に大きな役割を果たしていたかもしれない。事実、逮捕されるわずか数カ月前、皮膚に起こりうる生物学的パターン形成の説明となる機械論的モデルを記した論文を発表している。これは、史上初の信頼に足る(現在では広く認められている)モデルであり、このパターン形成の原理は毛包の配列にもあてはまる。

生物学的パターン形成とは、動物や植物がどのように見え、その部位がどのように組織されるかを指すが、それは成熟したすべての細胞とその近くの細胞が一つひとつの細胞に上下、左右、内外があると知っている、つまり自分の位置を自発的に認識しているという事実にもとづく。チューリングが取り組んだ生物学的問題は、当時も現在も小さな問題ではなかった。彼は動物と植物という複雑な生物が、たったひとつのきわめて単純な細胞から始まり、どのように形態を形成するのだろう、という疑問に答えを出そうとしたのである。

すべての高等動物は、オスの生殖細胞(精子)とメスの生殖細胞(卵子)が融合し受精細胞となったときから始まる。受精細胞はまったく新しい存在になる準備が整った細胞で、この出発点となる細胞が何度も分裂して細胞の集団を形成する。集団内の各細胞は同じ遺伝的プログラムを有し、見た目も似通っているが、やがて細胞固有の形と機能を持つようになり、それらが集団にまとまり、ひとりの赤ちゃんとして産まれる準備が整う。一部の細胞は骨に、また一部は肝臓に、頭部に、つま先になる。チューリングは、均一の細胞からなる集団が多様な細胞群へと分化する仕組みを知りたいと考えた。細胞はほかの細胞や周囲の物質とどのように交流し、鼻ではなく指に、肝臓ではなく脳に、眉毛ではなく頭髪に、うぬぼれた若者ではなく頬を赤く染めた王女になるのだろうか？

毛のパターンはさまざまな次元で理解することができる。まず、近くのほかの毛に対する毛の配列のパターンである。この次元では、毛包（およびそれが生み出す毛幹）一つひとつが近くの毛包から快適に距離を取っていられるよう〝身動きしやすい〟スペースを求めるらしい。トラ、イヌ、ネズミの口吻《こうふん》に生えたひげの列はわかりやすい例だ。直線上に存在するだけではなく、ひげの一本一本が規則的な間隔を空けて生えていて、それらの位置は予測可能である。適切な倍率で拡大すれば、ほとんどの毛がマンハッタンのミッドタウンの通りのように規則正しい配列で生えていることがわかるだろう。

次の次元は、頭部と尻尾に対する毛の流れのパターンである。体毛の先端はほぼ必ず尻尾の方向を向いているか、少なくとも頭部から離れた方向を向く。この向きなら、動物が風に顔を向けているかぎり、被毛は寝ている状態になる。頭部から尻尾への毛の流れは、誰でも無意識にイヌやネコを頭から尻尾の方向に撫《な》でるように、教わらなくても知っていることである。母ネコも、乳離れしていない仔ネコの毛づくろいをこの方向にする。汚れを取るために毛の流れに逆らって舐めてやらなければならない場合には、あとでちゃんと前から後ろへ舐めなおして逆立った毛を直してやる。動物の毛の流れを利用したこんな例もある。二〇世紀、スイスの登山家たちは高山の雪深い斜面を移動する際、スキー板の裏にアザラシの毛皮（シールスキン）を張っていた。アザラシの頭部にあたる部分がスキー板の先端にくるように張ると、斜面を歩いて登るときに毛が一様に下向きになり、滑《すべ》り止めの役割を果たしたのである。斜面をくだるときに一気に下まで降りたければ、シールスキンを取りはずした。

ヒトの腹部の毛も頭部から尻尾への特徴的なパターンで生えている。男性の下腹部と陰部のごわごわした縮れ毛の生え方の代表的なパターンは、騎士の持つ盾《たて》を逆さにした形で、火星の惑星記号♂のように盾の尖った底の部分をへそに向けたパターンになる。これに対して女性の場合は、陰毛が恥骨に控えめな水平線を描くように生えており、股間を満たしている。男女ともに硬い陰毛の上と横には、かろうじて見える程度の細く短く色素の少ない毛が生えている。

最後に、毛幹は対称的なパターンをとる。長いか短いか、縮れているかまっすぐか、太いか細いか、色が濃いか薄いか。毛幹の性質は体の部位ごとに異なるが、哺乳類の体は左右対称であるため、左右両側に分身のように性質を同じくする毛が生えている。たとえば、右上腕には左上腕の毛と性質がぴたりと一致する毛がある。毛のタイプのちがいは突然生じるのかもしれない。湖畔《こはん》の芝地の縁に、突如として背の高い草が生えた野原が現れるように。額に生えている毛幹はとても短く、かろうじて見える程度だが、そのすぐ下には生け垣のように茂る短くて色素の濃い眉毛があることを考えてみてほしい。
体の部位によって毛に微妙なちがい、あるいはあまり微妙でないちがいがあるため、機能にもちがいがあると考えるのは理に適《かな》っている。まつ毛が短く硬く、眼の表面から外に向かってカールしているのは、眼に入るちりを最小限に抑えるためだ。脇毛と陰毛が短くて縮れているのは、皮膚同士の摩擦を防ぎ、やわらかい皮膚部分への虫の攻撃をかわし、においを運ぶためである（原注第一章13参照）。顎ひげが硬く縮れてもじゃもじゃしているのは、外傷や身を切るような冷たい風、強い光から皮膚を守るためだ。毛幹の構造がちがえば、皮膚に対する役目もおのずと変わる。

それにしても毛がどのように配置され、形成されるかを決定するものはなんなのだろう？チューリングは、（毛包を含めて）すべての器官が形をなし、位置を決める仕組みが、器官の細胞の成長と移動の仕方によるものと理解していた。しかし何が細胞にそうさせるのかはわからなかった。この問題に取り組むため、チューリングはパターンを予測する数理モデルを考案し、最終的にこのモデルには三つの要素が必要なことに気づく。受容細胞、細胞によって作られる特別な成長因子、そして細胞のまわりを満たす液に存在する成長因子によって形成される勾配《こうばい》である。成長因子とは、何かをおこなうよう細胞を刺激することができる小さな細胞外タンパク質のことで、たとえば、成長、移動、変形、あるいは別の成長因子を産生するよう細胞を刺激することができる。

三つ目の要素である「勾配」は、何かがある場所から別の場所へと移動する際、濃度が段階的に変化することを表す。アイスクリーム店を中心とした勾配を例に考えてみよう。真夏のある暑い土曜日の夜、私の故郷の町を訪れれば、大通りに大人気のアイスクリーム店が二軒あるのにすぐに気がつくだろう。どちらも町の広場からの距離は同じで、一軒は広場の西に、もう一軒は東に位置している。西側の店はアイスクリームをカップに入れ、短い華奢《きゃしゃ》なスプーンをつけて売り、東側の店はアイスクリームをコーンに載せて売っている。どちらの店も大勢の客がアイスクリームを買い、それを食べながらゆっくりと大通りを歩いて広場へと向かう。広場へ向かうのはそこが町の活動の中心だからだ。アイスクリームで満たされたカップまたはコーンの数はそれぞれの店の近くが最も多いが、客が広場へと歩くにつれて、アイスクリームの量は減っていき、広場に着くときにはすべての人が食べおわっている。アイスクリームを食べている人がいる密度、カップかコーンかという形状、そしてそれぞれに残されているアイスクリームの量を考えると、二軒の店と広場に対して今自分が町のどこにいるのかがわかる。ここではＧＰＳは要らない（広場に向かって歩きたくないという天邪鬼《あまのじゃく》やアイスクリームをひと口で食べてしまう大食漢など、勾配の例を乱す多くの変数は考慮していない[1]）。

ここで、勾配の概念を発達中の皮膚にあてはめてみよう。最初期の胎児の未発達な皮膚はまったく同一に見える細胞で構成されるシートでできている。シートを構成するそれぞれの細胞はある時点で成長因子を出しはじめ、それが近くの細胞になんらかの行動を取るよう促す。成長因子は生み出された細胞から離れて拡散していき、勾配を生成する。勾配によってさまざまな領域ができる――成長因子が少ない領域もあれば、多い領域もある。成長因子の多い領域の細胞と成長因子の少ない領域の細胞は、異なる挙動を取る。つまり、アイスクリーム店に対して歩行者のパターンが形成されたのと同様に、成長因子の濃度勾配と受容細胞を用いて、チューリングの方程式はパターンを予測したのである。[2]

細胞の連携が毛を成長させる

チューリングはパターンを理解していたが、二〇世紀なかばの次世代の研究者たちはパターンを形成する重要な成長因子の正体の解明に取り組んだ。それにはまず、ほぼどんな種類の動物細胞でも研究室のフラスコのなかで培養できる手法を開発する必要があった。タンパク質を分離・分析し、DNA（デオキシリボ核酸）とRNA（リボ核酸）に保存されている遺伝子を特定し、生きている動物モデルにおける遺伝子の発現を調節するためである。これらの新しい手法を活用し、北アメリカ、ヨーロッパ、日本、オーストラリアの科学者は毛包の配列と形成に影響を及ぼす成長因子を発見した。そうした因子はいくつかの特徴が見られる小さなタンパク質である。

成長因子のひとつ目の特徴は決して単独では働かず、常に連携がうまく取れたチームで働くことである。アスリートにたとえるなら、孤独な長距離ランナーというよりもサッカー選手に近い。ドリブルで敵陣のゴールへ向かい、パスを繰り出し、ボールを受け取り、キックする。サッカー選手が守備のディフェンダーや攻撃のフォワードなどチーム内でポジションを与えられるように、成長因子もそれぞれの役割を担《にな》っている。毛包の基礎を作るため、おたがいにくっつくよう細胞を刺激する因子もあれば、毛幹を形成するよう促すもの、毛幹を縮れさせる、あるいは色をつけるよう促すものもある。ひとつの因子だけでこうした変化をもたらすことはできない。チームが必要なのだ。

ふたつ目の特徴は、成長因子には細胞から細胞へと泳げるものもあれば、生成された細胞にとどまれるものもあることである。後者をたとえて言うなら、親元を離れず、近所の細胞と握手をしているようなものだ。どんな方法で到達するにせよ、成長因子は細胞の外表面の受容体にくっつく。成長因子が受容体と結合すると、受容体が外側の細胞膜から核へと信号（シグナル）を繰り返し輸送する。核はどう反応するかじっくり考えてから……えいっとばかりに細胞を行動させるためのシグナルを発生させる。すると細胞は形を変えるなど何かをおこなう。

三つ目の特徴は、成長因子にはプロセスを活性化させる因子もあれば、抑制する因子もあることだ。科学研究により、突き詰めると、毛包の形成は抑制する成長因子の支配下にあることがわかっている。こうした抑制因子（インヒビター）はたいてい別の成長因子の働きを阻害《そがい》することによってプロセスを作動させる。これは矛盾するような言い方だが、抑制因子が活性化因子（アクチベーター）の抑制因子を抑制しているとわかれば納得がいくだろう。言い換えると、活性化因子の抑制因子が中和されれば、システムが実行される。宅配便の配達の場合に置き換えて考えてみよう。配達員（活性化因子）が荷物を届けようとしても、強盗（抑制因子）に邪魔されれば、荷物は配達されない。だが、警察官（強盗に対する抑制因子）が強盗を逮捕できれば、荷物は届く。もちろん、強盗自身が仲間から手助けを受けたり、邪魔されたりする可能性もあれ

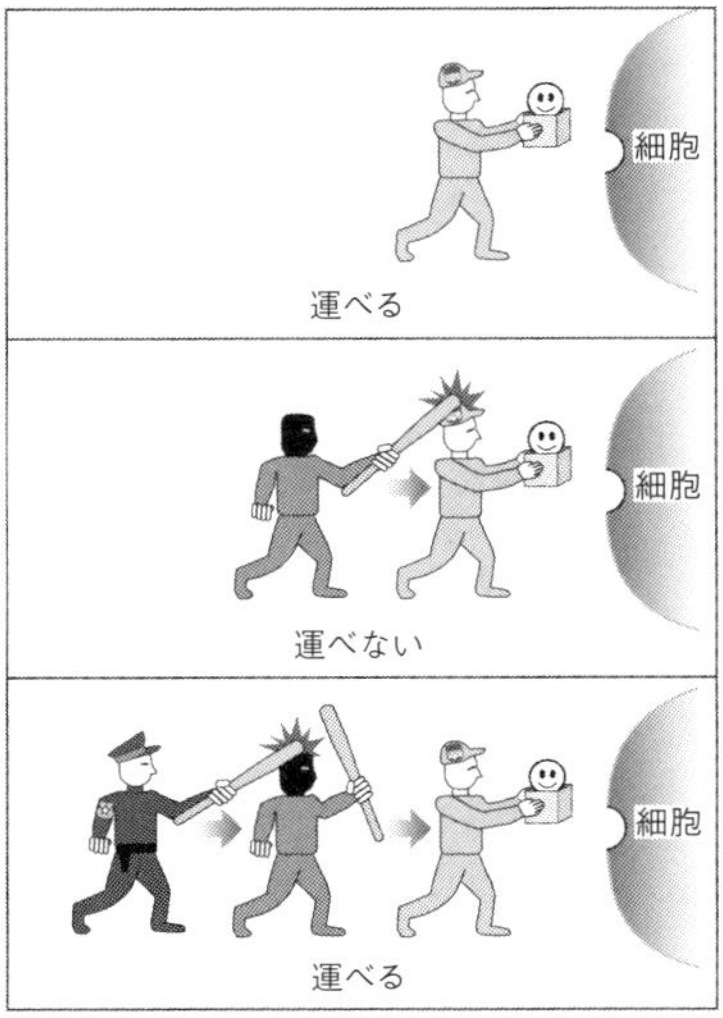

ほとんどの生物学的システムにおいて細胞の成長の制御は、活性化因子に対する抑制因子を別の抑制因子が中和することでおこなわれる。荷物を運びたいと思っている宅配便の配達員（活性化因子）は強盗（抑制因子）に襲われたら荷物を届けられないが、警察官（抑制因子を中和する抑制因子）が強盗を取り押さえられれば、配達員は荷物を運べる。同様に、細胞の成長を制御する複数の段階が、必要のない場所（たとえば余計な体毛や、さらに悪い場合にはがん細胞）での成長を防ぐ　Art by Mark Saba, Yale University. Used with permission.

ば、敵対する犯罪者一味の構成員に妨害される可能性もある。同様に、警察官も同僚に助けられたり、官僚主義の妨害に遭ったりするかもしれない。つまり、荷物の配達で複数の関係者が同じ役割を演じる場合、この想像上のたとえが示すとおり、荷物を受け取るためには多くの決定がくだされなければならない。

毛包の形成ではこのような〝運べる〟と〝運べない〟の段階がいくつもあるため、システムが厳重かつ入念な管理下に置かれている。何層にも重なった調節シグナルなしでは、細胞たちは隣接する細胞などおかまいなしにめちゃくちゃな配列で毛包を形成してしまうか、あるいは必要もない場所に毛包を形成してしまうかもしれない。さらに悪いことにがん化してしまう可能性もある。

哺乳類の場合、毛包の形成は未発達の表皮のなかで始まる。だが、それには真皮の助けが欠かせない。真皮は構造的な支えとなり、血液を供給し、重要な成長因子を提供する。プロセスの早い段階で表皮と真皮の活発なクロストークが始まる。両者の会話はこんなふうになる。

「ねえ」と表皮が真皮に話しかける。「毛包の成長を促進する因子をきみに送っているところなんだ。濃度がいちばん高くなった時点で毛包の基礎を作ってね」

真皮細胞は別の成長因子という形で答える。「了解。わたしの準備が整ったと伝える成長因子をあなたに送り返すわ。でもプロジェクトを先に進めるために、新しい毛包を形成する場所に集まるよう一部の真皮細胞に伝えるシグナルも新たに送ってほしいの」

「わかった」と表皮が返事をする。「さあいくよ。でも、きみのほうは血管を作りはじめなくちゃいけないよ、だって育ちざかりの毛包には食べ物がたっぷり必要になるからね」

こんなふうに双方向の対話が続き、刺激を送ったり、抑制したり、形を与えたり、バランスを取ったりする。毛包の発達中はもちろん、毛包が完全に形成されてからも表皮と真皮のクロストークは続き、毛包が生きているあいだじゅう継続する。

ヒトの胎児で毛包が形成されるあいだ表皮を観察すると、まず表皮が厚くなったために現れる点のパターンが目にとまるだろう。新たな毛包が形成される位置にある表皮細胞が、将来への期待で誇らしげに膨《ふく》らんでいるのである。これらの表皮細胞はかなり速いスピードで小さな突起に成長する。突起は指のような細長い形になり、下にある真皮へと伸びていき、やがて最も深い部分で真皮細胞の小さな塊を包み込む。これが真皮乳頭（毛乳頭）と呼ばれるものである。そして突起は、入れ子のような多層の同心円筒を特徴とする完全な毛包へと成長し、脂腺、立毛筋、ついに皮膚の外へと伸びる毛幹が登場する。

すべての哺乳類が基本的には同様に毛包を形成するが、最初の毛包が完成する時期は哺乳類によってちがう。子宮のなかで最初の被毛を形成する哺乳類もあれば、誕生直後の哺乳類もある。ウシ、ウマ、イヌは完全に被毛が生えた状態で生まれてくるが、マウス、ラット、オポッサムは毛がない状態で誕生する。ヒトの場合は妊娠中期に最初の体毛が現れるが、誕生時には頭皮と眉以外の毛がかろうじて認められる程度だ。最終的な毛包の数は頭皮で約一〇万個、全身で三〇〇万～五〇〇〇万個になる。ヒトの場合は通常、毛包の数が増えることはない。それどころか、男女を問わず年を取るにつれて全身の毛包の数は減っていく。

小児科医の事例報告によれば、子供の頭髪の成長パターンには個人差があるという。長い頭髪が生えた状態で生まれ、髪が伸びつづける場合もあれば、誕生時の頭髪が数カ月後に抜けてしまい、それからすぐに新しい毛が生えてくる場合や、頭髪がない状態で生まれ、生後数カ月になってから毛が生えはじめる場合もある。多くの場合、赤ちゃんの最初の頭髪はごく細いクモの糸のようにふわふわと頭皮を覆っている。頭髪は軽いうちは頭皮の表面から浮きあがっているので、

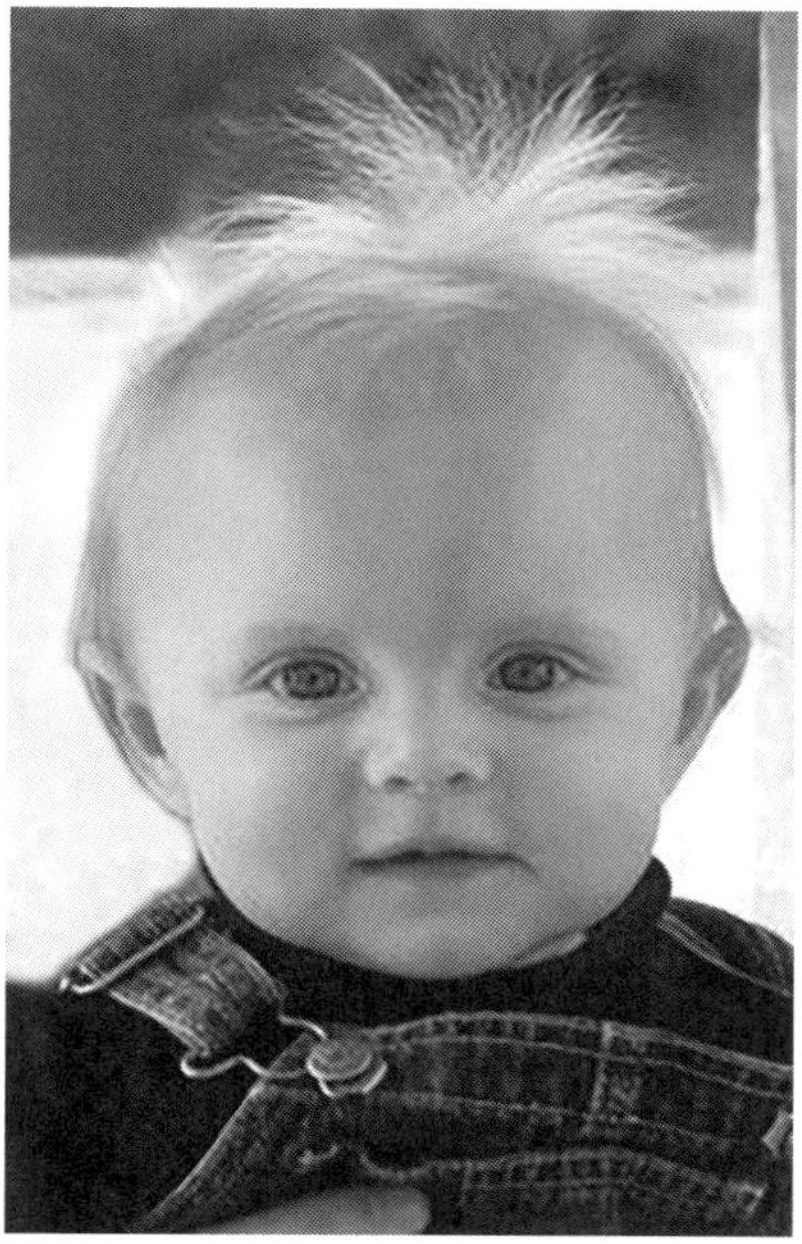

新生児にさした後光。最初に生える毛幹は軽く、ふわふわと立っている。一生でこの時期にしか見られない現象である　Used with permission from by Greg Burnham.

しかるべく光をあてると、まばゆいばかりの後光がさす。つかの間にせよ、人間の一生で生まれたばかりのこの時期にしか見られない現象である。

毛の配列、パターン形成、成長については、チューリングの時代よりも今でははるかに多くのことがわかっているが、それでもまだわかっていない側面が残されている。毛包がいったん毛包として完成すると、それを取り巻く成長因子の濃度勾配に左右されなくなるのはなぜなのか。これもそうした側面のひとつである。たとえば頭皮の毛包を眉毛の部分に移植すると、頭皮の毛包は長くまっすぐな頭髪に似た毛幹を成長させつづける。どうしてこんなことが起きるのかは完全には解明されていないが、外科医はこの特性を脱毛の治療におおいに役立てている。これについてはあとの章でまた取り上げる。

つむじからわかること

臨床研究によれば、頭皮の下にある脳が頭皮の毛包の配列に影響を及ぼしているらしいことがわかっている。その一例となるつむじの場合を紹介しよう。

つむじは頭頂部や後頭部の頭皮に見られる渦巻き状の毛の配列で、「旋毛（〝つむじ〟または〝せんもう〟）」または「毛渦（〝けうず〟または〝もうか〟）」とも言う。つむじの毛の流れは時計まわり、反時計まわり、あるいはその両方の組み合わせがある。毛と皮膚に関連する特徴であるつむじは、脳の特徴のひとつである利き手を反映していることが臨床研究からわかっている。北アメリカの成人五〇〇〇人を対象にした調査で、アメリカ国立がん研究所のアマル・クラーは、右利きの人の九〇パーセント以上のつむじが時計まわりなのに対して、右利きでない人（左利きと両手利き）はつむじの向きとの関連が見られなかったことを発見している。[3] つむじのパターンの持つ意味を強調する研究報告もある。ボン大学のベルント・ヴェーバー教授とその同僚たちによれば、つむじが時計まわりの被験者は左脳の言語中枢との強い関連が認められたが、つむじが反時計まわりの被験者にはそのような関連はなかったという。[4] つむじのパターンと利き手の関連はヒトだけにあてはまるのではない。右脳が優勢なウマ（ギャロップ（最も速い走り方）

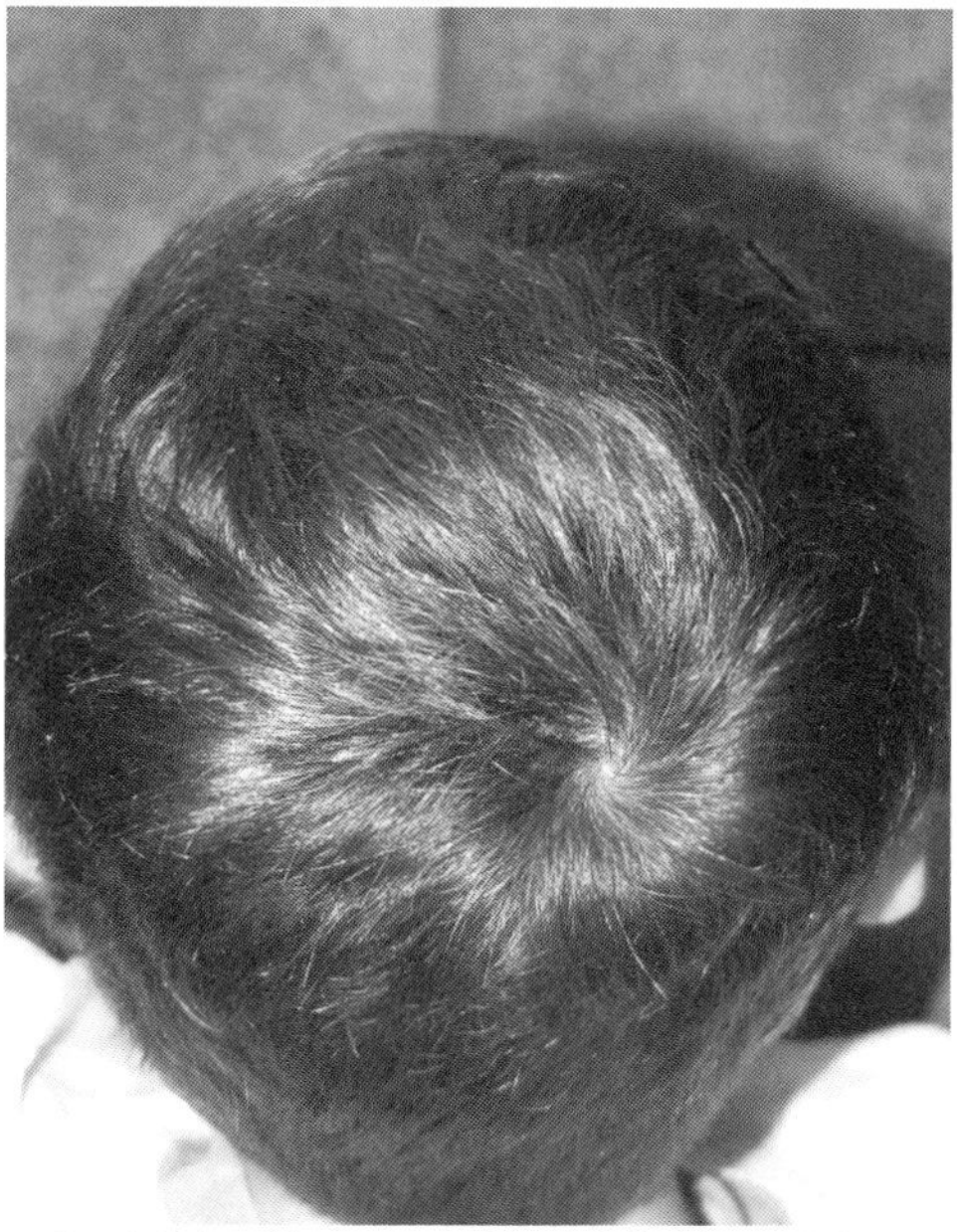

10歳の左利きの少年のつむじ。髪の生え方が主に反時計まわりになっていることに注目　Used with permission from K. Svoboda.

や障害飛越、馬場馬術（演技の正確さや美しさを競う競技）の動きで、右方向を好むことをもとに定義）は、顔のつむじが時計まわりになることがいちじるしく多いという。[5] ヒトの話に戻るが、つむじは隠れている異常を知らせるサインにもなるかもしれない。たとえば、知的発育不全の子供の頭皮には、対照群と比較して二倍の頻度で複数のつむじがある。[6] また、複数のつむじがある、あるいは複数のつむじが交差している子供は脳の形成異常が潜んでいる可能性が高いことが明らかになっている。[7]

　脳と毛包のパターンがどのように生じるかについてはまだ完全にはわかっていないものの、興味をそそられる相互関係である。発生学者によれば、最初期の胚《はい》において皮膚細胞と脳細胞が共通の組織から分化することが反映されている可能性があるという。いずれにせよ、こうした観察結果は、毛包が感覚器官あるいは神経のような器官から進化した、または関連しているという第一章で述べた進化の概念を思い起こさせる。[8]

　現在確かにわかっていることは、毛包はいったん形成されると、毛幹を生み出しはじめ、独特の成長周期をたどることである。この周期をめぐる物語は非常に特殊な細胞によって変わってくる。その細胞を見つけるにはさらに一世代分の科学者が必要となった。

第三章　新しい毛が生まれる仕組み

一九八〇年代後半、ジョージ・コツァレリス——仕事熱心で生真面目、そしていみじくも禿《は》げかけている研究者——はその後数十年にわたる毛髪生物学の研究の方向を変えることになる発見をした。彼はペンシルヴェニア大学医学大学院で学んでいた頃、毛が「毛包」と呼ばれる指のような形の細胞の集まりから伸びているものであり、新しい毛を生み出すには毛包が再生する必要があるということを知る。しかし生きている生物の組織を再生させるには幹細胞が不可欠である。幹細胞は分裂してふたつの細胞を形成する能力のある細胞で、組織を再生するためのさまざまな能力を持つ。胚全体を再生できるものもあれば、骨などのひとつの組織だけを再生できるものもある。この分野の専門家は新たな毛が生えるには、幹細胞の関与が欠かせないと気づいていたが、毛包のどこに幹細胞があるのかはわからなかった。コツァレリスは、こうしたきわめて特殊な細胞を利用すれば毛包のクローンを作製でき、ひいては禿げかけた人々に新たに頭髪を提供できると確信していたため、毛包幹細胞の同定と分離に取り組む。そしてそれには一五年の歳月を要した。

一九世紀から二〇世紀初頭にかけて、医学研究者はまず、あらゆる正常な組織と病変した組織について細胞の組成と構成を説明するという途方もない課題に取りかかった。当時のゲノム（生命体のDNAに含まれるすべての遺伝情報）プロジェクトとも言うべき遠大な研究である。利用したのは光学顕微鏡と染色剤。単純だが、組織、細胞、細胞構成要素の種類を区別するには充分な効果を発揮する道具だ。そんななかでイギリスとヨーロッパには少人数ながら毛包の研究を選んだ研究者たちがいた。イギリスで活動したフランシス・W・ドライヤルドヴィグ・オーバー、イギリスのウィリアム・T・アストベリー、ドイツのフェーリクス・ピンクスらである。どんな器官や組織についても詳しい情報が乏《とぼ》しかった時代に、いったいどうしてちっぽけな毛包などというものを研究対象にしようと決断したのだろう？　人間の意欲をかき立てる理由はいつの世も変わらない。お金である。牧羊業者と羊毛商人は質量ともに羊毛の向上を期待し、イギリスでは羊毛産業研究協会、ドイツではドイツ羊毛研究所、オーストラリアでは連邦科学産業研究機構といった研究機関を設立する。これらの研究機関は毛の研究を実施する支援を解剖学者、病理学者、生物学者、物理化学者に提供した。羊毛業界の利益をさらに高めるための研究である。こうした研究者による発見が、毛に関する今日の知識の基礎を築いた。

最初に発見されたのは毛包が層状の構造をしていることだった。細胞でできた三層の円筒で構成され、ロシア人形のマトリョーシカや伸縮式の望遠鏡のように入れ子式になっている。真ん中のいちばん細い円筒から順に直径がわずかに大きい円筒に押し込まれた格好になっており、真ん中の円筒が毛幹そのものである。また入り組んだ層状構造以上に複雑な毛包の性質も発見されている。顕微鏡で観察すると、毛包の全体的な形と大きさが予測したとおりに繰り返し変化した。つまり、毛包が周期的に成長することが発見されたのである。

今日、成長の周期は、単細胞生物のアメーバであろうと、多細胞生物のマウスであろうと、あらゆる生物に生来備わっていることがわかっている。ヒトの皮膚から分離され、実験室で培養された細胞でさえ、周期的な変化を見せる。つまるところ、生物は地球の自転と軌道、月の引力によって定められた周期という環境のなかで進化、成長、繁栄する。また哺乳類の胚は体内の特に太い血管の近くにある子宮で成長するため、受精した瞬間から母親の脈のリズムに合わせて揺れている。しかし、眠って、起きて、眠ってというように、すべての生物にリズムがあるが、毛包の形態と活動ほど劇的な変化を示すものはほとんどない。

毛の成長の始まりと終わり

実は、石器時代の人類は、一九世紀の教養ある科学者たちが羊毛や毛の研究に取りかかるはるか昔から毛の成長の周期性をよく知っていた。たとえば、北アメリカの先住民は、晩秋になるとビーバーの被毛が衣類に最も適した状態になると理解していた。カナダの冬の氷や雪、身を切るような風、凍りつくような水に耐えられるよう、この時期に被毛がいちばん厚くなるからである。春よりも秋のほうが高い密度で生えることだけではなく、真冬や真夏には毛の成長が止まることも知っていた。また、最高の毛皮を手に入れるには、寒い時期に捕獲したビーバーから採取しなければならないことも心得ていた。

被毛のあるほとんどの動物にとって、毛の成長の始まりと終わりは太陽のまわりを公転する地球の軌道上の位置と関係している。この太陽との関連が意味するのは、年間を通じて、一本一本の体毛が近くにある体毛と同時に成長し、抜けることである。言い換えれば、被毛動物の体毛はいっせいに同じ速度で伸びる。ビーバーからネコまで、動物の毛包は、成長しているか、休んでいるか、抜けようとしているかのいずれかの状態にある。春も終わりに近づく頃、飼っているネコの毛並みの手入れをしていると、ほかの季節よりもずっと多くの毛玉が自分の服についていることがあるが、それは大半の毛包が抜ける段階にあたるからだ。

この点については、ヒトの頭髪の毛包はほかの動物の毛包とは異なる。周期はあるものの、その大部分において天体の事象とは無関係なのだ。ヒトの頭髪の毛包は、二年から六年のあいだ毛を生み出し、やがて成長が止まるが、どうやらそれは体外・体内のあらゆるリズムと関係がないらしい。そのため、頭髪の場合は成長中のものもあれば、抜けかけているものもあり、

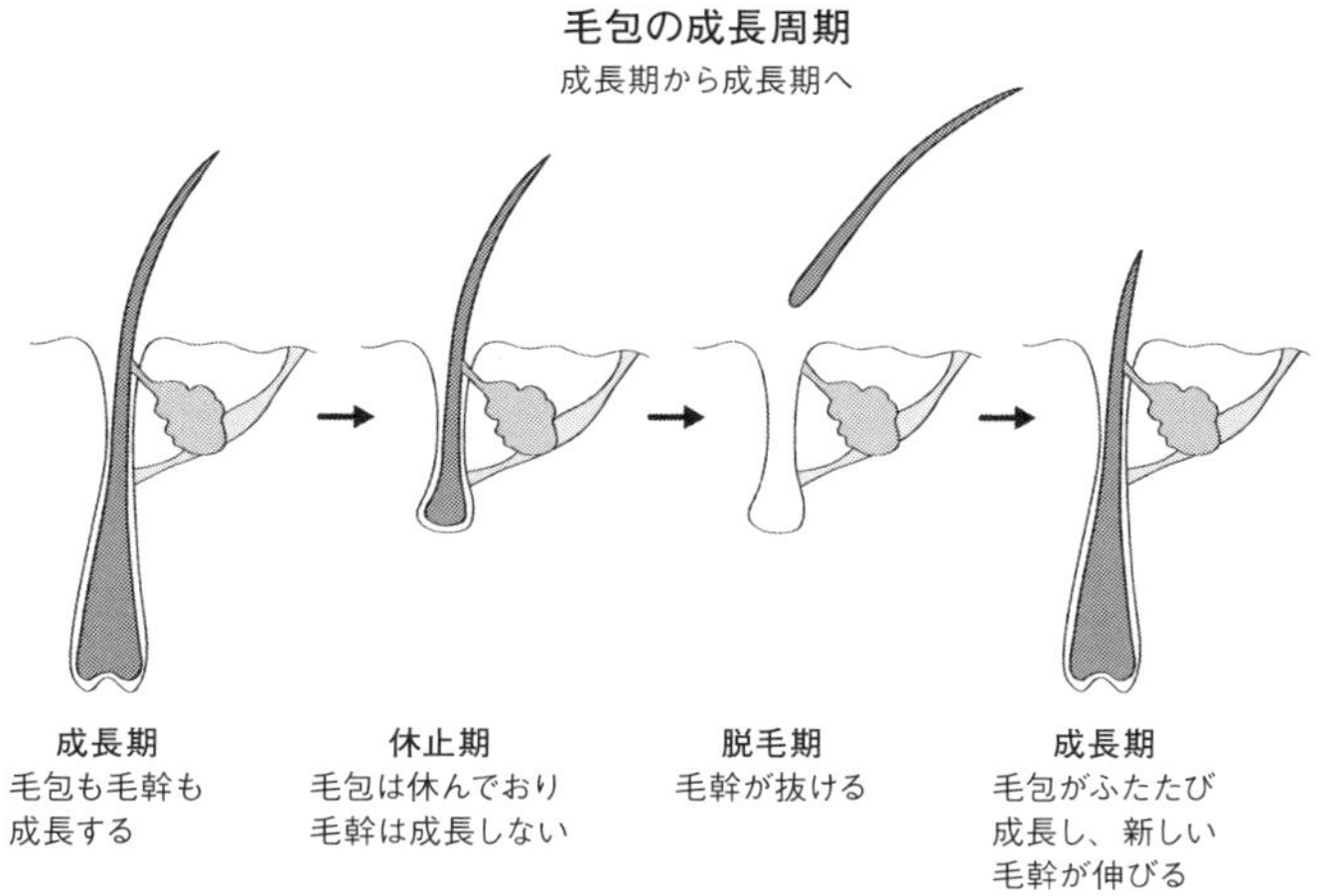
毛包の成長周期
成長期から成長期へ
成長期
毛包も毛幹も
成長する
休止期
毛包は休んでおり
毛幹は成長しない
脱毛期
毛幹が抜ける
成長期
毛包がふたたび
成長し、新しい
毛幹が伸びる

ヒトが生きているかぎり毛包はこの周期を繰り返し、毛幹を形成しては脱毛させる　Art by Mark Saba, Yale University. Used with permission.

またしっかり根を下ろして休んでいるものもある。

一九二六年、光学顕微鏡の熟練した遣い手でもあった、イギリス、リーズ大学のフランシス・W・ドライ教授はこの周期に沿って毛包の構造を説明する試みを始める。[1]彼は成人期に新たな毛包が生まれることはないが、毛包は時の経過とともに根本的かつ予測可能な状態で変化することを発見し、こうした変化を月の満ち欠けの周期になぞらえ、それぞれの段階に名前をつけた。

「成長期（アナゲン）」は毛包が新しい毛幹を形成する段階のことで、成長周期において毛包の大きさが最大になる。この段階では、毛包は皮膚の深いところへと突き出していき、毛包のいちばん下の部分にある細胞が猛烈な勢いで分裂していく。新たに形成された細胞が毛包の底に加わるにつれ、毛幹は表面へ向かって、さらには外へと押し出されるように伸びていく。その長さは月に一・三センチほどだ。毛包が底の新しい細胞を増やすのに費やす時間が長いほど——成長期の段階で長く過ごすほど——毛幹も長くなる。ヒトの頭髪の毛包の成長期は二年から六年で、髪を切らないでいれば抜けるまでに三〇センチから九〇センチほど伸びる。体のそのほかの部位に生える毛は、成長期が頭髪ほど長くないため長さも短い。たとえば、まつ毛の成長期はわずか三〇日しかないので、長さは一・三センチに満たない。[2]

毛包の底にある細胞が迅速に分裂しているかぎり、毛幹は外へと伸びていく。ただし、遺伝的に決定された長さに達すると、毛包は毛幹細胞を生み出すのをやめ、毛幹が外へと伸びる動きが止まり、毛包の底が縮んで上に移動する。ドライは毛包が退縮していくこの段階を「退行期（カタゲン）」と呼んだ。この段階では、毛包の下半分を構成している細胞が干しブドウのように縮んでなくなるため、毛包が短くなる。興味深いのは、毛包の底が下から上へ向かってしぼんで下のほうの毛包細胞はなくなるが、毛包の上部は周期全体を通して変化せず、毛幹の成長が終わっても変わらないことである。この周期によって、毛包は上へ下へとヨーヨーのように伸びたり縮んだりする。ヒトが生きているかぎり、毛包はこの周期を繰り返す。[3]

現在、非常に特殊な分子シグナルが成長をいつ始めて終わらせ、退行期に入るべきかを毛包に告げると考えられている。このシグナルの正体がわかれば、毛の成長を意のままに操れるようになるだろう。まだほとんどわかっていないとはいえ、手がかりを示す研究もある。カリフォルニア大学サンフランシスコ校のゲイル・マーティン教授は、マウスの脳の発達における成長因子の役割を探る研究室を主宰している[4]。それぞれの因子の重要性を調べるため、教授とそのチームは遺伝的手段を利用して特定の因子に欠けるマウスを作り出した。ひとつのマウスのグループのすべての細胞から「線維芽細胞増殖因子5（FGF5）」という因子を取り除くと、マウスは健康体そのもので、神経の問題もまったくないが、被毛が非常に長くなることがわかった。実際、アンゴラモルモットやアンゴラウサギ、アンゴラヤギ、アンゴラネコなど、長く細い被毛を持つアンゴラ種の動物のようになった。これらのマウスの毛周期を調べたところ、成長期が異常に長いことが発見された。成長期が長いために毛幹が異常に長くなったのである。さらにアンゴラ種の動物を調べたところ、被毛の長さが通常の品種に比べてFGF5がぐっと少なかった（のちの研究によれば、ヒト毛包の場合もこの因子が減少すると毛が非常に長くなることがわかっている）[5]。マーティン教授とその同僚たちは、この因子が毛幹の長さを制御するブレーキのような役割を成長期において果たしていると結論づけた。現在、FGF5がどのように作用しているのか、毛髪疾患の治療に利用できるのかどうかを突き止めるための研究が進められている。

退行期は短く、わずか数日しか続かない。この期間の終わりには、毛包はドライ教授の呼ぶ「休止期（テロゲン）」に入る。休止期には細胞の成長も分裂も止まり、毛幹も伸びない。この期間に、毛包は最も短くなり、毛幹は最も長く、いちばんしっかり根づいて安定している。休止期が数週間から数カ月続くのは、寒冷地に棲む被毛動物にとって好都合だ。冬のあいだは新たな毛幹の生成に必要な高タンパク質の食べ物が限られているからである。成長期を誘導する成長因子のシグナルが届く頃、休止期は終わりを迎える。

毛周期の四つ目の段階は、毛が抜ける期間で「脱毛期（エクソゲン）」と呼ばれる。この段階では毛幹の固定がゆるみ、毛幹が抜け落ちる。野生の哺乳類のほとんどは毛のない状態では生きていけないので、脱毛と新たな毛の成長のあいだには微妙な同期化が起きているはずである。通常、脱毛期は新たな毛幹が成長する前には起きない。研究によれば、一連の酵素が毛幹をしかるべき位置に保つ仕組みをゆるめると脱毛が発生する。ヒトの脱毛ペースは一定で、頭髪の場合一日あたり五〇本から一〇〇本ほどが抜ける。脱毛期の管理が重要なのは、人間というものはたいてい、髪の成長や休止状態は気にしていないのに、普段よりも多くの髪が抜けていると気づくと、あわてふためいてしまうからである。

三カ月前のストレスが脱毛の要因に

毛包にはなぜ周期などというものがあるのだろう？　生物学者たちはその答えを導こうと努めてきた。つまるところ、子宮（月経のある健康な女性の場合、毎月、子宮の内壁に膜が形成されて剝《は》がれ落ちる）をのぞき、成人には形成、脱落、再形成を周期的に繰り返す器官はない。過程と資源という観点で見ると、器官を作るのも捨てるのも高くつくため、器官が周期を繰り返すのには生き残るための重要な理由があるにちがいない。なるほどと思える説明が三つある。ひとつ目は、毛幹は傷むものだからというもの。ブラシで梳《と》かすなど、丁寧に扱っても、毛幹は構造的なダメージを受ける。ふたつ目は脱毛が動物の被毛を清潔に保つ手段になるからというもの。脱毛することで、汚れた被毛を泥や害虫が付着していないきれいな被毛に取り換えることができるからだ。三つ目は、脱毛することで生息環境の変化に被毛の状態を合わせられるからというものである。たとえば、ミネソタに生息するイタチは夏の茶色の薄い被毛を冬の白く厚い被毛に変える。ではヒトが脱毛するのはなぜなのだろう？　最もシンプルな答えは、周期が毛の成長そのものの本質を担っているからというもので、ヒトに進化する前の遠い昔の性質が残っているとする説である。

毛包の成長周期は、医学的な原因で乱される場合もある。女性は出産後、大量の頭髪が抜けはじめることがある。妊娠期間中は、胎児の発達に必要な血中ホルモンが高濃度になっており、成長期が長く、脱毛が遅れるため、結果として毛幹が長く髪が濃くなる。出産後、ホルモン濃度が通常に戻ると、毛周期も通常のサイクルに戻るため、妊娠中に異常に増えていた成長期の頭皮毛包が成長をやめ、休止期に入る。三カ月の休止期が終わると髪が抜ける――ほとんどの女性がそれまで経験したこともないほど大量に。幸いにも、古い毛幹が抜ける頃には、まだ短いとはいえ新しい毛幹が生えている。

出産は大量の抜け毛が発生するきわめて正常な理由だが、人生におけるそのほかのストレスに満ちた出来事の結果としても異常な脱毛が生じる。たとえば外科手術や深刻な心的外傷、大切な人との死別、離婚、失業などがそれにあたる（この現象については次章でまた取り上げる）。三カ月前（成長期の終わりにあたり、毛包は脱毛が始まるまで三カ月間の休止期に入る）にあったストレスに満ちた出来事を特定できることから、毛包に内在する時計の驚くべき一貫性がうかがえる。[6]

毛周期はがん治療の期間中も変化する。乳がんと診断されると、患者の女性と主治医はいくつもの選択肢から治療法を選ぶ。多くの場合、想定されうる副作用は最終的な選択に影響を及ぼし、さらには選択を決定することもある。化学療法を受けているあいだ、患者は有毒な薬のカクテルを投与される。薬は活発に増殖するすべての細胞を死滅させるが、それにはがん細胞だけではなく、健康な細胞も含まれる。体で最も活発に分裂する細胞は骨髄、腸、毛包の底にある細胞で、化学療法を受けている患者が訴える症状にはこうした組織への損傷が反映されている。赤血球と免疫細胞が減少するため、患者は感染症を起こしやすくなる。腹部痙攣《けいれん》や下痢《げり》が起きるのは胃腸の内側を覆う上皮細胞に損傷が広がっているせいだ。いちばん目につきやすいのが、広範囲に及ぶ脱毛であり、これは毛包の底の活発に分裂する細胞がダメージを受けているせいなのである。

現代の化学療法ではまだ、活発に分裂する正常な細胞を傷つけずに、同じく活発に分裂するがん細胞だけを狙って破壊することはできない。これを考察するにあたって毛周期が重要なのは、休止期の毛包には分裂中の細胞が少なく、化学療法に耐性があるからである[7]。つまり化学療法のターゲットとなる活発に増殖する細胞がないのだ。問題は、頭皮の毛包のほとんどが成長期にあり、何年もその状態にとどまることである。理論的には、化学療法の期間中、毛包を休止期にすることができれば、脱毛を最小限に食い止めることができる。だがその方法はまだわかっていない。

抗がん剤の投与をやめると、影響を受けていた毛包はすべて当然ながら休息を取り、その後また成長期に入って新しい毛幹を形成する。それにしても、分裂中だった大事な毛包細胞が破壊されてしまっているのに、傷ついた毛包はどうやって新たな周期に入るのだろう？　ここに登場する救世主が毛包幹細胞である。

脱毛の救世主？

第二次世界大戦から数年後、ルドヴィグ・オーバーはイギリスのエディンバラ大学で博士号を取得し、羊毛産業研究協会（現在はＢＴＴＧテスティング＆サーティフィケーション社）に入った。彼はそこで顕微鏡を駆使したヒツジの毛包研究を始める。基本的な観察結果をいくつも残しているが、そのなかには、増殖が活発な毛包細胞のほぼすべてが毛包の最深部の限られた領域にあるという記録があった。北アメリカ、ヨーロッパ、アジア、オーストラリアの科学者たちはオーバーの観察結果を確認し、分裂細胞のほとんどが毛包の最深部に包み込まれているのだから、毛包の周期を司る幹細胞もそこにあるはずだと結論づけた。

この考え方は、五〇年近く経ってからジョージ・コツァレリスが異を唱えるまで正しいと思われていた。コツァレリスは、ほかの系統の幹細胞はきわめて増殖の遅い予備細胞で、分裂してふたつの娘細胞になるという独特の能力を持っていることを知っていた。ひとつは親細胞のように幹細胞になり、もうひとつは毛包やその脂腺、近くの表皮などのようにひとつ以上の成体組織を形成できる細胞になるということを理解していた。[8]

そこで、すべての毛包細胞にいっぺんに標識（この場合は細胞の染色）をつけて数週間後に調べることができれば、分裂の速度が最も遅い細胞だけ（つまり幹細胞だけ）が標識を維持すると彼は考えた。細胞が増殖するとき等しく半分に分裂し、親細胞によって運ばれる標識がそれぞれの娘細胞で半分に希釈《きしゃく》されるという観察結果をもとに発想された手法である。ティーンエイジャーが親のウォッカを盗み飲みし、ボトルが半分空になるたびにウォッカのかわりに水を入れてごまかしたとしよう。六回目でアルコールの含有量は一パーセントを切り、その子の親をはじめ、誰にもボトルの中身がウォッカらしきものとすらわからなくなる。事実、その時点では水に近いものになっているはずだ。これと同じ希釈現象が毛包深部の活発に分裂する細胞にも起きている。それぞれの細胞は一日に二度くらいの速度で分裂するため、染色による標識は一週間で検出できなくなるほど希釈される。一方、幹細胞のように分裂の遅い細胞は長期間経っても最初の標識の一部を保ちつづける。

　この手法を用いて、コツァレリスは、皮膚細胞に標識をつけた数週間後、皮膚とその毛包を入念に調べ、染色の残る細胞を探した。初めは、教官に言われたとおりの場所――活動の中心とされていた毛包の底――を調べた。だが、染色の残る細胞はなかった。毛包深部よりも上へ――毛包上部の不変の部分へ――顕微鏡の照準を動かすと、探していたものがやっと見つかった。染色の残る細胞は成長期の毛包の上のほうに、毛包に立毛筋（一七ページの図参照）が付着しているあたりに集まっていた。幹細胞は毛包の底ではなく、「毛隆起（バルジ）」と呼ばれる隆起した中央部にあるのだと、コツァレリスは科学界に報告した。[9]この発見は、化学療法のあと毛包の再生を担う幹細胞が実は毛包中央部に存在し、毛包底部の活発に増殖する細胞からは離れた場所にあることを示している。

では、幹細胞さえ皮膚に移植すれば、新しい毛包が形成されて立派な毛幹を伸ばすのではないか？　しかし現実にはそうはならない。これまで何度試みても、幹細胞をただ皮膚に移植しただけでは新しい毛包は現れなかった。第二の細胞が必要なのである。

第二の細胞について見ていくために、また大西洋の向こう側、イギリスに話を戻そう。スコットランドのテイ湾に臨む都市にあるダンディー大学で、イングランド出身のロイ・オリヴァー教授は、歯、肝臓、羽根、毛などの器官の形成を研究する研究室を開設した。一九六〇年代当時、発生学者のあいだではほとんどの器官の形成にはふたつの組織の相互作用が必要になることは知られていた。表皮と真皮の相互作用である。第二章で紹介したとおり、器官が形成されるあいだじゅう、このふたつの組織はすぐそばにいて対話している。

毛包に表皮の部分と真皮の部分があることはすでに羊毛の研究から明らかになっていたので、オリヴァーは新しい毛包の形成に表皮と真皮というふたつの組織が重要な役割を果たしていると仮定した。そこで器官形成における真皮の要素を分析するため、モデルとなるシステムとして毛包を研究対象に選んだのである。初期の研究では、真皮にある毛乳頭、つまり毛包の底に密集している真皮細胞群を取り除くと、毛の成長が止まることがわかった。取り除いた毛乳頭を戻してやると、毛の成長がふたたび始まった。彼はまた、同僚とともに実に驚くべき研究も手がけており、本来は真皮に存在する毛乳頭をラットの表皮に移植すると、表皮であっても毛包を誘導する発生力を見せることを発見している。[10]

毛乳頭の働きを分析するため、オリヴァーは当時大学院生だったコリン・ジャホダを研究にあたらせた。ジャホダはまず研究室で毛包から毛乳頭を分離し、毛乳頭細胞を育てる手法を確立した。やがて研究チームは毛乳頭細胞が研究室で増殖可能であることを実証する。毛乳頭細胞は、生きているマウスまたはラットの皮膚に再注入されると、新しい毛包の形成を誘導する力を見せたのだ。何度も実験をおこない、ダンディー大学の研究チームは毛の成長のプロセスには第二の重要な細胞が必要であり、その細胞が毛乳頭にあることを明らかにした。毛乳頭細胞が無傷の表皮と相互に作用すると、完全な毛包が新たに形成されるのである。

コツァレリスは、表皮幹細胞だけを移植した場合に新しい毛包を作り出すことはできなかったため、新しい毛包の形成には表皮幹細胞と真皮の毛乳頭細胞の相互作用が必要だと仮定した。それはジャホダとオリヴァーがすでに説明したとおりである。コツァレリスはまた大胆にも、これら二種類の細胞間での相互作用が毛に周期を繰り返させる原動力であるという説を提唱した。表皮幹細胞と毛乳頭細胞は両者が最も接近する休止期の終わりに、〝子作りをしよう〟というメッセージを送り合い、新しい周期が始まると考えたのである。実際、彼と同僚たちがこの二種類の細胞をマウスの皮膚に移植すると、周期を持ち、毛幹を生み出す新たな毛包が形成された。脱毛症という臨床の問題を解決するための新しい手法を示唆する、きわめてドラマティックな結果が得られたのである。脱毛症についてはあとでまた取り上げよう。

今日では、毛の成長周期の主役を演じるのは、毛包上部の表皮幹細胞と毛包深部の真皮にある毛乳頭細胞だと考えられているが、この二種類の細胞がどうやってコミュニケーションを取っているのかはまだわかっていない。両者の対話の内容も、いつ、どのくらいの声の大きさで話しているのかについてもはっきりとは解明されていない。毛包の底の真皮にある毛乳頭細胞が近くで休んでいる表皮幹細胞にメッセージを送り、成長期が始まるというのが現在の考え方である。毛包中央部で休んでいる表皮幹細胞は、真皮からのメッセージに反応して下へ移動し、毛包の底にある分裂中の細胞に活力を与える。毛包の底部分は再生し、新しい毛幹をふたたび形成して新たな周期をスタートさせる。

この一〇年間で、毛周期に関する発見が科学研究者を毛包の利用へと駆り立てた。幹細胞がほかの器官の再生に果たす役割を研究するためのモデルとなるシステムとして、毛包を利用するのである。毛包はすべての哺乳類の皮膚から簡単に入手でき、幹細胞を持つうえにそれが存在する場所も今ではわかっており、その哺乳類が生きているあいだを通して繰り返し再生する。したがって毛包は再生研究のモデルとして理想的な器官なのだ。毛包から得られる知識は、歯や腎臓、肝臓、脳、眼、指、皮膚などの健康に欠かせない器官の再形成にそのまま応用できると科学者たちは考えている。

しかし毛包は孤立した存在ではない。雨や土壌《どじょう》の状態がトウモロコシの収穫高に影響を及ぼすように、体の変化は毛に影響を与える。精神的ストレスは白髪の原因となり、体内ホルモンは頭髪の脱毛を引き起こすこともありえる。こうした異常は髪に本物の災難をもたらしかねない。そしてヒトの髪についてさらに多くのことを教えてくれる。

第四章　音のストレスは毛の成長を妨げる

作家のエドガー・アラン・ポーは、短篇「大渦巻への下降」でノルウェー海岸沖で漁をしていた若い漁師の物語を描いている。空が急に暗くなり、海面が上昇した。漁師は船を陸へ向けるが、巨大な渦巻に取り囲まれてしまう。船乗りとしての経験が豊富だったにもかかわらず、渦巻く海水からは逃れられず、急勾配の漏斗《じょうご》のような黒い大渦巻へとどんどん船は流されていく。一緒に乗船していた兄も船も失うが、漁師は命からがら生還し、語り手にこう話す。「ひどく年寄りだと思われましょうが――そうではないのです。ほんの一日もたたないうちに変われば変わるものでして、真っ黒だった髪は白くなり（中略）船に引き上げてくれたのは、いつもの仲間でして、もちろん昔から顔を知っている漁師だというのに、私を見て霊界から迷い出た旅人も同然に思ったことでしょう。前日までは鴉《からす》のように黒かった髪は、いまご覧になるとおりで、すっかり白くなっておりました」（『アッシャー家の崩壊／黄金虫』所収「大渦巻への下降」小川高義訳、光文社）

ストーリーはフィクションだが、ポーが描き出した劇的な変化は、おそらく彼自身が見聞きした話にもとづくものだろう。医療現場からの報告によれば、まれではあるものの、命を脅かすような恐ろしい精神的ショックが急激な頭髪の変化を引き起こすことがある。周囲の出来事はあらゆる種類の反応を体に引き起こす。たとえば、映画を観ているあいだ、おかしかったり、悲しかったり、あるいは恐ろしかったりする場面に、笑いや涙、脈拍数の上昇で人間は反応する。ではあの漁師にはいったい何が起きたのか?

いちばんあたっていそうな説明としては、漁師は船に乗る前から白髪交じりの髪をしていたが、強い恐怖によってもともと患《わずら》っていた持病が引き起こされた結果、白髪になっていない髪が抜けたというものである。色の濃い髪だけが抜けたため、白髪が露《あら》わになったのだと。今日の皮膚科医なら「円形脱毛症」が突然発症したとの診断をくだすだろう。

円形脱毛症はめずらしい疾患ではなく、一〇〇人にふたりほどの割合で患者が存在する。たいていは皮膚のごく狭い領域で脱毛が起きるが、すべての頭髪、あるいは全身の体毛が抜けてしまうこともある。おそらく漁師は若くして白髪交じりの髪をしており、大渦巻との遭遇によって受けた生命を脅かすほどのショックが引き鉄《がね》となり、潜んでいた円形脱毛症が発症、黒い毛幹だけが抜け、頭が「いまご覧になるとおりで、すっかり白くなって」（前掲書）しまったのである。

命の危険にさらされたことで、総出で立ち向かえというメッセージが漁師の体じゅうを駆けめぐった。毛包以外の器官と組織はストレス信号《シグナル》が届くと（たとえば脈拍数や血圧の上昇、食欲の低下などで）反応した。一方、皮膚に達したシグナルはただちに色の残る毛幹を脱落させるよう毛包に命令したのである。

脱毛を誘発したシグナル（大渦巻に感じた危険）は毛包自体からではなく、体内の別のどこかから発せられた。また円形脱毛症の問題も毛包にあるのではない。毛包自体には成長の周期を繰り返す能力がある。疾患は体にあるのだ。体は毛包を好ましからざる存在、つまり抑制が必要な器官だと見なし、汚れ仕事をやるよう免疫システム――免疫細胞と抗体――を送り込む。円形脱毛症にかかっている毛包は成長を続けるが、成長期に入ったばかりの段階で免疫システムの攻撃に周期を遮断されてしまう。毛包は、成長を何度試みても、疾患が続くかぎり、成長期を全《まっと》うすることも新たな毛幹を形成することもできない。

ストレスの影響

漁師の死ぬような体験はどのように毛包まで伝わったのだろう？　結局、危険を体験したのは眼であり、耳であり、体であって、毛包ではなかった。イギリスのマンチェスター大学とドイツのミュンスター大学で教授を務めるラルフ・パウスは、周辺組織が毛包の健康に与える影響の研究にキャリアを費やしてきた。簡単に言うと、彼の研究は体内の現象が毛の成長に影響を与えることを示している。二〇〇三年、パウス教授は同僚とともに、ストレスが毛包に影響を与えるならば、管理された状態で実証できるはずだという仮説を立てた。仮説を検証するため、成体のマウスを二四時間にわたって一五秒ごとにサラウンドで短パルスの音（中央A、四〇〇ヘルツ）にさらすという実験をおこなった。飲食店や商店などで流されているありきたりのBGMほど悪くはないが、この音は妊娠中のメスが産むはずだった子の数を減少させてしまうくらいのストレス源になった。このストレスは毛包にも影響を与え、毛周期にブレーキをかけることがわかった。成長期が終わり、退行期に入ってしまったのである。それにしても、この音のストレスはどのように毛包に到達したのだろう？　パウス教授らは、ストレスがホルモンや神経などを媒介にして移動すると考え、実験で皮膚の神経を遮断したところ、ストレスの影響も遮断されたことがわかった。こうして、ストレスが再生能力は奪わずに毛の健康に影響を及ぼし、神経がストレス信号を毛に送る可能性があることが明らかにされた。[1]

音によるストレスが毛の成長を抑制するのに対して、意外にも傷――外側からの直接の傷――は毛の成長を刺激することがわかっている。毛包やその周囲の皮膚が傷つけられると（切り傷など）、新しい毛幹が形成される――新しい毛包ではなく、あくまで毛幹である。[2]傷が休止期にある毛包を覚醒させて成長期へと入らせ、成長期には失われた毛幹と本質的に同じ毛幹が新たに形成される。音によるストレスを受けたマウスの反応とはちがって、周囲の神経が機能しているかどうかにかかわらず、傷に対する反応は起きる。毛包がなぜこのように傷に反応するのかは、あまり明らかになっていない。確かなのは毛幹自体は傷への反応になんの役割も果たしていないことである。なぜなら毛幹を構成する細胞は生きてはいないからだ。毛幹は血管も神経もないため、栄養を摂り、感じ、成長することはできない。毛幹細胞は基本的に角質化している。だからいつもの散髪や脚のムダ毛剃りで毛幹をやさしく切るのは人間と鋏やカミソリだけの秘め事であって、毛包も体もあずかり知らぬことなのだ。しかし散髪の最中に毛幹を何度も強く引っ張ったり、引き抜いたりすれば、毛包は傷を認識し、完全な成長期をもって反応し新しい毛幹を形成する。

毛包の周囲にあるのは神経だけではない。毛包は、ホルモン、化学物質、成長因子など、血液によって運ばれたものや近くの細胞によって生成されたものから成る、実に興味をそそられる皮膚という環境にある。血液に運ばれるホルモンは内分泌器官によって分泌される。内分泌器官には、下垂体（脳の底の部分にある）、副腎（腎臓の上にある）、甲状腺（気管にくっついている）、生殖器などがある。これらの器官が生成するホルモンが、なんらかの形で毛包の成長に影響を与えているというのは意外な結果である。[3]

ホルモンの役割はそれがなくなった場合に何が起きるかを考えるとわかりやすい。その一例が甲状腺の分泌が不充分な場合に発症する甲状腺機能低下症である。早くもローマ時代には知られていた疾患で、一八世紀にはクレチン症と呼ばれるようになった。症状には活動性の低下、知的障碍《しょうがい》、皮膚の腫《は》れ、体毛が硬く薄くなることなどがある。医師たちはこうした症状を症候群（多彩な病態で形成されるまとまった病態）と認識していたが、甲状腺の機能不全が原因であることは一九世紀初頭までわかっていなかった。今日では新生児の甲状腺機能低下症は診断しやすいが、成人になると、症状の進行が遅いため、この疾患を発見するのは先天性の場合よりむずかしい。ヴィクトリア女王の主治医を務めたサー・ウィリアム・ガルは「成人女性におけるクレチン症の併発について」と題した論文で成人の甲状腺機能低下症の発症を認めている。[4]その論文によれば、患者は「どんどん無気力になっていく」。「皮膚は厚くなって襞《ひだ》のような皺《しわ》が寄り（中略）髪は亜麻色でこしがなくなり」、硬く、傷みやすく、麦わらのようになる。甲状腺機能低下症は、頭皮、脇の下、陰部の脱毛をともなう。甲状腺ホルモンが毛の健康にどのような役割を果たしているのか正確にはわかっていないが、このホルモンがなくなると、細胞の代謝が異常になり、毛周期が短くなり、形成される毛幹が硬く、切れやすくなる。

　アンドロゲン――男女両方の血中に分泌されている男性ホルモン――も体のほとんどの毛包の成熟に影響を与えるが、部位によって毛包の反応は異なる。側頭部の毛包は血中のアンドロゲンにまったく影響を受けず、血中アンドロゲン濃度の高低にかかわらず成長し毛幹を生み出す。それに対して、脇の下や陰部の毛包はアンドロゲンの濃度が低いときに大きくなりはじめ、青年期早期に入って血中アンドロゲンが初めて急上昇すると、硬い体毛がまず陰部に、続いて脇の下と脚に現われる。若い男性の場合、アンドロゲン濃度はさらに上昇し、顔と胸の細かな毛が伸びる。女性の場合もアンドロゲンは体毛の成長にとって重要だが、通常は血中濃度が低いままのため、硬い体毛は見られない。健康診断を担当する医師は、毛へのアンドロゲンの影響に着目する。男性で体毛が少ない場合は、精巣機能障害が疑わしい。成人女性で長く硬い体毛が生えていれば、卵巣や副腎に由来するアンドロゲン産生腫瘍《しゅよう》の可能性がある。

アンドロゲンの分子は、毛包の底にある細胞と結合し、メッセージを送ることで、成熟途上の青年期の皮膚に見られる小さな毛包に作用する。もう子供ではないのだから大人であることを広く知らしめるのだと毛包に命じるのである。毛包細胞はアンドロゲンを生み出さないが、アンドロゲンのメッセージを受け取り、認識し、受容し、解釈する分子を作る。また、受け取ったアンドロゲンの活性を高めたり、抑えたりすることでアンドロゲンを処理する能力を持っている。毛包によってホルモンへの感受性が異なるのは、毛包に血中アンドロゲンを調節する能力があることを考えるとよくわかる。

抜け毛に悩んだカエサル

毛の疾患でおそらく最も多いのが「男性型脱毛症」である。たいていは三十代か四十代から始まるが、青年期に性的に成熟すると始まる場合もある。遺伝性の疾患であり、父親方、母親方、どちらの家系からも遺伝する。きわめて一般的な疾患で、事実、北アメリカでは男性の半数に五〇歳までにある程度の脱毛の症状が見られる。

　男性型脱毛症[5]はヒトという種が誕生して以来ずっと人類の体験の一部となっている。四〇〇〇年前にさかのぼる古代エジプトのパピルスにすでに禿げた男性のほとんどが抜け毛に悩んでいると記録されている。当時の有力者でさえそうだった。歴史に残る例をひとり挙げれば、将軍、政治家として成功を収め、

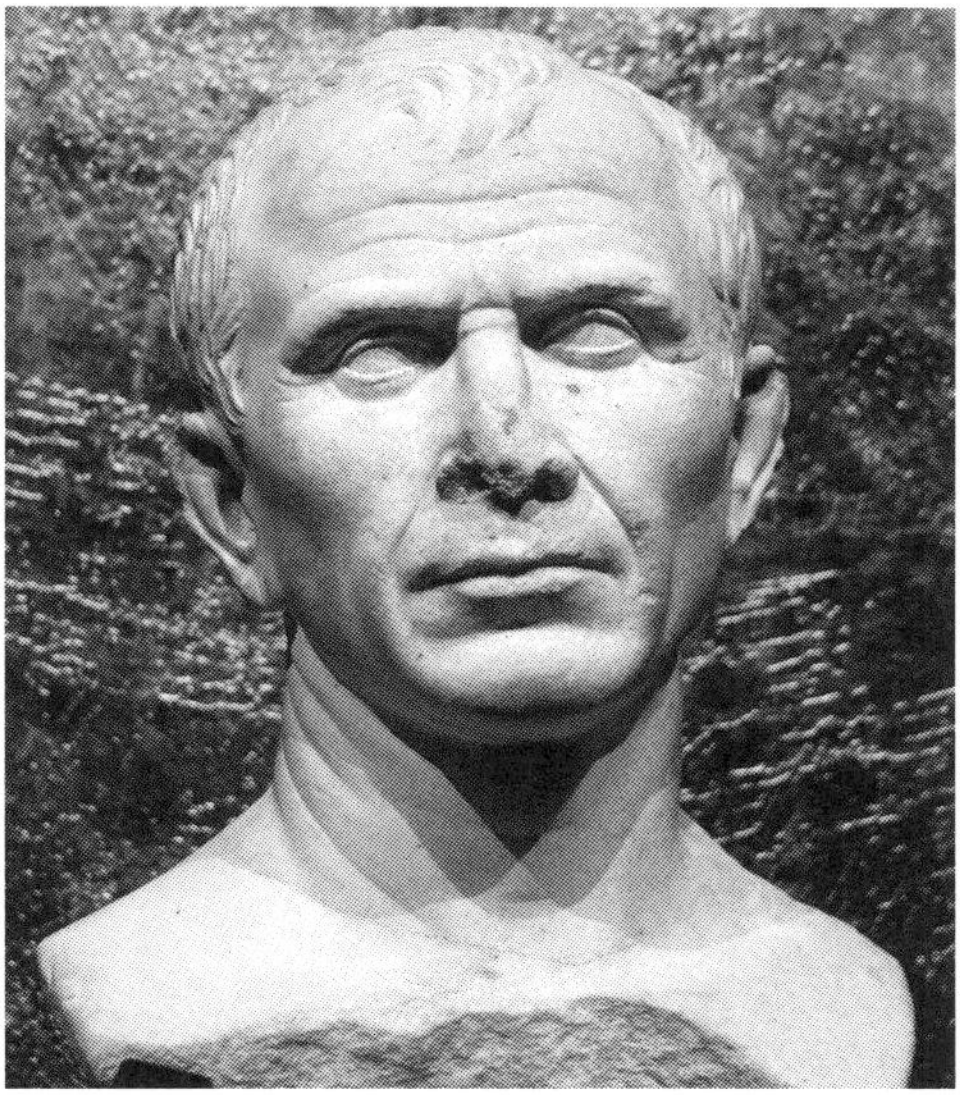

あの偉大なユリウス・カエサルでさえ、脱毛を気に病んでいた。頭頂部から額のほうへ櫛で撫で下ろしていたと歴史家が描写しているとおり、彫刻家が忠実に表現していることに注目　Photograph by Musée Arles Antique. Distributed under a CC BY-SA 3.0 license.

ローマ帝国初の絶対的な支配者となったユリウス・カエサル（ジュリアス・シーザー）である。

彼は禿げあがった頭を気にするあまり、なんとか隠そうとしていたという。ローマの歴史家スエトニウスは『ローマ皇帝伝』でこう評している。「しかし醜い禿頭《とくとう》だけは、政敵が攻撃のたびに揶揄《やゆ》の対象とするのを何度も体験し、耐え難く悩んでいた。そこで乏しくなった髪の毛を、いつも頭のてっぺんから額の方へ撫でおろしていた」（『ローマ皇帝伝』国原吉之助訳、岩波書店[6]）

「禿げ」ということばは皮膚に毛がないことを意味すると理解されているが、実体はそうではない。「禿げ頭」には実はたくさんの毛包と毛幹が存在するのである。ただしそれらはおそろしく小さく、顕微鏡でやっと見えるほどの大きさしかない。脱毛の過程には毛包と毛幹のミニチュア化の進行をともなう。疾患が進むにつれ、毛包と毛幹は周期を経るごとにどんどん小さくなっていく。

去勢された男性は禿げない

それにしても、あの大きく正常な毛包がどうして小さくなってしまうのだろう？　男性型脱毛症に男性ホルモンがなんらかの役割を果たしているという推測は、少なくともアリストテレス（「去勢された男性も「女性と同じく」禿げない」と述べている[7]）の昔からあったが、長いあいだ科学的に証明されなかった。二〇世紀初頭、この疾患におけるホルモンの影響は認識されていたものの、医師たちは大きな問題に直面する。ヒト脱毛症を研究するための信頼できるモデルとなる動物がいなかったのである。したがってヒトの患者が必要になった。理想的な患者は血中アンドロゲン濃度がきわめて低い男性だが（甲状腺機能低下症の患者で甲状腺ホルモンを研究するのと同様）、このような患者を見つけるのはたやすいことではなかった。

一九四二年、解決策が浮上する。イェール大学医学部の解剖学教授で、男性型脱毛症に長いあいだ関心を持っていたジェームズ・ハミルトンは、去勢された男性一〇四人を発見した[8]。男性たちは全員、血中アンドロゲン濃度がきわめて低かった。そのうえ、去勢された時期が、青年期に入る前、青年期のさなか、その後と分かれており、理想的な被験者集団となった。青年期に入る前に去勢された被験者は、成熟した男性の特徴が見られなかった。体毛はまばらで、顔にひげもなく、生殖器が発育しておらず、そして重要なことに男性型脱毛症にかかっていなかった。彼らはアンドロゲンを注射されると、成人男性の身体特徴を持つようになり、筋肉が増大し、生殖器が拡大したが、それだけではなく家系に男性型脱毛症の発症者がいる者は脱毛症を発症した（当然ながら、今日ではこの種の実験はとても実施できないだろう）。この研究では男性型脱毛症にふたつの側面があることが実証された。第一にアンドロゲンが関与していること、第二に遺伝的素因——父親や祖父が禿げている——があるにちがいないことである

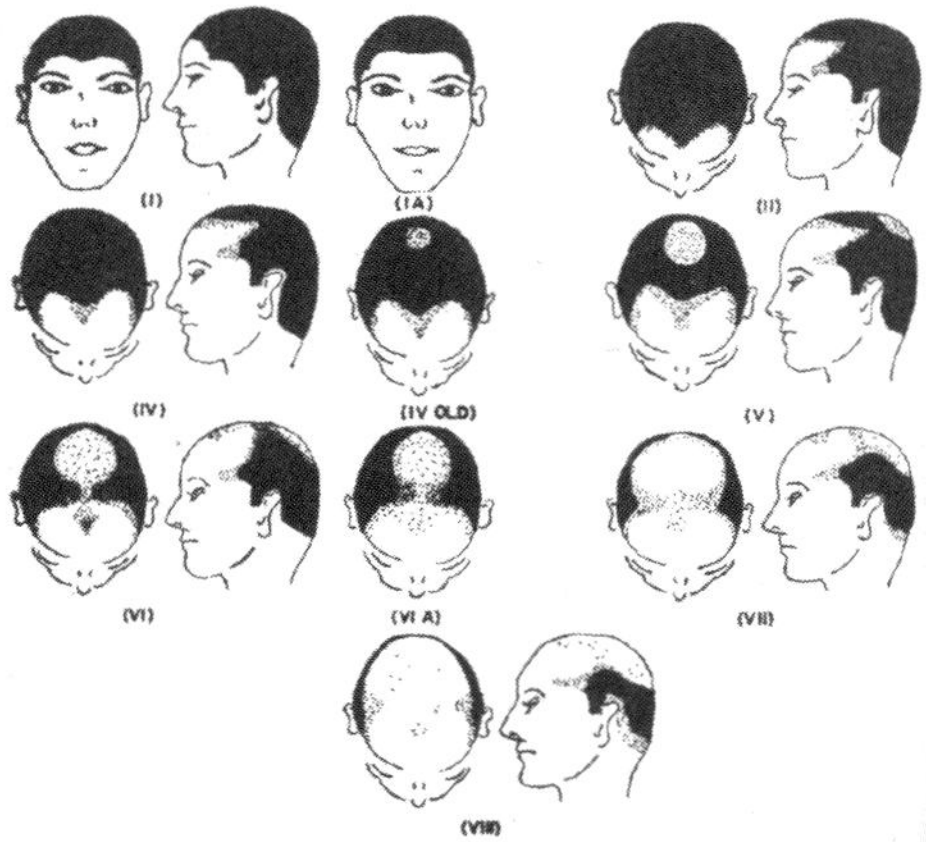

FIGURE 1. Sketches of the categories of scalp hairiness which were set up for classification and grading of the extent of common baldness. The categories or types of scalp are described in the text and illustrated in FIGURES 2 to 15 by photographs of subjects. In scalp Types I, II, and III, the loss of hair is insufficient to qualify as baldness. Types IV, V, VI, VII, and VIII represent a graded progression of common baldness. No sketch of Type III is included in FIGURE 1 because of the variety of conditions that constitute Type III.

男性型脱毛症のパターン。ハミルトンは脱毛には予測可能なパターンがあることを認識していた
Reprinted with permission from J. B. Hamilton's "Patterned Loss of Hair in Man," The Annals of the New York Academy of Science, 53:712, 1951. © The New York Academy of Sciences.

（妙な気を起こす人がいるといけないので言っておくが、ハミルトンは、禿げはじめてから去勢された男性は、アンドロゲン濃度が低下しても髪が再生することはなかったとも記している。いったん脱毛症を発症すると、去勢によって極端な値までアンドロゲン濃度を下げても脱毛を逆行させることはできない）[9]。アンドロゲンが関与していることから、男子型脱毛症は「男性ホルモン性脱毛症（AGA）」とも呼ばれている。

　これだけでも画期的な研究成果だったが、ハミルトンの研究はここで終わらなかった。彼が次に目を向けたのは、脱毛症のパターンだった。実際、これらのパターンは予測可能で、一九五一年にはハ

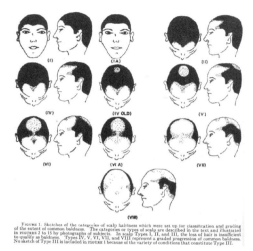

ミルトンはすべての男性型脱毛症は八つのタイプのどれかに分類できるとする説を提唱している。脱毛症のパターンは額の後退から頭頂部の脱毛、さらにはほぼ完全な脱毛状態（側頭部をのぞく）までの幅がある。[10]

男性型脱毛症の興味深いところは、全身に起きるわけではなく、頭皮に限られることである。しかも影響があるのは頭頂部のみで、側頭部やひげが生える部分には影響しない。毛包の位置が重要なのだが、それがどうしてなのかはまだよくわかっていない。[11]

しかし、わかっていることもある。健康な髪には健康な体が必要だということだ。毛包は毛幹を作り出すために豊富な資源を要するため、毛の生え方は全身の健康状態を知るうえで信頼性のある指標になる。毛包にはとりわけ活発に増殖する細胞があり、充分に栄養を与えなくてはならない。栄養不良が髪へ及ぼす影響の一例は、食事によるタンパク質の摂取が不充分な開発途上国で起きている。結局のところ、髪というものはほとんどタンパク質なのだ。栄養不足で棒のように細い手足に膨らんだお腹という体型の子供たちに見られるとおり、彼らの頭髪は細く縮れ、変色して傷んでおり、しかも伸びるのが遅い。栄養不足による毛幹の異常は何も途上国に限られたことではない。先進国の皮膚科医院では、ダイエット中の女性に髪のトラブルが見られることはめずらしくない。鉄分に乏しい食事をしている女性は、脱力感、倦怠《けんたい》感、めまいだけではなく、脱毛も経験するほどの貧血症になるおそれがある。さいわい、貧血症と脱毛は鉄分補助食品で簡単に治療でき、補助食品の摂取を始めてから数カ月もすれば新たな頭髪が伸びてくる。

きちんと栄養を摂ることはヒツジにとっても大事なことである。年間約五・五キロの羊毛を産出するメリノヒツジの場合を考えてみよう。これだけの量の羊毛を創り出すには、最低でも一日あたり約一〇〇グラムの純粋なタンパク質をヒツジは摂取しなければならない（乳を出している場合はさらに多くが必要だ）。牧草はタンパク源としてあまり効率がよくないため、ヒツジは生の牧草を最低でも一日あたり四キロ食べなければならない。草を食《は》むのも、ヒツジにとっては一日がかりの仕事である。

健康な体に豊かな毛は生える。ほとんどの動物にとって、豊かな被毛は周囲の環境の危険や変化から身を守る壁になってくれる。現代人は保護してくれるものとしての体毛を必要としていないが、人間にとって毛は別の形で重要になっている。

第二部
毛をめぐる奥深い世界

第五章　毛が伝えるメッセージ

いつの時代も髪と美には密接な関係があるとされてきたが、髪がないとどうなるのだろう？一九九七年、既婚女性が美を競う「ミセス・インターナショナル」コンテストのワシントン州大会でのこと、衝撃的な事実とともに問題が提起された。優勝したキャリー・ビクリーがステージの中央へ向かうなか、観衆は彼女の自信に満ちた歩き方、明るくて表情豊かな眼、均整の取れた体に拍手を送った。彼女は表彰台に立つと、流れるような鳶《とび》色の髪を片手で撫で、その手を引っ込めるとき、髪を顔から払うような仕草をした。すると、なんと髪全体がはずれて落ちたのである。美人コンテストの優勝者が禿げているとは！[1]「メッセージを送りたかった」とコンテスト後にビクリーは語っている。「外見よりも自分らしさのほうがはるかに大切です」[2]

二年前、ビクリーはかつらをかぶらずに同じコンテストに出場し、優勝を逃している。彼女の例は、美人コンテストで求められるような外見上の美しさが髪とは切っても切れない関係にあり、豊かな髪が発信する社会的メッセージはつるつるの頭皮が送るそれとはかけ離れているという、改めて言うまでもない事実を裏づけるものだった。

　彼女は円形脱毛症を発症している。[3] 円形脱毛症は、アメリカ人の場合、一〇〇人にふたりほどの割合で発症する脱毛疾患であり、民族、年齢を問わず誰もがかかる可能性がある。毛包に対する自己免疫反応（免疫系が自己の体の一部を異物と誤認して攻撃・排除しようとする作用）が原因とされており、発症の形態には局部的な脱毛（単発型や多発型）、頭部全体の脱毛（全頭型）、全身の脱毛（汎発《はんぱつ》型）などがある。最もよく見られるのは、コインの形に毛が失われる症状である。その場所は頭髪、眉毛、まつ毛、腕や脚の体毛など通常毛が生える場所のどこにでも起きる。軽症型の場合はたいてい、ステロイド注射による治療を受ければ、毛がふたたび生えてくる。また、なんの治療もしなくても自然と治ることもある。いずれにせよ、軽症型では脱毛面積は非常に狭く、多くは化粧などで隠すことができる。

　しかし重症型の場合には、きわめて短期間で体に生えている毛のほとんどが抜けてしまう。朝、目を覚ましてみるとごっそり抜けた髪が枕についているのもめずらしいことではない。広範囲の脱毛が見られる患者は、腕や脚など、重要な体の一部を失った人と同じ反応を示すという。アメリカで活動した精神科医エリザベス・キューブラー＝ロスが描写したように、精神的な痛みをともなう喪失の段階――否認、怒り、取引、抑鬱、受容――を体験するのである。

　人はその人なりの方法でこの疾患と気持ちの折り合いをつける。果敢にも脱毛を受け入れ、結果を恐れず毛のない状態で進んで世の中に向き合う人もいる。たとえば、リチャード・M・ローゼンバウムは完全な脱毛状態にありながら、一九七二年から七七年にかけてニューヨーク州共和党の委員長を務め、ネルソン・ロックフェラー州知事の顧問を担当するなど、政治家として輝かしい成功を収めている。また、現在はコロンビア大学で皮膚科学、遺伝学、発達学の教授を務めるアンジェラ・クリスティアーノ博士は、自身の脱毛症と気持ちの折り合いをつけただけでなく、行動も起こしている。主宰する研究室のテーマを方向転換し、脱毛症の遺伝的原因の特定と治療法の発見に取り組んでいるのである。

そんな彼らとは対極にあるのが、頭を覆わずには世の中に向き合いたくない人たちだ。彼らは社会生活から身を引くか、かつらをかぶるかのどちらかを選ぶ。アメリカの石油王で慈善家だったジョン・D・ロックフェラー・シニア（前出のネルソンの祖父）もそのひとりだった。彼は五十代なかばで全身の毛――頭髪、まつ毛、眉毛、体毛――をすべて失った。[4]晩年の写真は、あまりよく頭に合っていない白髪のかつらをかぶり、てっぺんの髪はふさふさだが、こめかみや眉、まぶたには毛がないという財界の大物の姿を写し出している。ただ大半の人は、毛のない状態で暮らし、同じ疾患を持つ人たちと経験を分かち合ううちに徐々にわが身の状態を受け入れていくものである。[5]

美人コンテストで優勝したビクリーは、意外なタイミングで脱毛症を公表したことで人間生活における毛の重要性に焦点をあてた。人から人へ、そして個人から集団へとメッセージを伝えるという、毛の持つ力を浮き彫りにしてみせたのである。対人コミュニケーションにおいて、毛はことばに頼らず、しばしば遠くからも利用できる特に重要な情報伝達手段となる。髪がない人にはそんな手段がひとつ少ない。

毛が発するシグナル

人は毎日、動作や顔の表情、爪や毛など、形をつくることのできる身体的要素を用いて、ことばによらないメッセージを送り合っている。毛は、頭、顔、脇の下、股間のほか、もっと少ない部位では胸、腕、脚など、体のどこに生えているかを問わずなんらかのシグナルを送るが、とりわけ重要なのは頭髪、眉毛、まつ毛、ひげである。伸ばしたままにしたり、カットしたり、カールをかけたり、まっすぐにしたり、染めたり、あるいは完全に取り除いてしまったりするなど、毛を整えることでメッセージを作り上げる。また、かつらや帽子、ピン、すき毛、アクセサリー、フレームなどの装飾品で覆ったり、つけ加えたり、なかに入れたりして毛を飾り立てる。このテーマについてはあとの章で取り上げる。

動物について言えば、特定の毛のアレンジ、鳥類の場合は羽の配置が発信するメッセージを行動動物学の見地から正確に解釈するのはむずかしく、ひいき目に見てもはっきりしないことが多い。鳥は求愛の儀式で羽を利用するため、羽が発信するメッセージが求愛の成功を左右すると考えるのは筋が通っている。しかし、動物でもヒトでも、生息地、擬態、異種間のコミュニケーションの観点からメッセージの意味を解明するための科学研究はあまりおこなわれていない。そのため意味はほとんど推測であり、行動の結果をもとに推定するほかないのである。フィラデルフィア自然科学アカデミー（現ドレクセル大学附属自然科学アカデミー）の鳥類学者フランク・B・ギルは一九九五年に出版された著書『鳥類学』でこう記している。「［羽の］誇示行動《ディスプレイ》によって発信される情報を解読するのは、依然として鳥類の行動研究に残された最大級の課題である。鳥類学者は、ディスプレイの持つメッセージを、送り手と受け手によるその前後の行動の相関関係をもとに推測するしかない」

　鳥類の求愛習性における羽の役割を考えると、哺乳類がコミュニケーションに毛を利用すると想定するのは同じく筋が通っている。たとえば、飼いネコが毛を逆立てるのもそれにあたり、近くにいる誰かに敵意のメッセージを送っているのはまずまちがいない。アフリカのライオンの研究で、ミネソタ大学のクレイグ・パッカー教授と研究者のペイトン・ウェストは、オスのライオンが求愛や社会的なメッセージを送るためにたてがみをうまく利用しているとの観察結果を得ている。ふたりの報告によれば、タンザニア北部、ケニア国境に近いセレンゲティ国立公園に棲むメスのライオンは色素の濃いたてがみを誇るオスのほうを好み、濃く長いたてがみに恵まれたオスはオスの社会でより大きな支配力を持つという。[6]

同様に、人間が毛によって送るメッセージも必ずしもそう簡単に読み取れるわけではなく、その特徴を明らかにするための客観的研究がおこなわれるのはまれである。特定の毛のアレンジの解釈を複雑にしている要因は、送り手と受け手の文化・歴史・環境面での背景だ。たとえば、金髪女性のほうが得をするのかどうか、いったいどうやって測定すればいいのだろう？　ましてや確実に突き止めることなど不可能だ。黒髪の美人を高く評価する社会でも金髪女性のほうが得をすると言えるのだろうか？　まつ毛の場合を考えてみよう。私たちの社会では長くてカールしたまつ毛がセクシーと賛美されるが、過剰な長さと認識されるのはどこからか？　ひげの場合は、どれくらい伸ばすと立派を通り越して手入れが悪いと見なされるのか？　髪の色についてはどうだろう。白髪は経験と知恵の証とも老齢と非力さのしるしとも受け取られるが、その解釈の境目はどこにあるのか？

毛が与える個性

どう解釈されるかが不確実であるにもかかわらず、宗教、文化、時代の異なる人々が同じような髪型に同じような反応をすることが多いのは実に不思議である。動物の行動から類推するなら、ヒトが毛によって送り合うメッセージもまた遺伝子に組み込まれていると考えるのは理に適っている。メッセージには感情がこもっており、[7] 文化人類学者、歴史家、心理学者、美容師が言うように、一体感、人間性、社会的・性的な適性、宗教といったいくつかの種類に分類できる。

人を指す俗称や愛称には「ブロンディー（金髪の人）」「カーリー（巻き毛の人）」「ボールディ（禿頭《はげあたま》の人）」「スキンヘッド（坊主頭の人）」「ヘアリー（長髪でひげを生やした人や毛深い人）」「キャロットトップ（赤毛の人）」「ラスティ（赤さび色の髪の人）」など、髪の特徴をもとに作られたものがある。そんな呼称を持つひとりが、西暦九八五年頃にグリーンランドにヨーロッパ人初の入植地を建設した「赤毛のエイリーク」だ。歴史的な記録によれば、無法者ではあったが（殺人を犯して故郷を追われた。ノルウェー出身でアイスランド育ちとされる）、船乗りの親方として成功を収めた人物で、呼び名のとおり燃え立つような赤毛をしていたという。一〇世紀のノルウェーの王子ハーラル・ハルフダンソンはノルウェー全土を征服するまで髪を伸ばすと誓い、家来たちに「蓬髪《ほうはつ》のハーラル」と呼ばれた。やがて誓いのとおり全国統一を果たすと、国王となり、新たな称号「美髪王ハーラル一世」を得た。

一方、のちに神聖ローマ帝国皇帝（カール二世）を兼ねる、西フランク王国の「禿頭《とくとう》王シャルル」（国王在位八四〇年から八七七年）の場合は異名の由来がはっきりしない。この異名は無毛の頭頂部ではなく、シャルルに最初領地がなかったことを指しているという説もあれば、外見を指しているという説もある。いずれにせよ、歴史を通じて、人々は髪にまつわる描写で王に名前をつけ、王についての情報を伝えている。

偉大な作家や詩人、そのほかの語り手は毛を利用して登場人物を描きわけ、個性を与える。トールキンは『指輪物語』の第一部「旅の仲間」で、ホビットやドワーフを毛の生え方でも描きわけている。たとえば、ホビットは足が毛で覆われているが、顔にひげはない。ヨーロッパ各地に伝わる戦慄の青ひげ伝説（一七世紀末にフランスの童話作家ペローが書いたものが有名）では、青みがかった黒いひげから「青ひげ」と呼ばれる金持ちの貴族が主人公である。彼が次々と迎えた六人の奥方は謎の失踪を遂げていた。青ひげは薄暗く、寒く湿っぽい荒廃した城で、奥方に鍵を渡し、鍵のかかった部屋をのぞいてはならないと言いつけては、奥方が好奇心に負けて秘密の部屋をのぞいたと知ると殺害していたのである。彼のふさふさとした黒いひげは凶行を暗示し、近寄らないよう人々に警告を発する。それに引き換え、同じふさふさしたひげでも、ところ変われば話も変わるもので、サンタクロースのおじいさんのような白ひげはこっちへおいでと人々を誘う。

今日でも、私たちは有名人を毛で見分けている。グラフィック・アーティストのクリスティナ・クリストフォロウは、黒いペンを用いた髪とひげだけのスケッチ――顔だちや服装はいっさい描かれていない――で、どの人物かを見分けるのが充分可能だということを実証してみせた。たとえば、マーガレット・サッチャーとロナルド・レーガンは髪型のシルエットだけでは

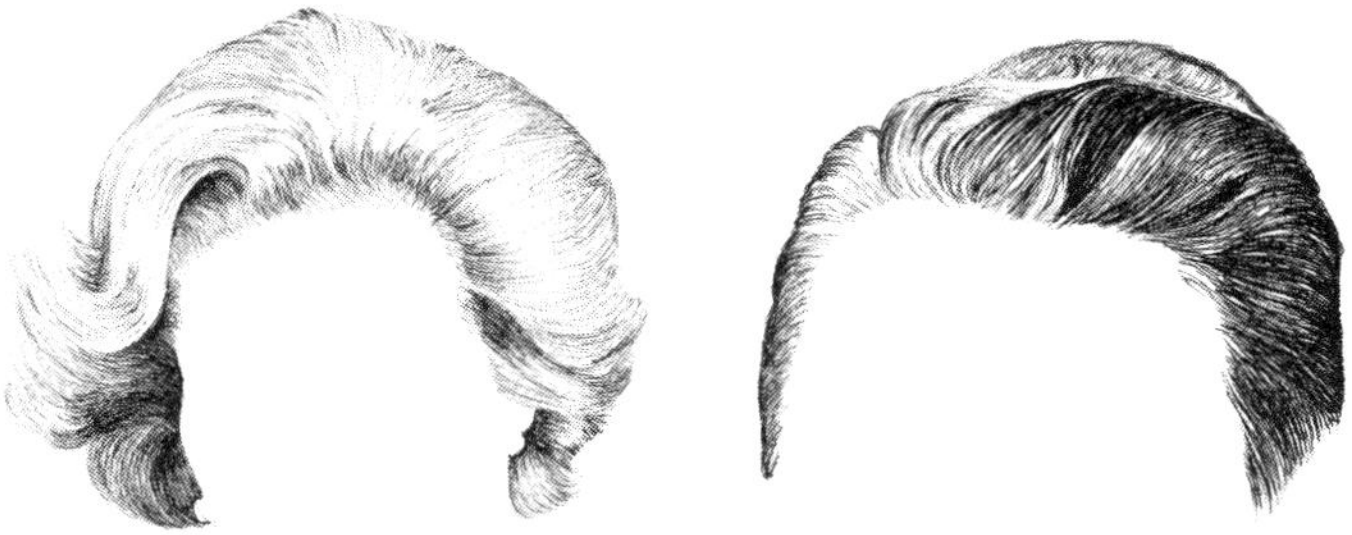

髪型のシルエットだけでマーガレット・サッチャーとロナルド・レーガンだと見分けるには充分だ
Used with permission from Christina Christoforou's Whose Hair, Laurence King Publishing, 2011.

っきりと誰かがわかる。

クリストフォロウは言う。「髪型のようにささいな特徴がその人物のアイデンティティの一部になり、その人物を見分ける決め手になる。私の眼には、ジミ・ヘンドリクスのヘアスタイルは〝自由〟を、オードリー・ヘップバーンの場合には〝優雅さ〟を表現しているように見える」[8]。普段の生活では、髪型やひげのスタイルを変えた友人を別人とまちがえたり、気づかなかったりするといった、恥ずかしく気まずい思いをすることも少なくない。長かったひげを剃った父親を、幼い子供がわからなくなってしまうこともある。

繰り返すヘアスタイルの流行

今日の髪型は独特で新しいものだと思われがちだが、古代エジプトの昔から、同じか似た髪型は何度も繰り返し登場してきた。髪型復活のサイクルは数年から数世紀とかなりの幅があるものの、髪型のリバイバルは欠けた月が満月になるように起こるべくして起こることである。[9]

スタイルの流行《はや》り廃《すた》りの周期性は、過去二〇〇年間のアメリカの男性の流行を見ただけでも明らかだ。顎ひげの場合を振り返ってみよう。一九世紀初頭、ふさふさの顎ひげを蓄えるのは反社会的と見なされており、地域によってはまったくけしからぬことだった。顎ひげのせいで重大な身の危険にさらされた人もいる。そんなひとりとしてよく知られるのが、一八一二年から一五年の米英戦争の退役軍人で、熱烈な奴隷廃止論者だったジョゼフ・パーマーである。[10]彼は当時の慣習に従わず、ふさふさの灰色の顎ひげをどうしても蓄えたいと考えたため、嘲《あざけ》られたばかりか、身体的な暴力も受けている。一八三〇年、パーマーは、マサチューセッツ州フィッチバーグで彼にひげを剃らせようとする男たちの集団に襲撃され、護身のためナイフを抜いたところ、逮捕され投獄されてしまう。使命感が強く、反骨精神に富み、向こう見ずだったパーマーは、決してひげを剃らなかった。もっとも、一九世紀なかばにひげがふたたび流行し、晩年にはある程度汚名をすすぐことができた。その頃にはほとんどの男性がもじゃもじゃのもみあげや口ひげ、顎ひげを蓄えるようになったのである。

事実、一九世紀後半のアメリカ大統領は、第一七代のアンドリュー・ジョンソンをのぞいて、全員がよく目立つ顎ひげや口ひげを蓄え、頭髪を短くしていた。エイブラハム・リンカーンがひげを生やすようになったのは、一八六〇年にニューヨーク州ウェストフィールドの一一歳の少女グレース・ベデルから受け取った手紙が原因のようである。グレースは大統領候補のリンカーンにこんな手紙を書いた。「あなたがひげを生やしたら、まだあなたに投票することにしていない兄弟にあなたに投票させるよう頼んでみます。あなたはお顔が細いので、ひげがあったほうがずっと素敵に見えるでしょう」。リンカーンは一八六〇年一〇月一九日に返事を送っている。「ひげを生やしたことがなかったので、これから生やしはじめたら、ばかみたいに気取っていると思われないでしょうか？[11]」。第一六代大統領への就任を翌月に控えた一八六一年二月、三カ月間顎ひげを伸ばしたリンカーンはグレースに直接会い、ひげを提案してくれたお礼を伝えた。

　二〇世紀の到来とともに、男性は頬をきれいに剃って口ひげを蓄えるようになる。顎ひげがふたたび人気を博すのは一九六〇年代になってからのことだった。それでも一九八〇年代に入る頃にはまた廃れてしまうが、結局、新しい流行を求める人々によって大々的な復活を遂げている。

　男性の髪型も同様の見方ができる。独立戦争中、民兵はかなり好き勝手な髪型をしており、だいたい長髪を束ねないスタイルだった。一七八〇年、ジョージ・ワシントンは、軍隊にはもっときちんとした規律ある見た目が必要だと思い、部下たちに「ひげを剃り、髪を梳かして髪《かみ》粉《こ》をふりかけるよう」命じた。[12]しかし一八〇〇年代初めには、若者は髪を短く切るようになった。いまだに髪をおさげにして、かすかに古めかしい趣を添えようと髪粉をふりかけている旧体制の紳士たちと一線を画すためである。だが、それから二〇年もすると、かつての若者は自分の息子に憤慨することとなった。息子たちが〝旧世代〟と差別化するために髪を伸ばし、ときには長い巻き毛にすることまであったからである。そして一九世紀が終わる頃には、短髪がふたたび流行する。

このトレンドは、一九四〇年代なかば、第二次世界大戦で従軍していた兵士たちが「ブッチカット」や「クルーカット」などの短い角刈りの頭で帰国するまで続いた。一九五一年にミュージカル〈王様と私〉が初演されると、主演のユル・ブリンナーを真似て、頭髪を完全に剃り落とす男性まで出てきた。しかし一九六〇年代後半には、エルヴィス・プレスリーやビートルズ、そしてこの時代の反体制文化《カウンターカルチャー》の影響によって長髪がまた流行した。一九九〇年代初めには、多種多様なスタイルが共存するようになる。長髪、短髪、もみあげ、口ひげ、顎ひげは、きちんと手入れされていればほとんどの社会で等しく受け入れられるようになった。それ以来、ユル・ブリンナー風のスキンヘッドが復活していることは、俳優のブルース・ウィリスやラッパーで俳優のLL・クール・J、ラッパーのピットブル、プロレスラーで俳優のザ・ロックことドウェイン・ジョンソン、俳優のヴィン・ディーゼルといった著名人によって証明されている。今や、このスタイルは好感を持たれ、セクシーと思われるようになり、頭皮を完全に剃り上げ

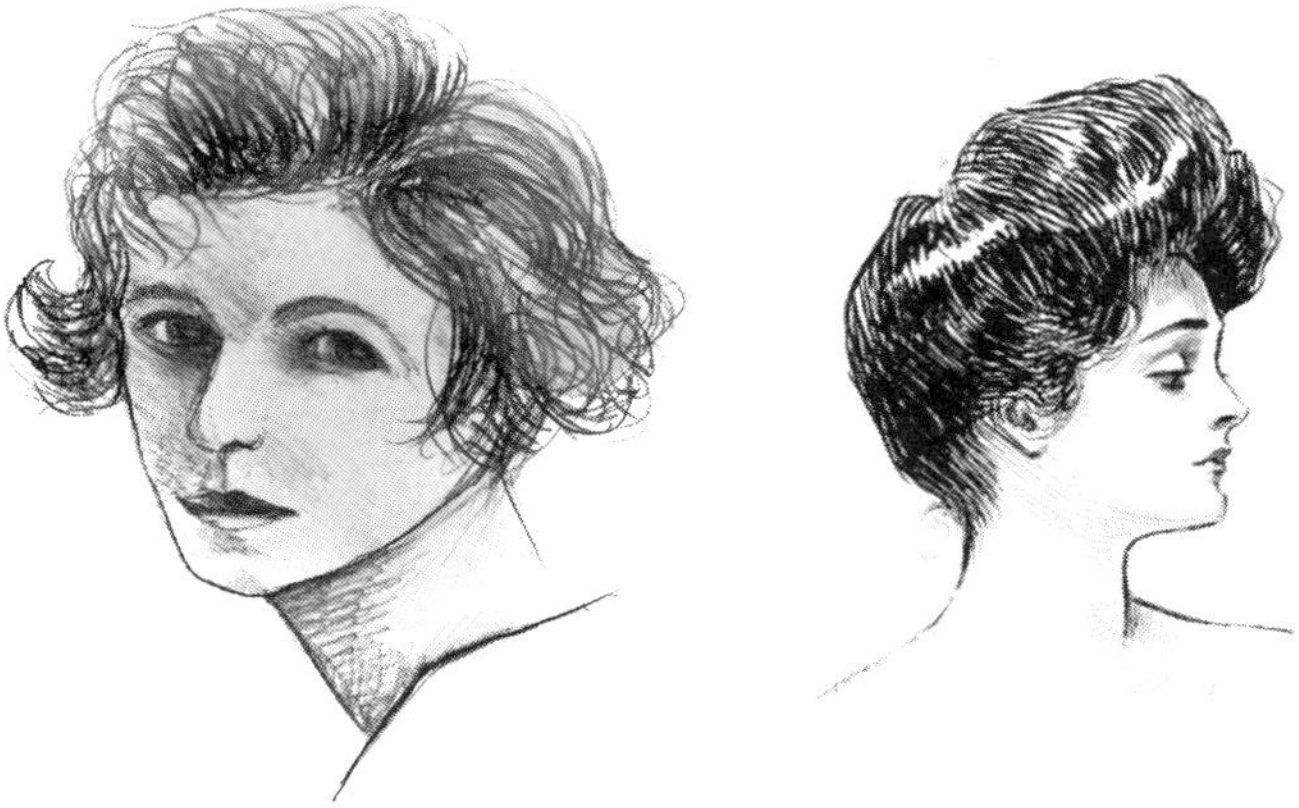

ボブスタイルの女性（左）とギブソン・ガール（右） Art by Charles Dana Gibson [right] and Mark Saba, Yale University [left]. Used with permission.

た男性は自身を誇らしく思っている。[13]

女性の髪型の流行も繰り返される。一七〇〇年代のアメリカの入植地では、女性の髪型はヨーロッパのそれをそっくり真似たもので、前髪をカールし、後ろ髪はピンでぴたりと留めてアップにしたスタイルに髪粉をふりかけたものだった。ほとんどの若い女性はおさげにまとめるか、長い髪を束ねずそのままにしていたが、一八九〇年代になると、もっと気楽なヘアスタイルが登場する。初のピンナップ・ガールと言われる、挿画家のチャールズ・デイナ・ギブソンが描いた「ギブソン・ガール」に代表される髪型である。ギブソン・ガールは髪をゆったりとアップにまとめ、こめかみからこめかみにかけて入れた馬毛のすき毛をくるりと覆う、やわらかでふっくらしたポンパドール・スタイルにしていた。空に浮かぶ雲のようなその髪型の女性を、世間は、自信に満ちていて自立した、意志が強く尊敬に値する存在と見なした。

ほぼ同時期に、マルセル・アイロンというこてが用いられるようになり、ボブに切りそろえた髪にしっかりとウェーブをつけられるようになった（第六章・八章参照）。第一次世界大戦後、家庭外で担う役割が大きくなるにつれ、女性はさらに短い髪型を好むようになる。一九二〇年代が終わる頃には、あらゆる年齢層の大勢の女性がショートヘアになった。

一九四〇年代になるとロングヘアが復活する。長い髪が魅惑的なハリウッド女優ヴェロニカ・レイクや、まっすぐに切りそろえた前髪がトレードマークだったメイミー・アイゼンハワー大統領夫人といった著名人の影響によるものである。一九五〇年代には、オードリー・ヘップバーンのようなショートヘアから、ジャクリーン・ケネディのふんわりしたヘアスタイルや、ティーンエイジャーがこぞって採り入れたポニーテールの長い髪へと移り変わっていく。そしてふたたび、一九六〇年代には男性向け雑誌〈プレイボーイ〉に登場する美女がショートヘアになり、さらに一九七〇年代には毛先を不ぞろいにしてカールした、ファラ・フォーセット風の長いレイヤード・スタイルが流行した。[14]

歴史的に見ると、同じスタイルが現れては消え、短命な人気を博しては急に廃れるが、またしばらく経つと、〝新鮮〟で楽しく感じられてリバイバルする。ヘアスタイルはひとつの世代のものとされる傾向がある。その直前、直後の世代と同じにならないのは、髪型はたいてい前の世代からの反動を反映するからだ。音楽と同じく、ヘアスタイルをめぐる世代間の衝突もよく見られる。昔は、宗教指導者がしばしば新しい髪型を激しく非難し、道徳的に見てけしからん、魂《たましい》の救済を脅かす脅威になるとレッテルを貼った。たとえば、一八世紀後半のニュー・イングランド地方では、キリスト教聖職者らが若い女性の高く盛り上げたヘアスタイルに不快感を表明している。そのひとりがマナセ・カトラーという、イェール大学で教育を受けた牧師で、彼は一七八一年、新しい髪型が「ぞっとするような（中略）悪魔」を想起させると主張した[15]。かくして、この〝判決〟をもって、小山のように高く結った長い髪は神に呪われたものとなった。ところが一三〇年後、一九一〇年にはショートヘアが道徳的に好ましくないと見なされるようになる。当時のほとんどの女性の髪型はボブだったが、ショートヘアは誘惑的であり、それがゆえに、直接的にではないにせよ、いちじるしく不道徳な傾向が見られると牧師たちが警告したのである。

体毛の量と文明性

毛は、人間と動物、市民と野蛮人、隣人と外国人、友と敵を区別するために、伝説や芸術作品、歴史のなかで繰り返し用いられてきた。バビロニア神話『ギルガメシュ叙事詩』にはこんな記述が残されている。女神アルルは「両手を湿らすと、粘土をつかんで荒野に放り投げ、捏ねて思うように形を作り、人間、戦士、英雄に似せて仕上げた。軍神ニヌルタに匹敵するほど力が強く獰猛《どうもう》な勇者エンキドゥを造ったのである。エンキドゥの体は毛で覆われており、女の髪のように濃い頭髪が腰まで伸びていた」。神話では、新たに造り出されたこの人の姿をしたヒーローは、一緒に暮らしている動物と同じく獰猛で野蛮だった。そのため近所の羊飼いは身の危険を感じるようになると、王ギルガメシュに陳情に赴《おもむ》く。王は「巫女《みこ》（宮仕えの遊び女とも）のひとりでシャムハトという女」の助けを借りるよう助言した。「巫女は女神「イシュタル」を称えていかなる男にもその身を委ねる。（中略）シャムハトは愛の術を用いて口づけでエンキドゥの息を奪い、包み隠さず、女性のなんたるかを教えた。七日間にわたり彼は勃起が続き、彼女と愛し合った」[16]。この厳しい試練の終わりに、われらがヒーローは何をしたのか？「毛を切った」のである。エンキドゥは毛を〝手なずける〟ことで、人に恐怖を与える、粗野で気まぐれな野蛮人から、責任ある個人へと変貌を遂げた。この行為を通して、洗練された人間となったことを証明したエンキドゥは、王ギルガメシュの親友となる。

聖書では、体毛の少ない人物が、神に選ばれし者、つまりほかの民よりも高い地位の人物とされる。旧約聖書では、体毛が少なく肌がなめらかなヤコブはこう描かれている。彼は天幕に暮らす「穏やかな人」で、「巧みな狩人で野の人となった」双子の兄エサウから長子の権利と祝福を盗んだ（引用部分は、日本聖書協会『新共同訳　旧約聖書』創世記二五章二七節による）。エサウは「とても毛深い」（前掲書二七章一一節）人物だった。聖書の物語によれば、体毛は神の寵愛《ちょうあい》を受けたヤコブとそれほど愛されなかったエサウを区別する決定的な要素となっている。肌がなめらかなヤコブは、父親と兄を欺《あざむ》いたことを罰せられずに逃げおおせたばかりか、イスラエルの一二支族の祖の父となった。

古代ローマでは、野蛮人《バーバリアン》とは、はるかかなたの遠い土地に住む髪がぼさぼさの人のことであり、文化、ことば、身なりもローマ人にとっては異質のものだった。こうした野蛮人にはゲルマン人やケルト人が含まれ、ぼさぼさの長い頭髪とひげを生やしていることが多かった。[17] 頭髪もひげもきちんと刈り込まれている地中海沿岸の都市住民とはまったく対照的だった。

一七世紀から二〇世紀にかけての清王朝時代の中国では、人間らしさ（ホモ・サピエンスを動物から隔てる文化的特徴として定義される性質、たとえば歴史、芸術、法律、共食いの習慣がないことなど）は体毛の量に反比例すると哲学者たちが主張した。濃い体毛は原始的な動物の特徴であるため、体毛や被毛の量で動物界におけるその生物の地位が決まるというのである。中国人は生まれつき体毛が薄く、男性のひげの量は乏しく、胸毛もなく、陰毛は人それぞれなので、この時代の彼らは毛深い人を未開人と見なしていた――それも、そもそも毛深い人を人間と見なせればの話である。だから、一六世紀から一七世紀に顎ひげを蓄え、総じて毛深いヨーロッパ人が沿岸部にやってくると、中国人は当惑し、彼らを同じ人間と認めたがらなかったのだ。

毛は人間らしさと文明を表現し、広く知らしめ、人々の心に吹き込むために利用されてきたが、逆に人間性を奪うためにも使われてきた。たとえば、死刑執行前に死刑囚の頭髪を剃り落とすのは今も昔も当局の慣行となっている。一四三一年五月、ジャンヌ・ダルクは火刑に処せられる前、執行人たちの手によって頭髪を剃られている。貴族の場合もそれは同じだった。イングランドのヘンリー八世の二番目の妃となったアン・ブーリンも、一五三六年、斬首《ざんしゅ》刑に処せられる前に頭髪を剃られている。フランス王妃マリー・アントワネットも、一七九三年、断頭台へ向かう前に同様の処遇を受けた。第二次世界大戦中のヒトラーによるユダヤ人絶滅計画では、アウシュヴィッツ強制収容所に送られたユダヤ人やそのほかの人々は、登録され、刺青《いれずみ》を入れられ、シラミ取りの消毒を施されるのと同時に、体毛を剃られている。また、処刑の前にも頭髪をきれいに剃られた。一九四五年一月、ソヴィエト軍がアウシュヴィッツを解放した際、七トンの人毛が見つかっている。この行為は確かに人間性の剝奪《はくだつ》を意図したものだが、人毛には経済的な価値もあった。アウシュヴィッツの人毛は、一キロあたり五〇ペニヒ（ドイツの旧通貨単位。一ペニヒは一〇〇分の一マルク）である衣料品会社に買い取られていたという。[18] その一方で、第二次世界大戦後のフランスでは、ナチス協力者だと告発された女たちが頭髪を完全に剃られた状態で街中を引きまわされている。アフリカの奴隷商人も新世界へと移送する前に奴隷の頭を剃った。[19]今日でさえ、電気処刑によって死刑が執行される場合には、死刑囚は頭を剃られる。電極を皮膚にうまく接触させるためだという。死刑執行人は効率や衛生面などを持ち出して説得力のない正当化をしているが、それでも、頭髪を剃るという行為が人間性の剥奪と支配というメッセージを送ることは否定できない。

体毛のひそかなストーリー

毛の状態は身体の健康、体力、性的能力にまつわるメッセージも送る。たとえば、脱毛は深刻な病気と同一視されることが多い。だが、概してこのとらえ方はまちがっている。特によく見られるタイプの脱毛症――男性型脱毛症、女性型薄毛症、産後脱毛症、円形脱毛症――は健康全般に問題があることを示しているわけではない。ただし、感染症のなかには副次的な影響として脱毛を引き起こすものもある。小学生が頭部浅在性白癬《はくせん》（頭部白癬、しらくも）に感染すると、真菌（カビ類の総称）の一種が頭髪を攻撃し、その結果、鱗のような白っぽいふけができたり、赤くじゅくじゅくと膿《うみ》をもったりして、円形状に髪が抜けてしまう。また、疥癬《かいせん》も脱毛を引き起こす。疥癬は皮膚や毛に寄生しているダニによる感染症で、激しいかゆみと抜け毛をともなう。疥癬の症状は円形脱毛症と混同されやすい（事実、円形脱毛症 alopecia areata の alopecia はギリシャ語でキツネを意味するalopexに由来する。古代人は疥癬に感染したキツネに見られる脱毛状態を人間の一般的な円形脱毛症の症状と混同していたのである)。毛包疾患は非常に多く、症状の現れ方も多様なため、脱毛症の知識が不充分だと、感染性ではないのに感染性と混同してしまいかねない。

一方、ふさふさとした豊かな髪は、壮健さ、容姿の魅力、性的能力の高さというシグナルを送る。インドのある賛歌では、若い娘がヒンドゥー教の神インドラ――神々の王にして雷雨の神――に父親の頭に髪を生やしてほしいと祈りを捧げたところ、父親ではなく娘本人に陰毛が生え、父親の畑で作物が生長したと歌われている。大地の繁殖力と、ヒトという生物の健康と生殖力とを結びつけているのである。

多くの文化において、束ねていない、細く長い髪は女性の性的な受容性の高さを意味する。日本では、歴史的に見て、女性の長い黒髪はすなわち生命力、性的な活力、成長、生殖能力を意味するととらえられてきた。[20,21] 長く健康的な髪が性的な受容性を象徴する例はヨーロッパの民話にも残されている。グリム兄弟が書いた初版の『ラプンツェル』では、主人公の流れるような長い髪の美しい少女は塔に閉じ込められている。少女のたぐいまれな長い髪は悪い魔女が塔に登ってくるための梯子《はしご》がわりに使われただけではなく、ハンサムな王子との逢瀬をしやすくする手段にもなった。伝説の髪はラプンツェルに性体験をもたらし、その結果、彼女は双子を

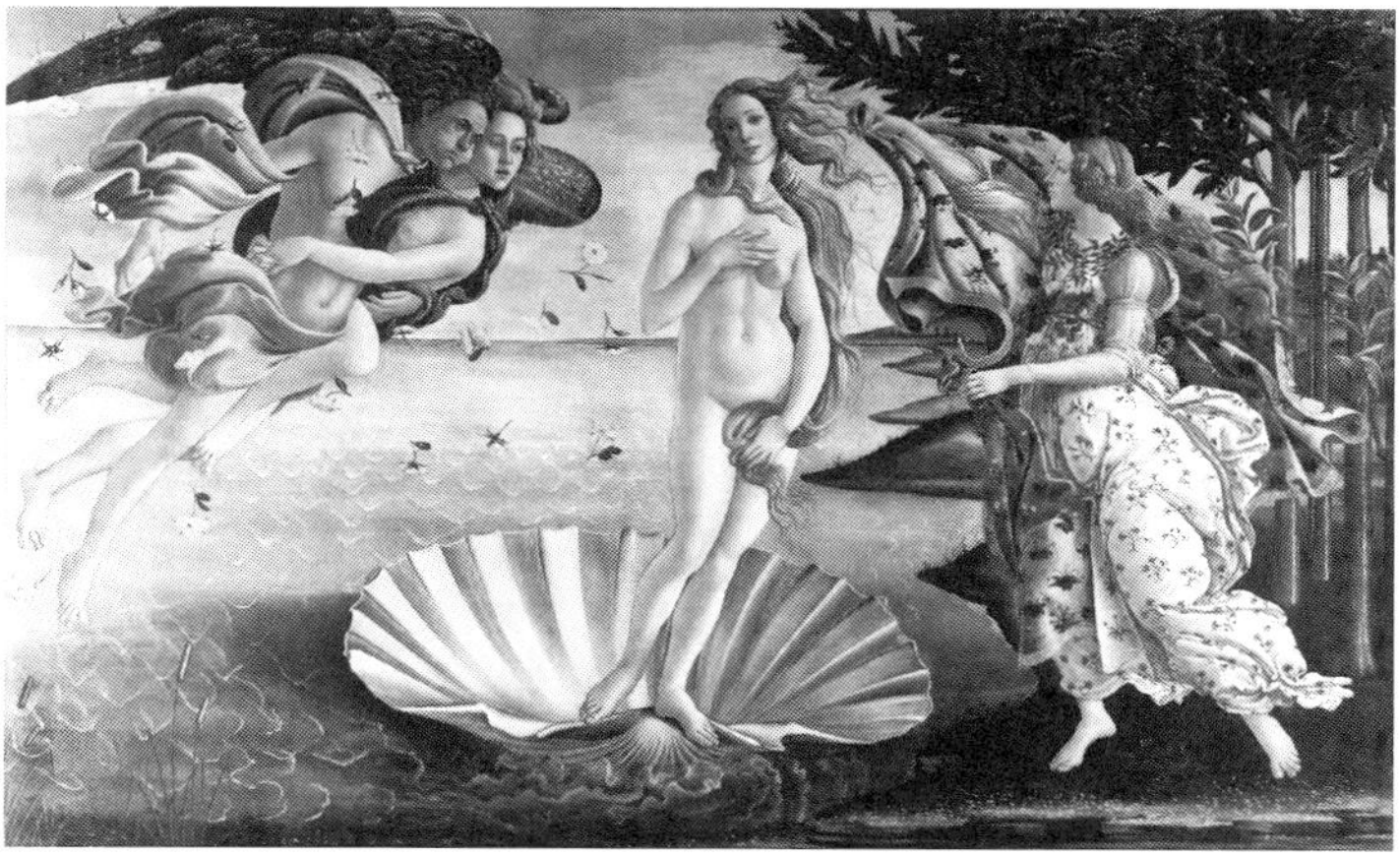

サンドロ・ボッティチェリ作「ビーナスの誕生」(1485年頃)。象徴的な女性美として豊かな頭髪だけをまとった無毛の体が描かれている　Used with permission from Uffizi Gallery, Florence.

出産する。

毛が発信するとりわけ重要なメッセージは頭髪からのものだが(毛のなかで最もよく目にするためだ)、体毛もまた独自のメッセージを送る。広い範囲に生えた体毛は男性の一般的属性であり、通常、男性の体では許容されている——それがどこに生えていようと、長かろうと短かろうと。[22] しかし、女性の場合は話が別だ。多くの時代において、思春期以降の女性は体毛を取り除くために涙ぐましいまでの努力をしてきた。現代の女性はまずまちがいなく毛抜き、ワックス、レーザーによる脱毛を知っているが、ムダ毛のない肌への憧れは何も新しいことではないのである。一四八五年頃、画家のボッティチェリは「ヴィーナスの誕生」で女性の理想の肉体を描いた。性的に成熟した女神のイメージとして、頭から流れるように伸びる長い髪だけを身にまとい、眉毛とまつ毛以外まったく体毛のない体を描いたのである。

陰毛にはひそかに独自のストーリーがある。生殖器と股の部分に生える陰毛という毛は、薄かったり、濃かったり、細かったり、硬かったりと個人差があるが、たいていはほかの部位の毛よりも色素が濃い。陰毛を中心としてたくさんの感情的なエネルギーが渦巻いており、それを人前にさらすと何らかの行動が引き起こされてしまうかのようにとらえられている。したがって、ほとんどの文化で陰毛を露わにすることが規制されているのは驚くにあたらない。古代のエジプトとギリシャや現代のイスラム圏など、一部の文化では、陰毛を野蛮あるいは不浄だと見なし、完全に除去することが推奨されている。ある調査によれば、アメリカでは、流行に敏感な現代女性の九〇パーセントが陰毛の形を整えたり、陰毛を除去したりしているという。[23]そのほか、豊かな陰毛がなくてはならないものとされる文化もある――ただし人に見せてはならない。[24]現代の韓国では、陰毛が人生にとってきわめて重要という女性もいる。彼女たちにとっては、普段隠されているこの部分を茂らせようと、美容整形で（通常は頭皮から）毛を移植するほど大切なものなのだ。[25]

陰毛をめぐる矛盾が規制政策に組み込まれていることもある。わりと最近まで、日本ではあらゆる芸術形態において女性の陰毛の露出が法律で規制されていた。ヘアヌード解禁前の映画監督は、美しさとしての性表現を追求しつつ、過剰に神経質な認可団体から規制を受けないよう慎重にならざるをえなかった。日本における女性の描写を考えてみると、この規制には一貫性のなさ、もっと言えば偽善の気配が感じられるのはまちがいない。文化人類学者のアン・アリソン教授は論文「毛をカットする――日本の検閲法の境界にある陰毛」でこう主張する。「時事雑誌には裸の女性の写真が掲載され、公共の広告には裸の乳房、テレビにはレイプやヌードのシーンが登場し、漫画ではサドマゾ的なストーリーが描かれている（中略）国で、生々しい性表現が繰り返し現れる大衆文化に陰毛が存在しないことは注目に値する[26]」

少なくとも二〇世紀初頭まで、西洋の芸術家は、自制心を働かせた敬意をもって陰毛を扱っていた。古代ギリシャとローマの彫刻や絵画作品では、陰毛が描かれていないか、様式化された表現となっているかのどちらかである。陰部を覆い隠すイチジクの葉を取り去り、あるがままに表現されるようになるのは、パブロ・ピカソやエゴン・シーレといった現代の芸術家が登場してからのことだった。

髪型と権力

髪型やひげのスタイルはその人の社会的地位を示すことが多い。たとえば、髪型でライフステージの変化を表す場合がある。ネパールのカトマンズでは、若い女性は数カ月に一度髪を切りそろえ、短い直毛のままにしている。結婚適齢期に近づくと、早ければ一五歳から一六歳で髪を長く伸ばすようになる。結婚すると、髪を肩よりも長く伸ばすが、人前ではおだんごに結う。年配になり、子供が大人になった頃にはまた髪を短くカットする。[27]

飾り立てた髪型は、ほとんどの社会において地位、権力、富を言外に示している。そう一般化できるのは、髪を飾りつけるには時間がかかり、最低でもひとりは使用人が必要になるからである。アフリカ中南部に見られるような、より原始的な文化でさえ、丹念に仕上げられたヘアスタイルは高い価値があるとされている。ビーズと王冠型の髪飾りを絡め、三つ編みにしたり束ねたりした、手の込んだ髪型にするだけの余裕があるのは、それに要する権力と富を持つ族長や地位の高い人物だけなのである。[28]

剃り上げた頭が政治権力を反映することもある。古代エジプトの貴族は、威厳のしるしと認識されるひと房の長い髪だけ残して、頭を剃り上げていた。いくぶん形態は異なるが、一四世紀から一六世紀にかけて、ヨーロッパ大陸とイングランドの貴族は秀でた額にするために前頭部の髪を剃ったり、抜いたりしていた。処女王エリザベス一世は現存する肖像画のなかでそんな姿で描かれている。このスタイルは宮廷の貴族女性のあいだで広く採り入れられており、宮廷外で「ハイ・ブラウ（秀でた額）」と言われるようになった（現在では〝教養人〟や〝インテリぶる人〟の意味）。

軍隊となると、古代から現代まで時代を問わず、戦闘部隊は短髪とされてきた。この慣習を始めたのは、既知世界の征服を軍隊に命じた、アレクサンドロス大王と言われている。当時の戦闘には剣と盾を用いた白兵戦をともなうため、大王は頭髪でも顎ひげでも長い毛が大きな危険をもたらすと考えた。髪やひげをつかまれたら、重武装の歩兵でも武装を解かれ、動きを封じられるおそれがあるからだ。そこですべての兵士に短髪を義務づけたのである。この慣習は、実際的な任務遂行上の必然性がなくなった今日も続いている。今では、短くきちんと整えられた軍人の髪は、秩序と規律、手順を連想させる。

一八世紀には、政治的地位を誇示するために行きすぎた毛の利用が見られた。ヨーロッパの上流社会の人々は、豊かな髪が政治的な健康と権力を世間に伝える役割を果たすのなら、髪を増やせばそれがさらに強く伝わるはずだと考えた。そこで、ばかばかしいまでの努力がかつらに注がれた。この重要な話題についてはあとで取り上げる。

東洋では、頭髪の量ではなく髪型が政界と社会における地位を表した。儒教の教えによれば、民がそれぞれ与えられた場所にひたすらとどまってこそ、社会は順調に進むという。古代の中国と朝鮮では、成文化された様式に則《のっと》って編まれた髪で社会階層と年齢層を区別していた。中国では、一七世紀に入ると、満州族である清が漢民族に対し辮髪《べんぱつ》（男子の頭髪を一部残して剃り落とし、残りを編んで長く後ろへ垂らした髪型。満州族の習俗）を強制した。二〇世紀初頭の偉大な中国指導者、孫文は、清朝を打倒し、封建制度からの脱却を目指すよう民衆に呼びかけると同時に、旧体制の象徴である長い辮髪をやめることを推奨した。辮髪を切るという行為は都市部では広く受け入れられたが、農村部では辮髪が生活様式と文化的伝統に深く根づいていたため、民衆は強硬に抵抗し、辮髪を守ろうと殺人や自殺まで起きる事態となった。この時代、多くの農民が自分の髪型――むしろ、髪型が象徴する社会的、政治的価値――をみずからの命よりも大切だと思っていたようである。

二〇世紀、髪は引きつづき政治の舞台で象徴的な影響力を発揮する。注目に値するのは一九六〇年代後半、アメリカの若者が髪型で政治的自由を表明するようになった時代だ。旧世代とその型にはまった価値観に逆らい、十代の若者から若い大人まで、男性も女性も髪を伸ばしっぱなしにした。この反動はアフリカ系アメリカ人の若者のあいだで特に強く現われた。彼らはジム・クロウ法（南部において人種隔離にもとづく黒人差別をおこなう州法）とその精神が依然残る状況に苛立《いらだ》ちを募《つの》らせていたのである。南北戦争以前にアメリカに連れてこられ、奴隷にされた、かつてのアフリカ系の人々はヨーロッパ風の髪型を採り入れようとした。彼らが直毛にしたいと思ったのは、髪がヨーロッパ風に見えるほど、社会的に優遇されたからである。たとえば、仕事でも食べ物でも、服でも教育でもよりよいものが手に入り、奴隷から解放されるチャンスも増えた。一九六〇年代の風潮は自然回帰の精神を広めたが、さらに重要なのは社会的、政治的に完全に解放されるとはどんなことかを拡散したことである。これを受けて、多くのアフリカ系アメリカ人は直毛にせずにあるがままの姿で髪が伸びるに任せ、自分たち自身と世界の両者に対してアフリカ系の髪の美しさを実証してみせた。だが今日でも、アメリカ社会におけるアフリカ系アメリカ人の髪というテーマは、それだけで一冊の本が書けるほど白熱した議論を呼んでいる。

毛はまた宗教的メッセージを知らしめる役割も果たしている。多様な文化を持つ人々が巡礼に訪れる聖地エルサレムを例に取ってみよう。ここでは、異なる宗教宗派の信者たちが並んで散策する姿が見られ、それぞれの信者がその宗派独特の髪型やひげスタイルにして、かぶりものを身につけている。正統派のユダヤ教徒はふさふさの顎ひげと耳の前に垂れ下がった巻き毛が特徴で、つばなしで小さい円形の頭蓋《ずがい》帽か毛皮の裏張りが施された黒い帽子をかぶっている。キリスト教の東方正教会の聖職者は長髪に顎ひげ、十字架の道行きの留《りゅう》（キリストが十字架にかけられた丘に至る一四の場面［留］を表した像または絵）の前で祈りを捧げるローマカトリック教会の修道女は、ヘッドスカーフやウィンプル（首に巻きつけ、頭からかぶるベール）、コイフ（ベールの下につけるぴったりした白いフード）、コルネット（大きな円錐形の白い頭巾）をかぶっている。アルメニア教会からの参拝者はふさふさの顎ひげにカウル（修道士がかぶるゆったりした頭巾）や頭巾が特徴。ブルカで頭から全身をすっかり覆ったイスラム教徒の女性やターバンを巻いたシーク教徒、頭をきれいに剃り上げた仏教の僧侶の姿も見られるかもしれない。こうしたすべての宗派で、頭髪とひげは重要な宗教的意味を持ち、その宗派独特の頭髪やひげの有無は神との契約を反映したものである。

髪を切ることの神聖さ

多くの社会で、頭髪を切るという行為はそれ自体が神聖であると見なされている。特に初めてのそれは多くの文化で重要な意味を持つ。アルバニアの山岳民族にとって、少年の初めての断髪は、成文化された厳粛《げんしゅく》な儀式である。マケドニア系の民族である彼らは、イスラム教における世俗法「カーヌーン」[29]の規則に支配された生活を送っている。カーヌーンには行動の制限と違反による結果が定められている。この法典によれば、個人の名誉はいかなる犠牲を払っても守るべきものであり、宗教法の解釈において誤りがあった場合には、どんなにささいなものでも侮辱と見なされるおそれがある。断髪にまつわる手順も例外ではない。カーヌーンによれば、初めての断髪は後見人とされる男性によって執《と》りおこなわれなければならない。少年の両親は「後見人を礼遇するため、提供できる最高の食べ物を用意し」、後見人がかける椅子、後見人が小さな銀貨を置くための一杯の水、切った髪を受け止めるための布、髪を切るための鋏かカミソリを儀式に揃えておく必要がある。髪を切る儀式は、まず額にかかる前髪、次に左右のこめかみのあたりの髪、最後にうなじの髪という、厳格な順番に従って進められる。髪を切り終えると、後見人が少年の額を鋏で三回軽くたたき、「健康と長寿を」と言う。カーヌーンには、その日の夜、後見人が少年の家に泊まるよう定められている。翌日は後見人が少年とその母親を自分の家に連れていき、母子は三日から五日間そこに滞在する。この滞在が終わると、儀式が完了する。このしきたりは、最大限厳粛に執りおこなわれる、深く根づいた文化的儀式であり、適切に遂行されるべき多くの儀式のなかで最初のものと言える。

もうひとつ、ある種の〝最初の断髪〟と言える儀式が剃髪式《ていはつしき》である。ローマカトリック教会、東方正教会、仏教など、いくつかの宗教宗派でおこなわれており、頭髪のどの部分を取り除くかは宗派によって異なる。剃髪という行為は、信仰生活とその宗派への入門を誓約したことを知らせる役割を果たす。キリスト教会では三種類の剃髪《トンスラ》が見られる。ローマカトリック系のトンスラは、キリストがかぶらされた茨《いばら》の冠を表すものとしてこめかみの高さの髪をぐるりと残し、頭全体を剃る。ギリシャ系の場合は頭部全体を剃り落とし、ケルト系では耳から耳をつないだ線まで前頭部の髪を剃り上げる。ローマカトリック系の剃髪式では、修練士（修道の誓いを立てる前の見習い修道士）は黒いカソック（立て襟で、裾の長い祭服）を着て、儀式用のゆるやかな白いローブを左腕にかけ、灯《とも》された蠟燭《ろうそく》を右手に持つ。司教は祈りのことばを暗唱すると、まず修練士の頭頂部から十字架の形になるように五カ所の髪を剃ってから、頭頂部を丸く剃り落とす。L・バキュエスという名の聖職者によるトンスラの説明によれば、「聖職志願者は司教の鋏に髪を委ねることで、俗世間の不安や関心を捨てたいという願いを明白に示す証《あかし》を差し出し（中略）みずからの意思を放棄し、持てる能力、活力、人生を教会の崇拝と奉仕に捧げる。（中略）［聖職者としての生活を］始めるにはまず自身に最も近いものから超脱しなければならない」[30]。トンスラの儀式は中世には広く見られたが、今日では完全な形で執りおこなわれることはめったにない。やり方は異なるが、アジアでは今も剃髪式がおこなわれている。仏教では僧侶の生活に欠かせないものであり、ヒンドゥー教では、誕生後や学校への入学、近親者の喪中などの通過儀礼として実行されている。

毛は人類のコミュニケーションにおいて絶大な役割を果たしている。人から人へとメッセージを伝え、行動を促すメッセージを送る。だが、正しく発信するには、伝えたいことを表現し、解釈する方法を知る専門家の手助けが必要になる場合も多い。そんなときこそ、消費者が頼りにするのがその道のプロである。

第六章　理容店の登場と発展

一二一五年の第四回ラテラノ公会議で、ローマカトリック教会の代表者たちは修道士などの聖職者が外科的な処置を手がけるのは不適切だと判断し、「瀉血《しゃけつ》（治療目的で血液を体外に排出させること）をおこなう聖職者は教会内での昇進を正式に禁止する」と裁定した。[1] これにより、四〇〇年前に神聖ローマ帝国のカール一世（別名〝シャルルマーニュ〟〝カール大帝〟）が出した布告が覆《くつがえ》されることとなった。布告では、すべての修道院と大聖堂は病院を併設し、聖職者を配置することと定められており、修道士はその後四世紀にわたって、吸血動物のヒルを利用するなどして瀉血をおこない、腫れ物を切開し、浣《かん》腸《ちょう》を施し、歯を抜くだけではなく、頭髪やひげを切ったり、剃ったり、整えたりしていた。しかし公会議の裁定により、体の組織や毛を切るという奉仕活動は、鋏と刃物の使い方をすでに熟知している理容師にゆずられることとなった。[2] 新たな方針は体のケアを魂のケアから切り離したという点で意義深いものだった。

文明のあけぼの以来、人は体の具合が悪くなると呪医《じゅい》の導きを求めた。超自然的な力で病《やまい》を治すとされた彼らは、所属する社会によって姿かたちや呼び名は異なるものの、だいたいにおいてよい霊魂を呼び出したり、悪い霊魂を押え込んだりすることで病人の手当てをした。心身を切り離さずにとらえる全人的なアプローチは、よい霊魂と悪い霊魂のバランスで健康状態が決まるという考えにもとづいており、そのバランスを保てるよう邪気を取り除くべく、加持祈《かじき》禱《とう》、瀉血、頭蓋開口、髪や体毛の除去のための技術が駆使されたのである。呪医による治療では、髪や体毛の手入れは瀉血に劣らず重要だった。現代人の目には、呪医は理容と病気治療というふたつの仕事をしていると映るが、古代人にとっては全身の治療というひとつの仕事だった。この考え方に従うと、髪や体毛の手入れと体の手当て、つまり理容と外科的処置は同等の技術ととらえられたのである。

理容業の確立

ラテラノ公会議の裁定を受け、新たに外科医を兼ねる理容師（理容外科医。別名〝床屋医者〟）がヨーロッパじゅうに現れはじめ、職人として成功を収めるようになる。その社会的な重要性を認めたイングランド王エドワード四世は、一四六二年、外科医を兼ねる理容師の初めての組合（ギルド）の設立を許可した。そしてほかの職種のギルドと同様に、基準を設定して職業を保護するため、ロンドン市における理容と外科処置の実施に独占権を与えた。[3] しかし外科処置をおこなう団体は認可を受けたギルド以外にもあった。理容師の持つ免許は限定的なものだったが、その団体の一員は解剖学の知識をもとに体を深く切る本格的な手術もおこなった。一五一四年のロンドンで、わずか一一人という少人数で発足した「外科医協会」という少々おおげさな名称の団体である。この協会の会員で、大学で教育を受けた外科医にして人体解剖学の本の著者でもあったトーマス・ヴィカリーが、イングランド王ヘンリー八世の「脚の痛み」を治すと、王は一五四〇年、エリート集団の「外科医協会」を「理容師組合」と統合した。[4] この統合は発想がまずいと言わざるをえない。新たな組合の規約には理容師が外科医として活動してはならず、外科医が理容師として活動してはならないと明記されていたにもかかわらず、実際にはこの規制は賛否両論を呼びつつ、頻繁に無視された。[5]

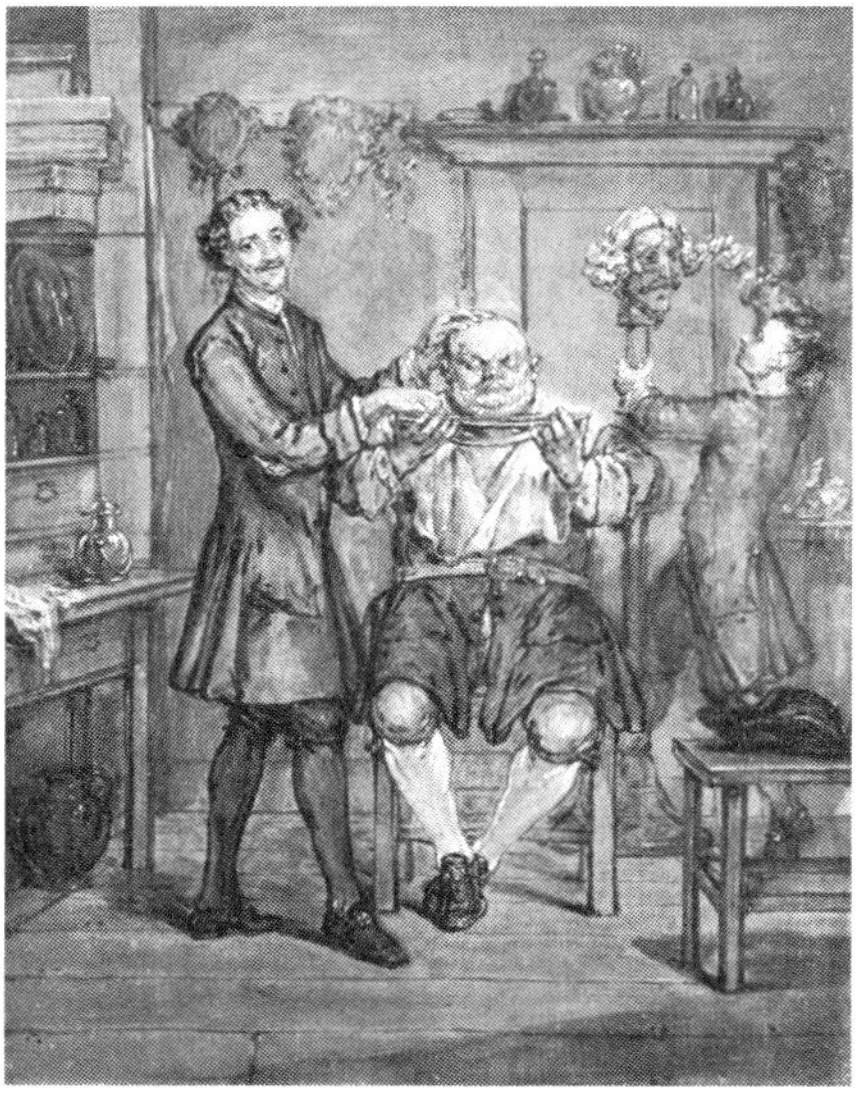
18世紀の理容店。マーセラス・ラルーン（1679〜1772年）作「理髪師」　Courtesy of the Yale Center for British Art.

縄張り争いはあったものの、「理容

師・外科医組合」はその後二〇〇年にわたって存続する。だが、時代とともにふたつの派閥の関心は分裂が避けられないほど大きく分かれるようになった。その背景には、毛と体は分離可能であり、別々に扱うべきだという認識の高まりだけではなく、それぞれの分野が必要とする訓練と毎日の仕事の種類のちがいもあった。外科医を兼ねる理容師にとって、訓練は徒弟となって現場で働くことで、一日のほとんどはひげ剃りや散髪、瀉血や腫れ物の切開といった簡単な外科処置に費やされたが、メスを入れる人体についてよく理解していなかった。それに対して、外科医にとっての訓練は大学での勉強と人体構造を理解するための解剖実習に広く携わることが含まれており、[6] 彼らは銃創や裂傷、潰瘍《かいよう》、腫瘍、手足や頭蓋骨の骨折、火傷《やけど》といった、理容師の能力を超えた複雑な外科的問題の治療にあたった。経歴、知識、一連の技能から、外科医は理容師には向けられない尊敬を得ており、深刻な健康問題を抱える人々からばかりでなく、訓練を受けた外科医に商船に乗り込んでもらわなければならなかった海軍からも必要とされた。両者の基本的なちがいに折り合いがつかず、一七四五年に組合はふたつに分裂する。外科医は「外科医組合」（一八〇〇年に「王立外科医師会」に改称）を、理容師は「理容師組合」を結成した。どちらの組織も現在も活動している。

理容店の変遷

理容外科医の象徴であり、その存在を思い出させるのが、理容店の店先に掲示される伝統的な看板柱《サインポール》である。サインポールは、かつて広くおこなわれていた治療法である瀉血の処置を表している。瀉血の処置では、腕の血管を切開して出した〝悪い血液〟を洗面器に集め、腕に白い包帯を巻くが、処置を受けるあいだ、患者は歯を食いしばり、棒《ポール》を握って痛みに耐えた。この棒は、使用されていないときには、清潔な白い包帯を巻かれ、瀉血実施店の印として店先に立てかけられた。やがて、本物に似せてペンキを塗った棒で代用されるようになる。塗られるペンキは赤と白（動脈血と包帯）の二色や、赤と白と青（青は静脈血を象徴）の三色だった[7]（諸説ある）。理容業の黎明《れいめい》期には、サインポールは行政機関からの認可を示す役割を果たした[8]。今日では理容店のシンボルとなっており、法律文書に登場することもある。たとえば、二〇一一年に制定された、ペンシルヴェニア州の理容師免許法では「すべての理容店が（中略）サインポール、または理容サービスの提供を示す看板を掲示する」ことが義務づけられている[9]。

二〇世紀初頭まで、アフリカ系アメリカ人が所有する理容店はアメリカ独特の仕組みだった。解放された奴隷にとって、理容店は新たな生活を始め、それに慣れるための場となり、資本主義的な経済を利用し、これからの自由を楽しむための拠点となった[10]。一七世紀から一八世紀にかけて、農園主は、アフリカ人奴隷の大多数に農作業をさせたが、少人数の奴隷を選び、家事

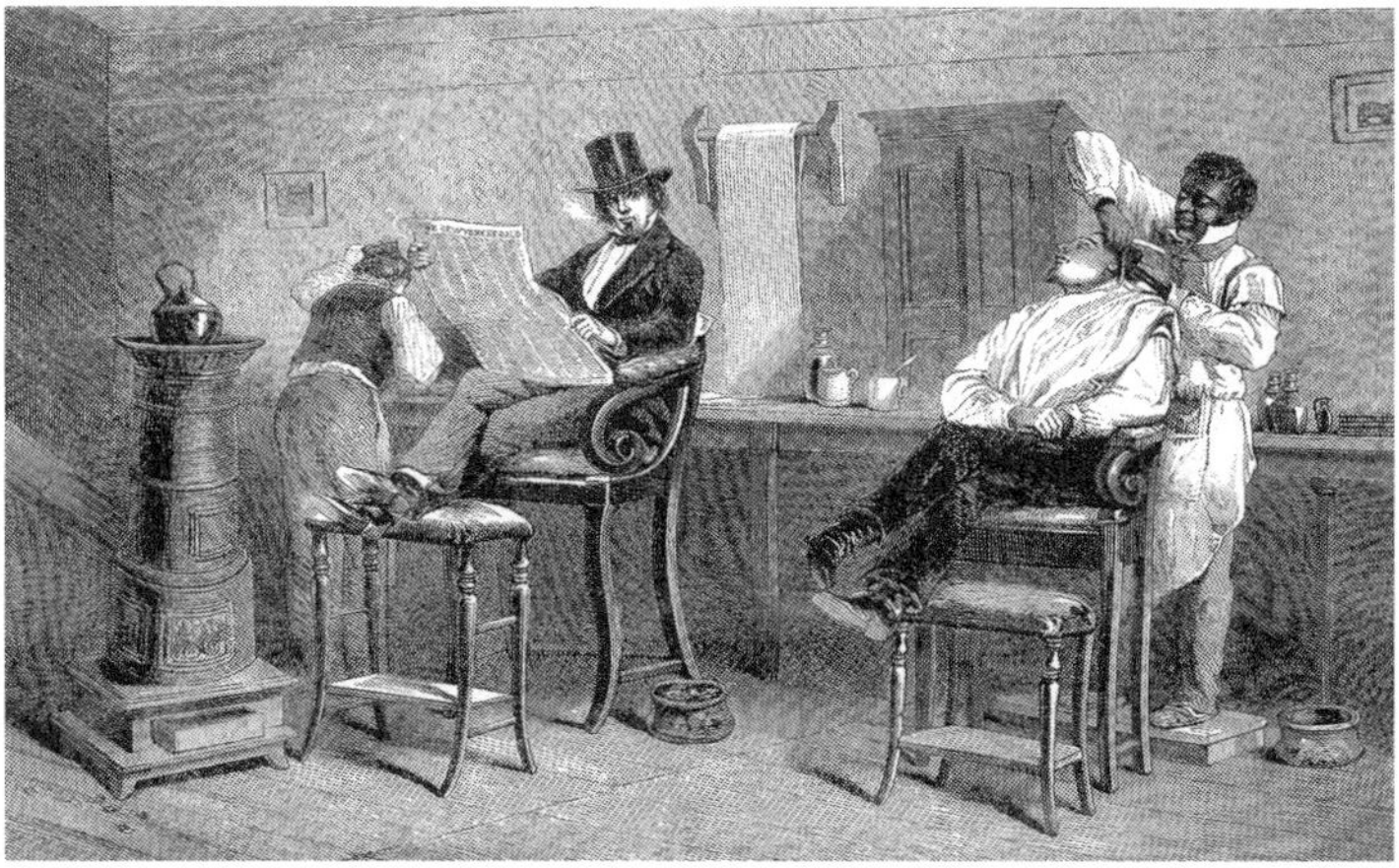

19世紀アメリカの理容店。アレクサンドリアで1816年から1877年にかけてアフリカ系アメリカ人が所有していた店。ここに描かれているように理容師は黒人、客は白人だった　Image by Eyre Crowe from "Illustrated London News," 38:207, March 9, 1861. Used with permission from Special Collections, University of Virginia Library, Charlottesville.

にあたらせた。そのうち一部は個人づきの使用人となる。こうした〝従者〟の仕事は、ブーツを磨き、ひげを剃り、髪を切るなど、主人の身だしなみをきちんと整えることだった。これらの技能に秀でた奴隷は、食事、衣服、住まい、教育などで別格の好待遇を受けることが少なくなかった。ふたり以上の従者を持っているか、並外れて有能な従者を抱えている主人は、ほかの金持ちに貸し出した。主人がそんな従者のための理容店を、リッチモンド、ナッシュヴィル、シャーロット、ボルティモア、サヴァナなど、近隣の大きな町に出してやることも多かった。そうした理容店では、サービス、内装、衛生管理面で高級であることもめずらしくなく、ブーツ磨き、葉巻の提供、入浴などの付帯サービスがついた。

奴隷の所有者も、奴隷である理容師も店の売上から利益を得た。熟練した技術を持ち、野心と起業家精神のある奴隷理容師は、店と自分の自由だけでなく、家族の自由も買えるほど裕福になる者も多かった。[11] 成功を収めた黒人理容師はマイホームを買い、教会を支援し、子供に教育を受けさせた。広大な土地を購入し、奴隷を配置した者までいた。ただし、それには代償もともなった。顧客が白人（多くの場合、奴隷所有者）だったため、黒人理容師は、法的に自由な店の主人となっているにもかかわらず、白人に従順で、機嫌を取るよう振る舞わざるをえなかったのである。さらに、繁盛店はアフリカ系住民を締め出すしかなかった。顧客である裕福な白人が、アフリカ系住民と同じ店で接客されるのをきらったからだ。

白人社会が理容を奴隷と結びつけてとらえているあいだ、理容師という職業の大半を占めたのは黒人だった。それは北部でも変わりはなかった。一八六〇年から一八八〇年のあいだ、チャールストン（サウスカロライナ州南東部の港町。奴隷貿易港として栄えた）では理容師の九六パーセント、フィラデルフィアでは三〇パーセント、クリーヴランドとデトロイトでは五〇パーセント、コロラドでは六六パーセントをアフリカ系アメリカ人が占めていた。[12] しかし二〇世紀初頭になると、多くの要因があいまってその勢力は衰えていく。ヨーロッパから商売敵になる理容師が移民してきたこと、白人文化への反発から黒人としてのルーツや文化を誇りとする気運が高まりを見せたこと、世界的な不況、農園の衰退、貴族的な白人の減少、そしてなんと言っても過酷で息が詰まる人種隔離政策の影響が大きかった。

一九世紀末に、アフリカ系アメリカ人が所有する理容店は、アフリカ系アメリカ人を顧客に取りはじめると、一種の集会所の様相を呈するようになる。黒人の男たちが集まり、政治談議をしたり、心配事を相談し合ったり、くつろいだりする場所になった。自分の順番を待つあいだ、黒人霊歌や民謡、大衆歌をみなで歌うことも多く、やがて合唱のスタイル――無伴奏《ア・カペラ》の密集和声の四重唱――が確立されていった。こうして生まれた男声四重唱グループは、サインポールの縞模様をイメージしたバーバーショップ・ストライプのジャケットやパンツをぴしっと着込み、リサイタルをおこなった。彼らは「バーバーショップ・カルテット」と名乗り、〈シャイン・オン・ハーヴェスト・ムーン〉や〈スイート・アデライン〉などの曲を世に広めた。この合唱スタイルは、二〇世紀前半に広く人気を博すようになり、アメリカのほとんどの地区で白人も黒人もこぞってバーバーショップ・カルテットを結成するようになった。今日では、国際的な団体もあり、男声だけではなく女声や混声のグループも、発祥の理容店からはるかかなたのコンサート会場で合唱を楽しんでいる。[13]

理容サービスと教育

政治家で科学者だったベンジャミン・フランクリンは「貧しい男にひげ剃りとカミソリの手入れの仕方を教えれば、一〇〇〇ギニーをめぐんでやるよりも大きくその男の一生の幸福に貢献できるだろう」ということばを残している。[14]もっともな意見だが、長い刃を柄のなかに折りたたむ昔ながらのカミソリを使いこなすのは、そうたやすいことではなかった。さかのぼること紀元前三〇〇〇年、古代エジプトではファラオに仕える者たちは、男女を問わず、頭髪のほか、顎をはじめ全身の体毛を銅や青銅製の刃がついたまっすぐなカミソリで剃っていたという。ひげ剃りの技術的進歩はとても速いとは言えず、それから次にカミソリが進歩するのは、一七世紀、フランスのルイ一三世の治世になる。刀鍛冶《かたなかじ》職人が折りたたみ式の鋼鉄製の新型カミソリを宮廷向けに開発したのである。このカミソリを原型とするさまざまなカミソリが二〇世紀の初めまで家庭や理容店で使用されつづけた。

二〇世紀初頭、アメリカで巡回セールスマンをしていたキング・ジレットは、持ち前の創意工夫の才能を活かし、安全カミソリを開発し、製造、販売を始める。安全のため刃の部分がホルダーに入っており、刃は使い捨てで、使いやすかった。ジレットのカミソリは広く一般に普及した。注目すべきは、この安全カミソリの登場が、ふたつの意味で従来の理容のあり方を変容させたことである。ひとつ目は、使いやすいため、誰でも自宅でひげや体毛を剃れるようになったこと。男性は頬や顎のひげ、女性は脚や脇の下のムダ毛を自分で処理できるようになった。ふたつ目は、理容店が日々の顧客をごっそり失ったこと。自宅でひげの手入れができるようになったため、身だしなみに気を遣う男性も、毎日あるいは毎週通っていた理容店に頼る必要がなくなったのである。

それでもかつてのひげ剃りの名残《なごり》は今の理容にも見られる。今日の理容師は、櫛、鋏、電動バリカンを利用し、ものの数分できちんと整髪を終えることができる。しかし整髪は終わっても、理容店でのサービスは終わらない。ここで理容師は首筋に温かい泡《あわ》をのせ、まっすぐな刃のついた折りたたみ式のカミソリを開き、近くに用意してある牛革の革砥《かわと》で砥いで、首筋に沿ってゆっくりと上下にカミソリを動かして産毛《うぶげ》を剃っていく。残った泡を蒸しタオルで拭うと、次はひんやりしたウィッチ・ヘーゼル（マンサクの樹皮と葉から採ったエキスを用いた収斂化粧水）を剃りたての首筋に軽くとんとんと叩いてつけていく。ここで理容師がお決まりのウィンクをして、サービスが完了する。

中世の時代には、理容に興味のある若者は、理容師組合の組合員である親方のもとに弟子入りした。七年ほど修行を積んでから、組合の資格審査委員会に実績証明書を提出し、組合から免許を与えられれば、理容師として独り立ちすることが認められた。今日の理容教育はどのようなものなのか探るため、私はペンシルヴェニア州キャンプヒルにある理容学校「バーバー・スタイリング・インスティテュート」の校長を務めるマット・シュウォルムのもとを訪ねた。

同校は町の郊外にある複合映画館内に併設されている。中央の実習用の部屋は天井が高く、明るく、クリーム色の色調でまとめられており、縦長の造りで、両側に一〇脚ずつ接客用のバーバーチェアが並べられている。椅子には背もたれを立てた状態か倒した状態で客が坐り、客ひとりにつき理容学生ひとりが熱心に接客にあたる。校長のシュウォルムは三五歳。みずからも理容師で、社交的で愛想がよく、周囲の人々の熱意をかき立てるような人物だ。制服や白衣ではなく、カジュアルな服装で、赤味がかった茶色の髪の両サイドを短く刈り込み、真ん中を寄せて立たせたモヒカン風の印象的な髪型をしている。

シュウォルムの説明によれば、一九三五年までアメリカにおける理容訓練はすべて師弟制度のもとでおこなわれており、指導は完全に師匠次第だったという。その後、州によって理容師見習いと理容店が満たすべき基準が定められた。この学校では、少なくとも八年間の正規学校教育の修了を入学資格としている。入学が認められると、学生は州公認の講師による理論と実技両面の厳しい指導を受ける。正式な講義は黒板のある教室で、スライドや映像を用いておこなわれる。実地の訓練はかつらをかぶせたマネキンを使った実習から始まり、ボランティアの客を対象にしたものへと進められる。一二五〇時間の正式な実地研修の修了が、実技と筆記の免許取得試験の受験資格と州の条例で定められているため、同時間分の実践がカリキュラムに盛り込まれている。理容のすべての側面（安全性、髪の構造・生理・病理、感染予防、ひげ剃りや顔そりなどのシェービング、カット、洗髪、ヘアカラー、パーマ、縮毛矯正、最後に店舗経営と州関係法規の知識など）において能力を身につけられるよう、シュウォルムは学生に八〇〇ページの教科書をマスターするよう求めている。この学校は年間約二〇人の州認定理容師を輩出しており、その三分の一が女性だ。修了までには九カ月から一三カ月を要し、すべての書籍、教材を含めた授業料は一万ドル前後。卒業生のほとんどは既存の店に就職するが、数は少ないながらも、最初から自分の店を構える、才能と起業家精神のある卒業生もいる。とはいえ、州の認可を受けるには、鏡、回転式のバーバーチェア、温水が出る洗面台、バリカン、カミソリ、革砥など、基本的な設備と備品を用意する必要があるため、開業費用がかなり大きな参入障壁となっている。

歴史的に見ると、理容店などの自宅以外の場所でサービスを提供された男性の髪の手入れとちがって、女性の場合は召使いや家族、友人の手を借りて自宅で人目につかないようにおこなわれていた。ヨーロッパでは、一七世紀になるまで、男性が人前で女性の髪を扱うことがローマカトリック教会によって禁じられていたせいもある。パリで一六三五年、女性の髪の手入れを手がける初めての商業的施設が開業したが、主な客は個人で美容師を雇えない女性であり、美容院（ヘアサロン）という業態が社会に広く受け入れられたとは言えなかった。美容院が本格的に受け入れられるようになるのは、マルセル・グラトーという美容師が髪をカールする新しい手法を開発した一八七〇年代のことだった。

グラトーは、パリで馬の毛並みを手入れする係として、毛を扱う仕事に携わるようになった。人間にも技術を応用してみたいと思った彼は、パリにある数少ない美容院のひとつで働く友人美容師に空いた時間で手伝いをさせてもらうことにした。そうして二〇歳になる頃には、モンマルトルに自分の店を開けるほど女性の髪を熟知するようになっていた。当時のモンマルトルは芸術家が多く住む貧しい地区だった。創造性に富み、向こう見ずだったグラトーは、髪にウェーブをかけるさまざまな方法を実験し、カールごて、圧力、熱の三つの組み合わせがウェーブを安定させることを発見する。この方法を用いれば、どんな長さの髪でもなだらかで自然なウェーブを創り出すことができた。そのヘアスタイルはやがて「マルセル・ウェーブ」と呼ばれるようになる。それがあまりにも魅力的だったので、グラトーの予約を取ろうとパリ内外の女性が我勝ちに高値をつけた。[15] 彼の成功により、美容院は幅広い顧客を獲得したばかりではなく、女性が髪の手入れのために自宅外の独立した美容院へ行くという概念が確立され、広く支持されるようになった。今日、美容院は現代女性の生活の一部となっており、その数はアメリカ合衆国だけで一〇万店を超えている。

しかし良心的な美容師なら、仕事をするにはまず髪がどういう成分と構造になっているのか、そしてどのように傷み、カールし、絡み合ってしまうのか、髪の性質を理解する必要がある。

第七章　髪の毛の驚異の性質

胸が小さく痩《や》せた女性が、スパンコールをあしらったシンプルなデザインのレオタードに身を包み、神経を張り詰めた女性の一団に取り囲まれてステージに立っている。その目は無表情に遠く観客の先を見つめている。背が低くたくましい男性が、彼女のまっすぐな黒髪を結び、上方高くにある垂木《たるき》からぶら下がる同じくらいの太さのロープに連結する。取り囲んでいた女性たちがさがり、彼女は両腕を翼のように高く上げる。ロープがぴんと張られると、彼女の髪が上へ昇っていき、彼女自身もゆっくりと昇っていく。そのあいだ、彼女は首を固定し、視線もじっと一点を見据えて動かさない。最も高い位置に到達すると、胸の前で腕を組み、つま先立ちでくるくるとまわる。次に逆にまわりながら、腕をほどき、作り笑いを浮かべておざなりにキスを投げると、興奮した観客が見守るなか、ゆっくりとステージへ降りていく。すると、女性が自分の髪で宙吊りになったことに驚いていた観客が盛んに歓声を送る。サーカスのひとコマだ。

実験によれば、健康なヒトの頭髪が一本で切れずに持ち上げられる重さは一〇〇グラム強もあり、毛幹自体がかなりの引っ張り強度を持っている。髪自体の強さもさることながら、この見事なパフォーマンスの成功は、髪がどれだけしっかり固定されているかにかかっている。結局のところ、曲芸師が髪で宙吊りになっても、髪が根元から抜けてしまったら、彼女は転落し、髪は垂木にかかるロープに残されてしまう。科学研究によると、成長中の頭髪の毛幹一本を真皮から引き抜くには九〇グラムほどの力が必要だという。曲芸師の体を吊っている髪の結び目がわずか一万本しかなくても（おそらくもっと多いのだが）、七〇〇キロ弱の物体を吊り下げることが可能である。もちろん頭髪による宙吊りという離れ業の成功が感嘆を誘うのは、首の骨と関節の驚異的な強さと柔軟性のおかげでもあるのだが、髪特有の物理的な性質がなければこんな芸当は不可能だろう。

ケラチンの重要性

毛幹構造は、木の幹のそれに似ている。毛幹も木の幹も極端な物理的ストレスに耐えられるようにできており、どちらも中身の詰まった円筒形をしていて、紡錘《ぼうすい》状の細胞と糸状の分子で構成されている。そしてどちらにも外側を包む層があり、その層は毛幹の場合は「キューティクル（毛小皮）」、木の場合は「樹皮」と呼ばれている。

ただし毛幹と木の幹が似ているのはここまでだ。木の幹が植物に見られる細胞と構造物質でできているのに対し、毛包は高等動物にのみ見られる細胞と分子で構成されている。木の幹を構成する細胞は生きているが、毛幹のそれは死んでいる。同じ円筒形をしていながら、成長の仕方も根本的に異なる。木の幹は、上方向と外方向へ増殖する樹皮の細胞によって太くなっていき、年輪を生じる。一方、毛幹の場合は、毛包の深い部分の細胞が分裂し、毛幹の根元に加わっていくと、毛繊維が押し上げられて、毛幹が伸びる。

毛幹は上皮細胞だけで形成され、血管も神経もない。そのため切っても血が出ず、曲げても痛みがない。毛幹の成長は、最も活発に分裂する細胞が存在する毛包深部から始まる。その底部の細胞は立方体状だが、毛幹を押し上げるうちに伸びていき、円筒形になり、やがて糸状になる。そして成熟するにつれて、細胞同士がくっつき、「ケラチン」と呼ばれる糸状のタンパク質で満たされる。完全に成熟すると、毛幹は乾燥し、角質化した糸になり、生きている細胞はないが、頭髪による宙吊りで見られたような恐ろしく強靭《きょうじん》な構造を持つようになる。ケラチンが細胞に引っ張り強度を与えているのである。

細胞を満たす糸状のタンパク質、ケラチンは、細胞膜から細胞膜へと架かる橋のような役割を果たしている。ケラチン繊維（フィラメント）は繊維同士で結合し、また細胞膜にくっつくだけではなく、周囲の細胞質の接着剤にも組み込まれる[1]。どのようなケラチンがどのように細

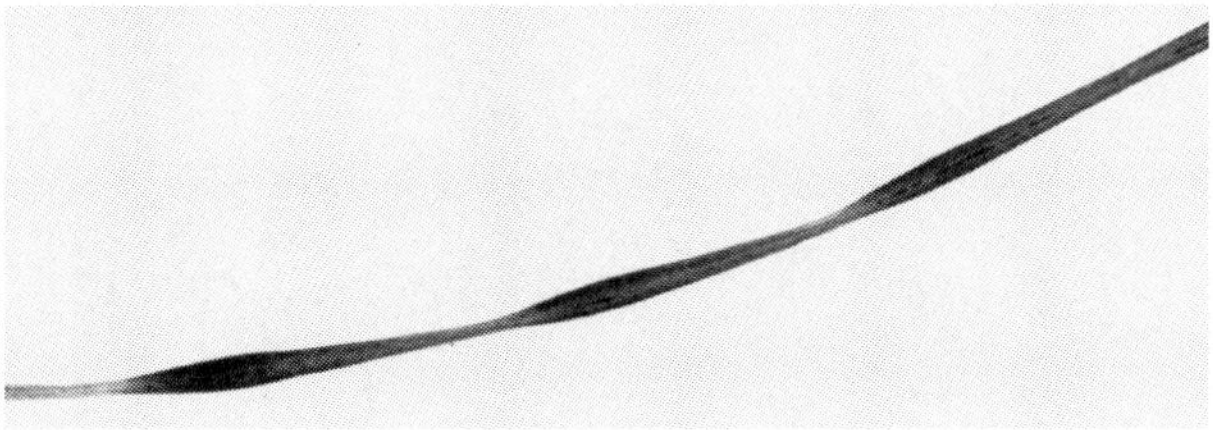

連珠毛。毛幹のタンパク質（ケラチン）の異常や欠損により毛幹が真珠のネックレスのように見える　Used with permission from Professor Antonella Tosti, University of Miami.

胞を満たすかによって毛幹細胞の形が決まり、ひいては毛幹自体の形が決定される。まず、ケラチンは必ずしも均質に細胞を満たすわけではないからである。たとえば巻き毛の場合、細胞のケラチンの詰まり方は毛の曲がっている部分の内側と外側で異なっており、巻き毛のタイプに影響を与える。[2]次に、それぞれの毛幹が複数の種類のケラチンタンパク質で構成されるためである。事実、「ケラチン」ということばはさまざまなタンパク質の総称で、どれも似た形状をしており、両端がほつれてくたっとしている。中央の部分の化学組成は非常に似通っているが、両端の部分はケラチンの種類に固有のものである。科学研究では、ヒトの毛に含まれる二四種類のケラチン（毛《もう》ケラチン）が特定されている。単純な構造に見える毛にどうしてそんなにも多くの種類が必要なのかはわかっていないものの、それぞれの種類が毛幹の形成、形状、質感に固有の役割を果たしていると考えられている。ケラチン同士の入れ替えはできないため、ケラチンのどれかひとつに欠陥があると大きな問題になる可能性がある。たとえば、「hHb6」というケラチンを生成する能力が遺伝的に欠けている子供は、髪は生えるものの、毛幹が異常な形状になる。これは「連珠毛《れんじゅもう》（monilethrix ―― monile はラテン語で〝首飾り〟、thrix はギリシャ語で〝毛〟を意味する）」と呼ばれる疾患で、真珠が連なるネックレスのように毛幹に膨らみとくぼみができるためその名がつけられた。

この疾患にかかった毛幹はきわめて脆《もろ》く、櫛で梳かすなどちょっとした力が加わったり、軽度の傷がついたりしただけでも細くなっている部分で切れてしまいかねない。そのため、連珠毛は皮膚の表面に達して間もなく切れてしまい、患者はまったくの無毛ではないにしても頭髪が薄くなってしまう。欠陥遺伝子も、欠けているタンパク質も、症状が現れる毛幹の位置もわかっているが、問題のケラチンがほかのケラチンとどのように相互作用して毛幹の完全性を維持しているのか、そのケラチンがないとどのように疾患が引き起こされるのか、そして最ももどかしいことにどのように欠陥を修復すればよいのかについては解明されていない。

遺伝子疾患の場合は別として、健康な毛はヒトを含めた動物の体で骨と歯に続いて長持ちする構造である。乾燥した環境では数万年も残る可能性まである。だが、暖かく湿った地中に埋められると、数週間、あるいはわずか数日間でぼろぼろに崩れてしまう。これは毛幹のほとんどがタンパク質でできているためで、乾燥した毛幹は実にその八五から九九パーセントがタンパク質なのである。タンパク質含有率で見ると、ハンバーガーのパテや脂ののった霜降り牛肉で一七から二二パーセントだから、一般的な食品は毛幹にはとうてい敵わない——ただし食べられればだが。実は微生物のなかには毛を食べる能力があり、食べているものもある。湿った土のなかに見られるさまざまなバクテリアと真菌類は、「ケラチナーゼ」と呼ばれる独特の酵素を利用してケラチンを分解している。しっかり結合しているケラチンを引き裂き、食べられる大きさに分解し、その結果得られたごちそうを貪《むさぼ》り食う。このような微生物はヒトの髪も分解することができる。たとえば、白癬にかかると白癬菌という真菌が頭髪を侵す。毛幹に付着して、そのなかに入り込むと、内側から外側からすみやかに食べはじめ、髪を細くし、断裂を引き起こす。すると、頭皮にところどころ髪のない部分ができてしまう。小学生が白癬にかかると、そうとは知らないクラスメートのあいだに猛烈な勢いで感染が広がってしまうが、幸いにも今日ではそういう真菌を殺す薬があるので、さらなる毛幹のダメージを防ぎ、新たに頭髪を伸ばすことができる。

こうした真菌やバクテリアは別として、ほとんどの微生物はケラチンを消化する能力を持たない。一万三〇〇〇年前の地上ナマケモノ（米大陸の貧歯目に属する大型の絶滅哺乳類）[3]の腸のなかから保存状態のよい毛が見つかっているのは、それを示す一例である。ネコにとって毛玉が問題になることはよく知られているが、毛玉はヒトの胃腸にも問題を引き起こす場合がある。近年では、一四歳の少女が激しい腹痛を訴えて病院に運ばれ、救急担当の外科医が胃から直径一五センチほどの毛玉を見つけたという例が報告されている。その少女は、毛を食べたことによって引き起こされる腸の合併症「ラプンツェル症候群」と診断された[4]（この症候群を命名した外科医は、毛玉から腸内へ伸びる髪の房がグリム童話の主人公ラプンツェルの流れるような髪にどこか似ていると思ったようだ）。詰まっていた髪の毛が取り除かれると、少女は回復したが、彼女の例ばかりでなく、ほかの症例でも言えるのは、患者が精神疾患を患っていて自分の髪の毛を引き抜いて食べたくなってしまうということである。ラプンツェル症候群とその結果引き起こされる合併症は毛のふたつの性質をよく物語っている。ひとつは、毛には腸内でも容易に分解されない強靭性があること、そしてもうひとつは、体内に取り込まれ、胃腸の暖かく湿った環境のなかで激痛を引き起こした毛は、雪だるまを作るように大きくしっかりと結合された塊となり、閉塞物となりえるということである。

キューティクルの特徴と役割

毛は濡れて暖かい状態で圧力をかけられると、きつく絡み合った繊維の集合体になる。つまり、フェルト化する。そうなるのは、毛幹が「キューティクル（毛小皮）」という細胞の層で覆われているからである。キューティクルとそれが毛に与える性質は毛特有のもので、絹や綿、亜麻、大麻などほかの天然繊維には見られない[5]。キューティクル細胞には少し粘性があるため、

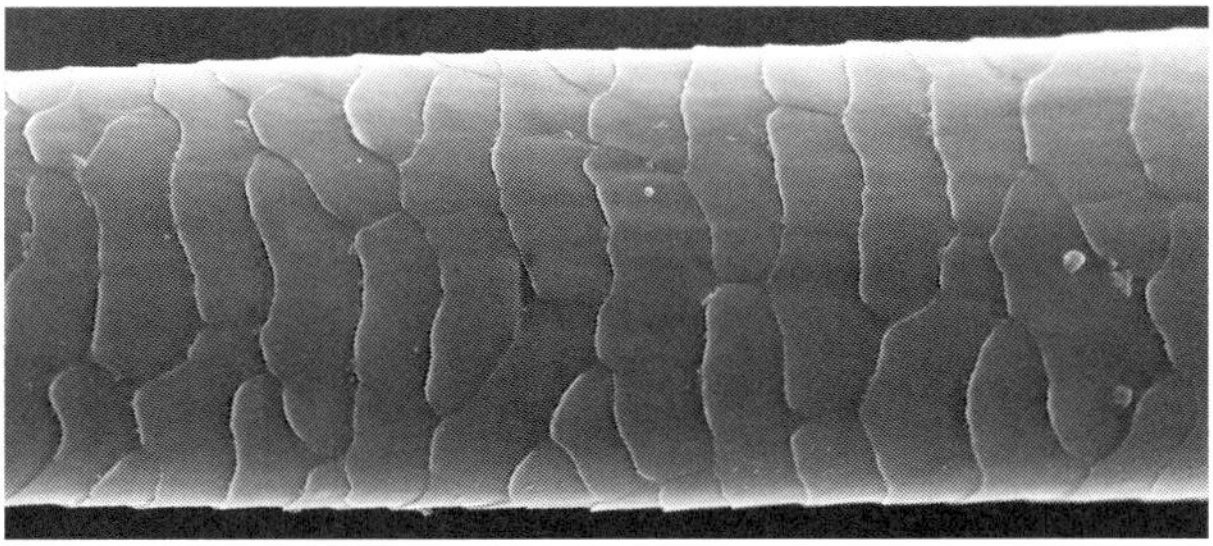

マウスの毛幹。屋根瓦のようなキューティクルに覆われている。毛先は写真の左側。毛幹表面を毛先から根元へ向かってこすろうとすると、根元から毛先へ向かうよりも強く抵抗を感じるのはキューティクル細胞の重なり方のせいである　Used with permission from J. P. Sundberg, Jackson Laboratory, Maine.

一本の毛幹のキューティクル細胞が隣り合った毛幹のキューティクル細胞にくっつくことができる。髪の房を親指と人差し指でしっかりとつまみ、指を下へ上へとすべらせると、キューティクルの重要な特徴がわかる。頭皮から離れていく方向ではなめらかに指が動くが、頭皮に向かう方向では抵抗を感じるはずである。抵抗があるのは、キューティクル細胞が屋根の瓦《かわら》のように毛幹を覆っているためだ。

屋根の表面に瓦が重なり合うように、毛幹の表面にはキューティクル細胞が皮膚表面に向かって重なり合っている。キューティクル細胞は毛先に向かって少し浮いていて、そのおかげで、外側に太くなろうとする毛幹は、内部深くの管のなかに遊離した不要物質があれば、それらをすくい上げて皮膚表面まで運ぶことができる。不要なちりの粒子や脱落した細胞、分泌された脂などを排出できるのである。またキューティクル細胞は、毛先から皮膚表面へ向かって毛幹を這《は》って進もうとする虫を防ぐための妨害物にもなり、完璧に近いとは言えないまでも、有意義な抑止効果を発揮する。

キューティクルの向きはヒトの髪や体毛でも動物の被毛でもすべて同じだが、ヤマアラシの針毛だけは唯一の例外である。ヤマアラシの背の皮膚から生えている、硬く変形した、先端の尖った長い毛だけはキューティクルの向きが逆なのだ。種によって、針毛は一カ所に集まって生えている場合や、ほかのやわらかい被毛に交じって広い範囲に点在している場合がある。ヤマアラシは危険を察知すると、毛包の立毛筋が針毛を引っ張り、ぴんと立たせる。針毛のキューティクルは、（ヒトの毛とはちがって）矢じりのように先端に向かって外向きになっている。向きが逆であることで、ふたつの重要な結果がもたらされる。ひとつ目は、針毛が毛包の底にしっかりと固定されずに、非常にゆるくつなぎとめられた状態にあること。ふたつ目は、針毛が動物の体に刺さると、釣り針の返しのように、引き抜くのがきわめて困難であること。そのうえ、少しでも動こうものなら針毛は体の組織にさらに深く食い込んでしまう。キューティクルの向きが逆であるせいで、ヤマアラシの針毛は致命傷を負わせる能力を持つ。[6]

キューティクルが歯止めに似た梯子状の構造をしているおかげで、毛幹はしっかりと皮膚に固定されている。航空機の翼に蝶番《ちょうつがい》で留められている可動式の補助翼のように、キューティクル細胞は湿度の高い環境におかれるとぱたっと開く。毛幹のキューティクル細胞は、湿った毛包深部においてこのような開いた状態で並んでいるが、ここで驚くべき相互作用が起きている。

毛幹深部のすぐ外側を包む、毛包壁の層にも毛幹とまったく同じキューティクルがあるが、向きだけは逆で、皮膚表面から離れる方向を向いている。そのため、毛幹深部のキューティクルは開くと、毛包壁のゆるやかに広がったキューティクルに引っかかるのである。キューティクルと毛幹に起きていることは、フェルト化の過程で起きていることに似ている。

民間伝承によれば、フェルト化という現象は第四代ローマ教皇の聖クレメンスによって図らずも発見されたと伝えられている。クレメンスは暴徒による迫害から逃れるあいだ、足がかなり痛かったようで靴に羊毛を詰めておいた。やっと安全が確保できたところで靴を脱いでみると、詰めておいた羊毛はもうふんわりと空気が入った状態ではなく、目の詰まったしっかりした生地になっていた。追手から逃れるあいだ、彼の暖かく湿った足が羊毛を繰り返し踏みつけ、羊毛の繊維を絡ませ、キューティクル細胞を開かせて結合させた――つまり、フェルト化させたのである。フェルトの製造も、羊毛を集め、濡らしてたたくという同じ手順を用いておこなわれる。なお、聖クレメンスは帽子職人の守護聖人にもなっている。

織る工程を要するほかの布地に比べて、フェルトの製造は簡単である。フェルトの原料に最も適しているのは、非常に細くて縮れが多く、キューティクルが目立つメリノヒツジの羊毛である。製造の工程ではまず羊毛を洗い、カードという器具で梳かして繊維の向きを揃え、目の粗いシート状にならす（第一二章参照）。これが「バット」と呼ばれるもので、次に希望の厚さになるまでバットの層を上に重ねていく。帽子用なら、バットは一層か二層で足りるだろうが、毛布やラグマットにはもっと必要だろう。それから重ねたバットを温かい石鹸《せっけん》水に浸してからローラーをかけ、揉《も》んでたたく。バットが目の詰まった塊になったらフェルト化されていると考えていい。この時点では羊毛の繊維はしっかりと絡み合っており、一本一本の繊維を抜き取るのは事実上不可能になっている。

フェルトの幅広い用途

フェルトは、原料である羊毛繊維と同じく丈夫で、その用途は感心するほど幅広い。完成したフェルトには「コルテックス（毛皮質）」の性質が反映されている。コルテックスは毛幹の真ん中を形づくる厚い層（中心にはメデュラ［毛髄質］がある）で、ケラチンタンパク質で満たされた細胞がしっかり結合した状態になっており、毛幹に強度を与えている。そのため、フェルトは軽量で、高圧、集中的な振動、過度の伸長に耐性がある。熱と電気の伝導性が低いため、高温、電流、火に強い。フェルトは同じ重量の水分を吸収するが、水浸しにはならない。また、水分を吸収するときには熱を放出する。ほぐれている繊維がないため、もつれることも、ほつれることも、縮むこともない。非常に硬くすることもでき、立体的な芸術作品の材料にしたり、ドリルで穴を開けたり、旋盤の部品にすることまでできる。第二次世界大戦中はほかの材料が手に入らず、フエルトの用途は極限まで広がった。航空機の隔壁用断熱材、隙間充填《じゅうてん》材、ガスマスクのエアフィルター、ブーツ、水筒のカバーの裏地、帽子、コート、スキーブーツ、ラジオのセット台のガスケット（継ぎ目を埋めるためのシール材）、潜望鏡のケース、トラック車輪のホイール・シリンダーのカバー、自動車のドアの緩衝材、義足や義手、止血帯の当て物、回転式の艶《つや》出し器、車輪などに用いられた。

フェルトの存在を示す物的証拠は新石器時代の紀元前六五〇〇年前後までしかさかのぼれないが、考古学者たちは人類が意図して作るずっと以前からフェルト化されたウールを利用していたと考えている。フェルトを初めて用いたのは、（トルコ、アフガニスタン、イラン、モンゴル、トルキスタン地方などの）中央アジアの遊牧民だったのかもしれない。彼らはフェルトを使って、帽子や小屋、靴や鞍《くら》、外套《がいとう》や敷物を作っていた。フェルトが彼らの日常生活にとってきわめて重要だったため、古代中国（紀元前四〇〇〇年）の人々はこうした遊牧民の住む国を「フェルトの地」と呼んだ。[7] また三五〇〇年以上前に西ヨーロッパにフェルト化の技術を伝えたのが彼ら遊牧民だったと考えられている。

ヨーロッパでもフェルトの用途は広かったが、おそらく最もよく知られているのはフェルトの帽子だろう。古代ギリシャ人は、つばなしのぴったりしたフェルト帽をかぶった。ホメロスは、抜け目のないオデュッセウスも兜《かぶと》の下にこのフェルト帽をかぶっていたと今に伝えている。

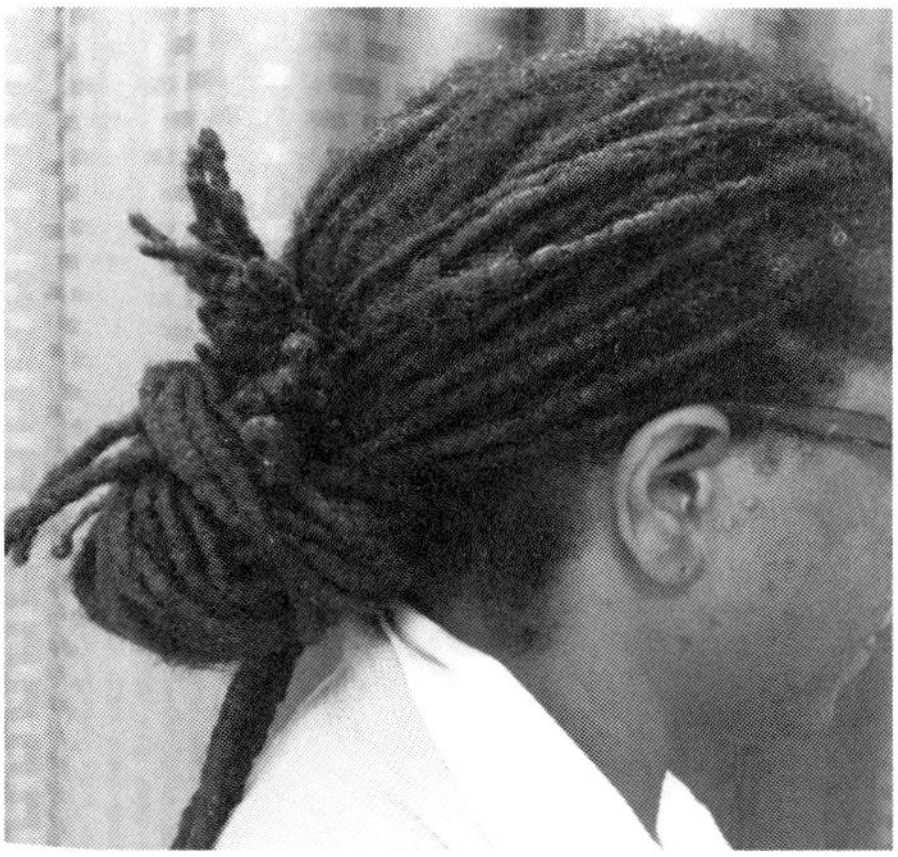

ドレッドロック。キューティクルを持つ人毛がフェルト化する性質を利用している　Used with permission from Professor Andrew Alexis, MD, MPH, Department of Dermatology, Mount Sinai St. Luke's Hospital.

ローマでは、解放された奴隷は奴隷の身分を示す長い頭髪を剃り、フェルト帽をかぶることで自由を祝うのが習わしだったため、フェルト帽は自由の印となった。アケメネス朝ペルシャの王クセルクセスとその兵士たちは、フェルト帽をかぶって戦《いくさ》に出ている。兵士たちの帽子は頭に密着したものだったが、王の帽子は鶏冠《けいかん》のようにぎざぎざにとがっていたという。今でもフェルト帽には人の心をとらえる何かがある。ヨーロッパでは中折れ帽の一種であるフェドーラとホンブルグ、つばなしのベレー帽、中東ではトルコ帽が見られ、南アメリカでは山高帽がケチュア族（中央アンデスに住む先住民族）とアイマラ族（ボリビアとペルーのチチカカ湖周辺に住む先住民族）の特徴にもなっている。

　ほとんどのフェルトは羊毛を原料としているが、ウサギやネズミ科のマスクラット、カワウソ、ネコ、イヌなど、そのほかの動物の下毛（霊長類以外のほとんどの哺乳類の皮膚を高密度で覆う、非常に細く短い毛）からもフェルトを作ることができる。実はキューティクルが正常ならば、どんな毛でもフェルトの原料になる。あまりうまくフェルト化されないため、人毛でフェルトを作ろうとは普通は思わないだろうが、ラプンツェル症候群のしっかりと固まった毛玉やドレッドロックに見られるように人毛も確かにフェルト化する。ドレッドロックは、フェルト製造と同じ手順を繰り返せば人種を問わず作ることができる。髪を濡らし、熱と圧力を加えて形を整えればいい。とはいえ、髪質によってフェルト化のしやすさは異なるため、美容師は髪質に合わせた取り扱い方を心得ていなければならない。客に求められる髪型を提供するには頭髪そのものの理解が欠かせないのである。

第八章 毛髪の特徴と色の不思議

二〇世紀初頭、自然人類学者たちは、皮膚の色と髪の形状に関する大まかな一般化にもとづいて、人類を「人種」に分類できると主張した。彼らからすると、まっすぐか、ウェーブがかかっているか、それとも縮れているかといった髪の形状で地理的な起源がわかる。長くまっすぐな黒髪はアジア人、ちりちりの縮れ毛はサハラ砂漠以南のアフリカ人、ウェーブがかかった髪はインド－ヨーロッパ語族（インド北部以西、北は北欧から地中海の広範囲にわたる諸言語が含まれる）の言語を母語とする人の特徴だというのである。

初期の自然人類学者は、民族によって髪に重要なちがいがあるという点では正しかったが、今日では、髪の形状で必ずしも地理的な起源や民族、家系がわかるわけではないと認識されている。その理由のひとつとして、ヒト社会のグローバル化により長きにわたって交配が進んだため、純粋なヒトの集団が存在するとしてもまれであることが挙げられる。現在の多くの「純粋な」ヨーロッパ人が、毛包にネアンデルタール人の遺伝子をどうやって獲得したのか考えてみてほしい。[1] もうひとつの理由は、いわゆる「人種」グループ間の髪質にかなり重なる部分があることだ。伝統的なヨーロッパ人にもほぼ直毛の人と強く縮れた巻き毛の人がおり、伝統的なアフリカ人にも直毛の人がいる。アジア人にも同様に多様な髪質が見られる。日本のある企業所属の研究者である長瀬忍とその同僚たちは、日本人女性の五三パーセントが直毛で、残る四七パーセントには、かすかにウェーブがかかった状態から縮れ毛まで、多様なくせ毛が見られることを発見している。[2,3] また、すべての民族集団において体毛はカールしている。したがって、髪の形状だけではその人の出身についてあまり多くはわからないのである。

哺乳類にくせ毛はなかった?

髪質(毛幹のタイプ)が広範囲にわたって重なるため、一部の研究者は、当然とされてきた人種的起源ではなく、毛幹がどれほど曲がっているかの程度、つまり曲率を基準にした毛幹の分類を提唱している。[4] フランスの研究者、ジュヌヴィエーヴ・ルーソアンとその同僚がおこなってきた研究によれば、ヒトの髪は曲率によって八種類に分類でき、世界じゅうのあらゆる集団にこれら八種類のグループすべてが見つかるという。[5] 大切な点は、髪の手入れ方法——理容店でも美容院でもクリニックでも——を評価するにあたって最も重要なのは髪質であり、その持ち主の社会的、政治的、地理的な出身ではないということである。[6]

多様な髪質があるわけだが、髪のスタイリングには最初から困難がつきまとう。梳かすところからしてむずかしいのである。良好なヘアケアにはもつれをほどくことが欠かせないものの、どんな種類の髪でも梳かしすぎればやがて毛幹の表面が傷ついてしまい、キューティクルが剝がれてしまう。[7] キューティクルのない毛幹は海苔《のり》が巻かれていない巻き寿司のようなもので、中身がはみ出し、形が崩れる。キューティクルがないと、毛幹の糸のような細胞が広がり、毛先がばさばさになっていわゆる「枝毛」ができる。残念ながら、毛幹は死んだ細胞でできているため、自己修復能力がない。一度できた枝毛は二度と元には戻らない。[8]

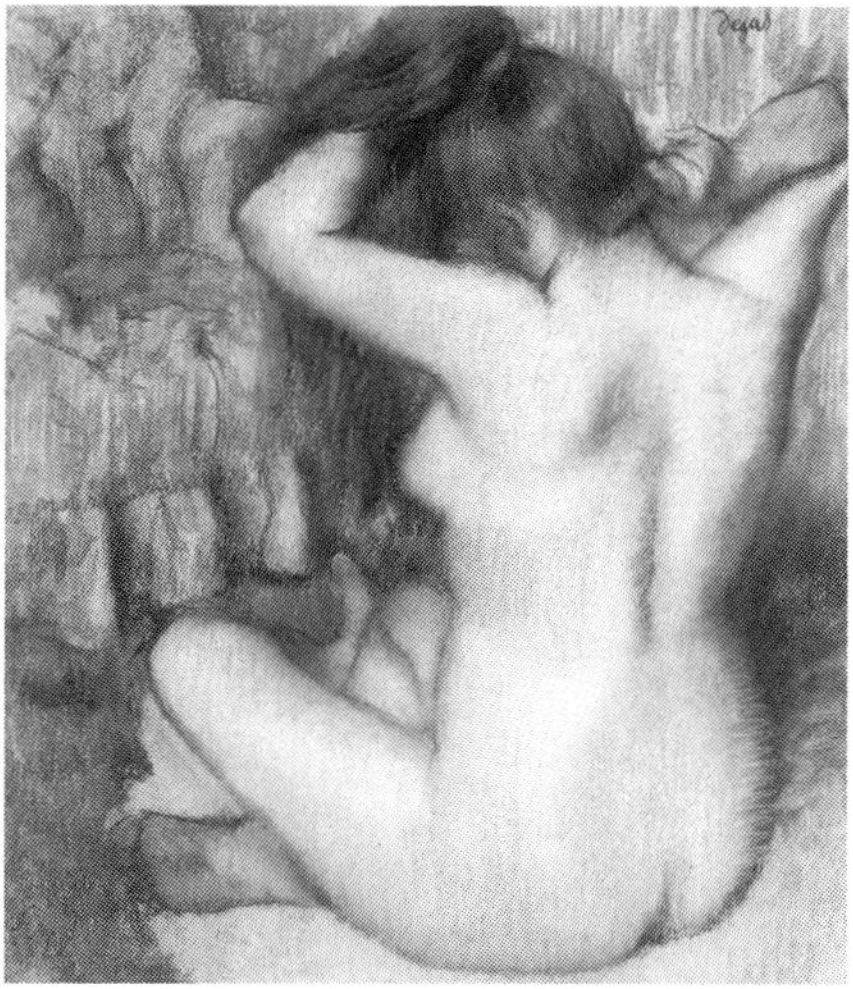

エドガー・ドガ作「髪を梳く女」（1888〜90年頃）。髪を梳かすという一見無害な行為でさえキューティクルと毛幹にダメージを与えるおそれがある　Used with permission from the Metropolitan Museum of Art, New York.

　櫛どおりの悪さはくせの程度と直接関係がある。くせ毛を梳かすには、もつれて手に負えない髪と格闘せざるをえない。くせ毛は絡み合って結び目になってしまいがちのため、髪をほぐすだけではなく、結び目をほどく努力も必要になるのである。この修羅場《しゅらば》が演じられるのは、朝の登校前の家庭だ——スクールバスが着くまでに、母親は幼い娘の絡み合った長い髪を梳かそうとし、娘は悲鳴をあげる。

　くせのきつい髪を長く伸ばしている人は、直毛なら、あるいは髪の油分が充分なら、梳かすのがどんなに楽かと思っている。シャンプーは健康な髪と頭皮のために欠かせないが、天然の油分を取り除いてしまう傾向があり、それによって髪のべたつきが増し、梳かすのがいっそうむずかしくなってしまう。シャンプーが除去したものを戻せるよう、化粧品メーカーは毛幹をコーティングし、髪同士と髪と櫛の摩擦を減らす製品を提供している。摩擦を抑える成分はシャンプーに組み込むことも、別の製品にすることもできる。コンディショナーとクリームリンスには、長い棒状の分子が含まれており、分子の片方の端が毛幹に付着し、逆の端は毛幹表面に正電荷を与える。[9] したがって、コンディショナーやリンスでコーティングされた髪は正電荷を帯びている。正電荷同士は反発するため、髪は絡まりにくくなり、まっすぐ下に垂れやすくなる。非常にくせが強い髪の櫛どおりをよくするには、ポマードやオイル、ワックスなど、もっと重く、油分の多い製品が必要かもしれない。整髪用の香油であるポマードの原料は鉱物油やラノリン、ワセリンだが、かつては蜜蠟《みつろう》やラードが含まれていた。

　最初期の哺乳類に初めて生えた毛はおそらくまっすぐだったはずだ。直毛のほうが、設計するのも生やすのも比較的単純な分子機構ですむからである。今日では、現生哺乳類のほぼすべてが直毛と縮れ毛の両方に体を覆われている。縮れ毛は直毛よりも効率よく皮膚表面を保護できる。毛の長さ単位あたりにカバーできる皮膚面積が広く、身を守るものとしても断熱材としてもより優れている。硬く太い直毛はたがいに絡まりにくく、密集して絡み合う細い縮れ毛ほど皮膚の広い面積をカバーできない。[10]

巻き毛はどのように作られるか

　人間らしさの特徴的な要素のひとつに、ないものねだりがある。髪に関して言えば、巻き毛を直毛に、直毛を巻き毛にするといった行為に解釈されることが多いが、どちらの場合にしても、人は毛幹の形状を変えるために労力を惜しまない。巻き毛がどのように作られるのかを理解するには、まず、毛幹自体の構造を少し詳しく振り返ってみるのが肝要である。毛幹は、繊維が集まった中核部分とその外側を取り囲むキューティクル細胞の層からできている。これらの層を形成する細胞は、ケラチンと呼ばれる糸状のタンパク質で満たされている。ケラチンは硫《い》黄《おう》族が豊富に含まれるねばついた接着剤のなかにあり、たとえて言うなら「九尾の猫むち（結び目を作った九本の紐をつけたむち）」が悪臭のする泥沼のなかで育っているようなものである。

　ケラチンタンパク質は、弱い結びつきと強い結びつきという二種類の化学的な結合を利用して、たがいとくっつき、周囲の物質と結合している。弱い結びつきは「水素結合」と呼ばれるもので、髪を濡らすと、弱い水素結合が断ち切られ、毛幹の構造が弛緩《しかん》する。髪は水に浸けられたり、高い湿度にさらされたりするとゆるむ（リラックスする）のである。水素結合のおかげで髪にはたくさんの水分を吸収する力があり（事実、毛幹は同じ重量分の水分を吸収できる）、水に浸された毛幹は非常に伸びやすい。カールを作るプロセスでは、美容師は髪を濡らして弱い水素結合を開いてから、カーラーの形に作り変えているのである。マルセル・グラトーが一八七〇年代に考案した有名な「マルセル・ウェーブ」も基本的にこの原理を利用したものだ。彼の用いたカールごて「マルセル・アイロン」は金属製の棒とその外側のカバーで構成され、鉗子《かんし》のような形をしている。マルセルはカールごてを熱してから、濡らした髪の房を棒とカバーのあいだにはさんだ。水分と熱がいったん髪の水素結合を切断するが、髪が冷めて乾くと、水素結合がふたたび形成され、はさまれていた毛幹がカールした形に固定される（同じ原理は髪をまっすぐにするときにも適用できるが、その場合は熱する棒とカバーの部分が平らなものを用いる）。

簡単かつ比較的安全な方法だが難点もある。新しい形が水分の影響に弱いのだ。カールごてでカールされた髪が水や高い湿度にさらされると、弱い水素結合がふたたび切断され、髪はカールされる前の見た目に戻ってしまう。水素結合を利用して髪の形を作るのは、簡単で時間もかからず安全なかわりに長持ちしないのである。

髪をカールしたり、まっすぐにしたりするための第二の方法は、強い結びつきである「硫黄結合」を利用し、ケラチン同士を結合している強い硫黄結合を断ち切り、再形成するものである。硫黄結合は近くのタンパク質のシステイン基間で形成され、非常に安定しているため、いったん切断して再形成すると変化は永遠のものとなる。水やシャンプーで髪の形状が元に戻ってしまうこともない。ケラチン同士を結びつけている強い硫黄結合は、硫黄分に富む化学薬品によって壊すことができる。これは「リラクサー」と呼ばれる薬品で、パーマ用のキットに入って売られている。結合を断ち切る化学物質を弱酸（ビネガーのにおいがする酢酸《さくさん》など）で洗い流すと、強い硫黄結合が再形成され、髪がカーラーの形に固定されるのである。この方法は外見の美しさという点では望ましい形状を得られるが、髪の物理的特性を永遠に変えてしまい、しなやかさが減り、髪を傷つきやすくしてしまう。そして留意しなければならないのは、この方法では細心の注意を払って手順を必ず守る必要があるということである。リラクサーにさらされすぎると、太いか細いか、巻き毛か直毛かを問わずどのような毛幹でも粥《かゆ》のようにどろどろの状態になってしまう。

髪の色の仕組み

パーマなどで髪にカールをかけるのは効果的なイメージ・チェンジの手段のひとつだが、髪の色を変えるのもまたそのひとつである。第五章では取り上げなかったものの、色は髪の送るメッセージから切り離せない要素になっており、全世界の毛染め市場は年間一〇〇億ドル以上にのぼる。[11]

髪の色はその色固有の印象と先入観を抱かせる。まず、生物学的な年齢が出てしまう。明るい色の髪は幼さを、濃い色の髪は若さを、白髪交じりや白髪は高齢を連想させる。[12] しかしそのほかにもっと微妙な含意を持つ髪の色もある。西洋のおとぎ話では、意地悪な魔女は伝統的に長い黒髪か白髪交じりの髪をしているが、窮地にある姫君は決まって流れるような長い金髪である（黒髪の白雪姫は斬新な例外だ）。金髪は古代ローマの昔からヨーロッパ女性にとって重要なものだった。天国の光の輝き、黄金のきらめき、純潔、若さのオーラを連想させるからである。それに対して、赤毛は歴史的にマイナスのイメージでとらえられてきた。中世の時代、教会に通う人にとって赤毛は明らかに邪悪な人物を意味した。当時の学者によれば、イエスを裏切ったイスカリオテのユダは赤毛だったという。まさに悪魔と同じ色だったというのである。赤毛の女性は気性が激しく、性欲が人並みはずれて強いと思われていたが、赤毛の男性は意気地がなく性的魅力に乏しいと見なされていた。

毛幹につく色は、毛包の底、毛乳頭のすぐ上にあるユニークな細胞群から発生している。これらの色素細胞（メラノサイト）が「メラニン」という濃褐色の色素を生成する。メラノサイトには細い木枝のような突起（樹枝状突起）が多数あり、これらの突起が伸びて毛幹細胞に触れる。メラノサイトを感知すると、毛幹細胞はメラノサイトの樹枝状突起の先端を食いちぎり、ひと口のメラニンを得る。こうしてメラニンは毛幹細胞の細胞質に取り込まれ、毛幹は底から毛先に向かって色づいていく。毛幹細胞は、毛包が成長期にあるかぎり、つまり毛幹が伸びているかぎりメラニンを取りつづける。毛幹の色素の多少のちがいは、毛幹へ輸送されるメラニンが詰まった袋（メラノソーム）の数と形によって生まれる。濃い黒髪にはラグビーボールの形をしたメラノソームが多数含まれており、メラノソームは毛幹のなかに分散している。一方、色素の少ない髪はメラノソームの数がはるかに少なく、メラノソームは丸い形状で凝集している。

髪の色について語るとき、よく話題にのぼるのはその色が失われること――白毛化――である。シェイクスピアは白髪のことをソネット第七三番で「おのれの青春の灰」（『シェイクスピアのソネット』小田島雄志訳、文藝春秋）と呼んでいる。皮膚科学者たちの推定では、北米人口の五〇パーセントが五〇歳になる頃には頭髪の半分が白髪になっている。ただし、例外もある。家系によっては二〇代なかばかもっと若いうちから白髪が出はじめるが、九〇代になってもごくわずかしか白髪がない家系もある。民族によっても一定の傾向が見られる。白髪になりはじめる年代は、白人の場合は三〇代なかば、アジア人は三〇代後半、アフリカ人は四〇代なかばである。

白毛化にはパターンがあるものの、そのパターンには個人差がある。多くの場合、側頭部の髪がまず白くなりはじめ、次に頭頂部、それから（男性なら）ひげ、体毛と続く。だが、頭頂部から白髪になりはじめる人もいれば、まずひげが白くなる人もいる。白毛化の初期段階では、一本の毛幹のなかでも色素がぎくしゃくした動きを見せる部分は白くなるが、通常それ以外の部分は色が保たれている。やがて、毛幹細胞に蓄積された色素がごくわずかになり、毛幹全体が白くなる。世界じゅうの科学者が毛幹の色素形成（メラニン色素または毛を赤くするフェオメラニン色素により、毛包細胞が着色されること）と白毛化のメカニズムを研究しているが、どのように起き、どのように治療すればよいのかについてはまだはっきりと解明されていない。

毛染めの技法の発達

白毛化を防ぎ、ファッションで自己表現をするために、数千年も前から男性も女性も髪を染めてきた。初期の毛髪染料には、鉱物（鉛、銀、鉄、水銀、ニッケル塩など）や植物（ヘナ、タンニン、カモミール、セージ、インディゴ、ホソバタイセイ、ベリー類、クルミのエキスなど）由来のもののほか、コール（蠟やバラ水に混ぜて用いる黒い粉）の原料となる炭化した植物性・動物性の原料などがある。こうした初期の染料のほとんどは毛幹の表面に塗られている

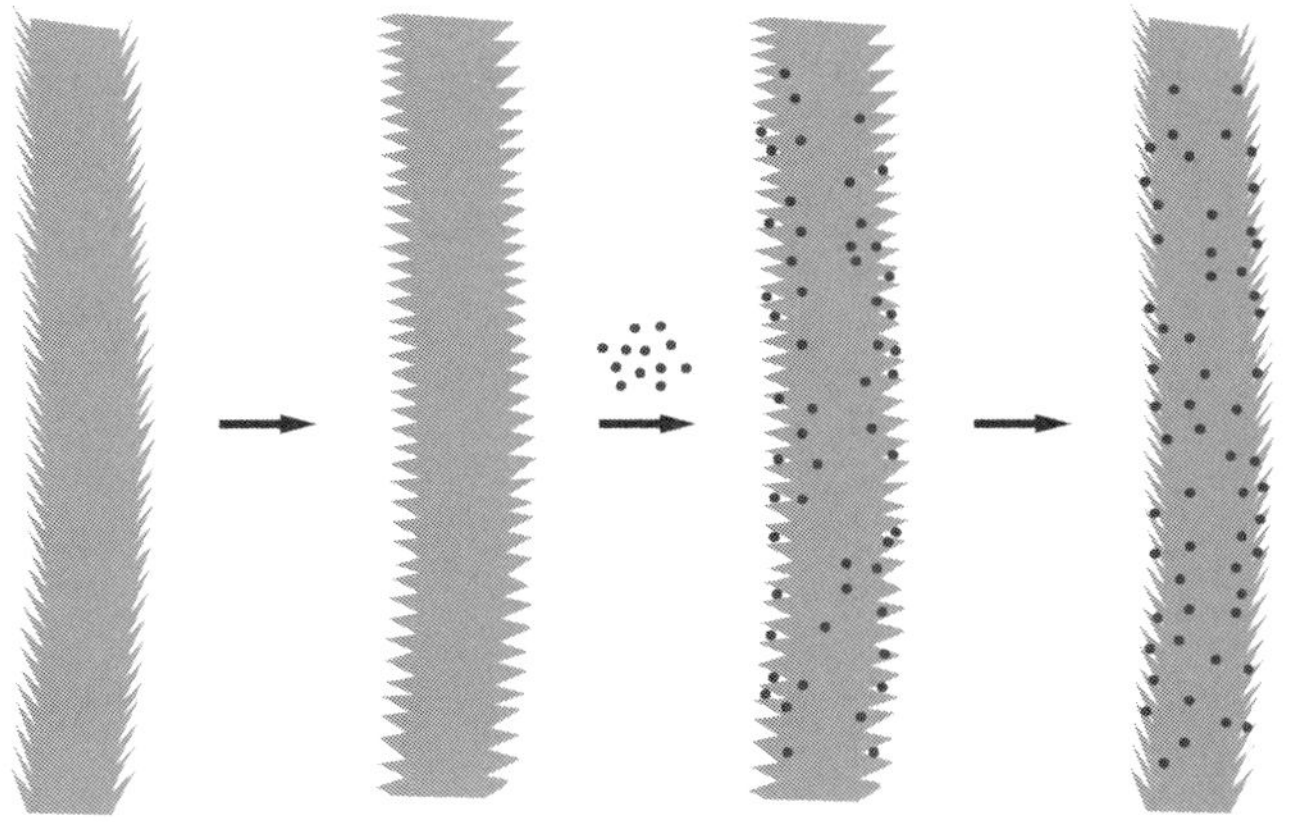

染毛の手順。まずキューティクルを開いて染料が浸透する状態にしてから染料を塗布し、最後にキューティクルを閉じて毛幹を〝修復〟する　Art by Mark Saba, Yale University. Used with permission.

だけだったため、洗髪までしか色持ちしなかった。

一九世紀後半、化学産業の発展とともに、創造的な毛染めの手法が開発される。酸化作用によって天然の色素を除去できる過酸化水素が発売されると同時に、新たに色素を加えられるさまざまな化学薬品も市場に登場した。こうした化学薬品は毛幹内部まで浸透し、髪を永久に染色することができた（永久染毛）。

永久染毛に最もよく利用される方法は三つの段階から成る。[13]

第一の段階は元の髪色を取り去ることである。そのために酸化作用のある化合物（過酸化水素にアンモニアのようなアルカリを配合したものなど）を髪に塗る。すると、キューティクルが開いて毛幹表面が穴だらけになり、メラニン分子が分解される。メラニンを減らす、あるいは破壊すると、毛幹は金色から白色になる。ブリーチした金髪にしたい場合は、この段階で終わりにする。色をつけたい場合には第二の段階へ進み、たくさんの穴が開いた状態になっている毛幹に染料の混合物を塗布する。染料の分子は、化学的に変化して開いたキューティクルを貫通して毛幹のなかに拡散する。ここで、同じ染料分子か、周囲のケラチンと結合する。この方法は厳密にプロセスが決められている。希望の色にするには、染料の量と塗布時間のバランスを絶妙に取らなくてはならない。毛染めの仕上げとなる第三の段階では、髪のｐＨ値（酸性・アルカリ性の程度を表す数値）を中性に戻し、コルテックスを縮め、開いていたキューティクルを閉じるため、髪を洗って乾かす必要がある。こうして、染料は毛幹とキューティクルの両方に定着する。[14]

自然な毛幹は丈夫にできているが、パーマや縮毛矯正と同様、永久染毛のプロセスは毛幹に永久のダメージを与えてしまう。永久染毛後の毛幹は弱く、傷つきやすく、たくさんの穴が開いた状態になる。応用科学者は、このプロセスにつきものの毛幹へのダメージを減らそうと努力しているが、その一方で髪の色を変える理想的な方法は、正常な毛包の色素細胞を活性化あるいは抑制することだと認識してもいる。それには、成長中の毛幹細胞に届けられるメラニンの量を調節できるよう、毛包のメラノサイトにある種の刺激を与えることが必要になる。

心躍る未来ではあるが、このアイデアを実現するには毛幹形成と色素形成の通常のメカニズムについてさらに多くの知見を得なければならない。そのため、望むとおりの毛幹の形状や髪の色にするには、刺激が強いものの効果的な化学的方法に頼らざるをえないのが現状である。とはいえ、髪にダメージを与える方法に乗り気でない人やそれを受けられない人は別の選択をしている。かつらの着用である。

第九章　究極の工芸品、かつら

英語でかつらを意味する「ウィッグ wig」は「ペリウィッグ periwig」から派生した単語で、イギリス人の耳にはフランスから渡来したかつらを意味する perruque（ペルーク）ということばが periwig と聞こえたため、そう呼ばれるようになった。一七世紀と一八世紀にペリウィッグと言えば、男性がかぶる、人毛や獣毛で作られた白い巻き毛のかつらだけを指した。その髪型や長さは多様であった。今日、上品な社会ではかつらのことを言うときに、「トゥーペ toupee（本来はペリウィッグの上に飾りとしてつけた派手な巻き毛）」や「ポスティーシュ postiche（本来は入れ髪やつけ前髪などの人工頭髪）」といったかつらを意味する歴史的なことばを避けて、「ヘッド・カバリング」や「ヘアピース」などの婉曲的なことばを遣うことが多い。

人類は最古の時代から社会的、政治的な理由で頭髪に似せたかぶり物を利用してきた。当時の文章や彫刻、絵画に記録が残されているとおり、かつらは古代エジプト、特に王族と廷臣たちの生活で広く使用されており、上流階級では、頭髪を剃り、人毛やナツメヤシの繊維で作られた全かつらをかぶるのは性別を問わず普通のことだった。毛で飾られたのは頭部だけではなかった。宮廷では、男性ばかりでなく、ときには女性も、権威の象徴として円筒形の長いつけひげを身につけた。つけひげには直毛から優雅な三つ編みまで多様なスタイルがあった。かつらの着用は古代ギリシャとローマの上流階級にも広がった。かつらが社会生活において非常に重要だったため、ローマの貴族女性のなかには、自分のかつら用に人髪を大量に確保するため、金髪の奴隷を家においていた者もいたという。

かつらの使用は中世に下火になったが、一六二四年、ルイ一三世が若禿《わかはげ》を隠すため、ウェーブのかかった長い黒髪のかつらをかぶりはじめると勢いを盛り返す。宮廷でかつらが着用されたのは、古代エジプト以来初めてのことだったという。かつらは新たな流行となり、フランス革命によりかつらをかぶった王族の頭部が体から切断されるまで、その後二〇〇年近くにわたって定着した。革命前の社会では、かつらは貴族の地位と権力を広く知らしめる役割を果たし、ルイ一三世の治世が終わりを迎える一六四三年までにヨーロッパじゅうの貴族に必須の装いとして受け入れられた。そうした需要に応えて、一六六五年にはフランスで初めてのかつらギルドが結成されている。

かつらはあらゆる社会階層で人気を博したが、最上位層にある人々が最も大きなかつらを身につけた。彼らがかぶる巨大なかつらは、頭部のみならず、背中と肩まで覆った。極端な例では、魅力的なかつらにしようと模型の船や鳥かご、旗を組み込んだものまであった。こうした巨大なかつらは、その大きさのせいで通常の洗浄ができず、手入れがむずかしかった。しかも、小麦粉やでんぷんを原料とした髪粉が振りかけられており、汗ばむ頭皮にごまんと常在する細菌の餌の供給源となっていた。

一七世紀と一八世紀のイギリスのかつらの流行は、フランス宮廷のそれと似ている。なかでも特に知られているのが「マカロニ」と呼ばれた伊達《だて》男たちに愛されたスタイルである。

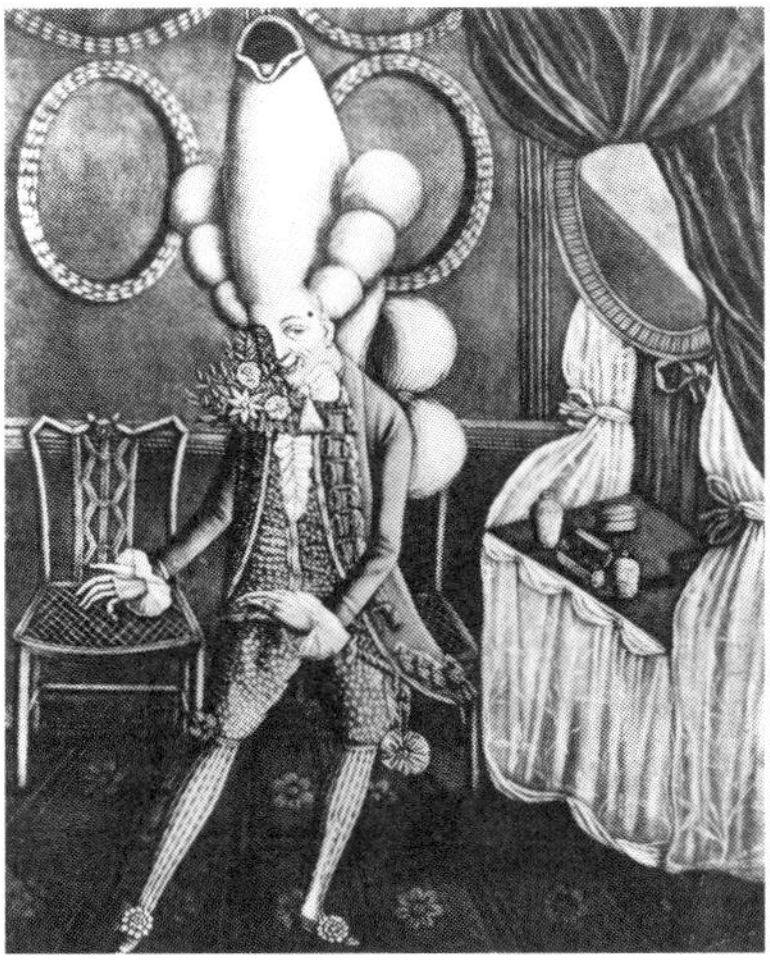

「マカロニ」。彼らのような洒落者は極端なかつらをかぶっていた。帽子の位置に注目　Reprinted with permission from Hulton Archive, Getty Images.

当時のイギリスの上流階級では、子弟がヨーロッパ大陸を巡遊するグランドツアー（教育の仕上げとして芸術の中心であるフランスやイタリアの大都市を巡った）に行く慣習があり、一七六〇年代にグランドツアーに出かけた子弟は、その頃のイギリス人にとって新しい食べ物だったマカロニと斬新な髪型への強い憧れを胸に抱いてイタリアから帰国したものだった。その髪型というのは、前髪を小山のように高く盛り上げ、後ろ髪をリボンで結ぶ大きな白いかつらのことだった。こうした伊達男たち（本質的に今で言うメトロセクシャル（従来女性や同性愛の男性が関心を持つとされてきた美容や身だしなみなどに多大な関心と金を注ぐ都市部の男性）の祖先のようなもので、食べ物にこだわり、気取った話し方で、念入りにファッションを選ぶ洒落者《しゃれ》）はやがて「マカロニ」と呼ばれるようになった。このスタイルへの言及は、アメリカ独立戦争中に流行し愛唱歌となった「ヤンキー・ドゥードゥル」の歌詞にも見られ、町にやってきた男が「マカロニ」になるには「羽根を一本、帽子に挿せばいい」と詠《うた》われている。

なぜかつらが必要なのか

今日、世界広しといえども、かつらとつけ毛を含むウィッグ作りに関する知識にかけてはリチャード・モービーの右に出る者はほとんどいない。二〇一二年のある涼しい秋晴れの日、私はロンドンにある彼の仕事場を訪ねた。そこは、労働者の多く住む地区の低層共同住宅が立ち並ぶ通りに面した、漆喰《しっくい》塗りの白い二階建ての建物で、あとで知ったことだが、パブを改装したものだそうだ。玄関のドアには「ウィッグ・スペシャリティーズ有限会社」と小さく控えめな表示が出ている。

モービーは、四〇年にわたるキャリアのなかで、映画からテレビ、ニューヨークのブロードウェイとロンドンのウェストエンドを含めた劇場までかつら製作を手がけてきた。俳優のショーン・コネリー、歌手で女優のカイリー・ミノーグ、女装タレントのデイム・エドナ・エヴァレッジの個人契約のかつら担当者を務めた経験があるほか、俳優のアルバート・フィニーから、女優のジェシカ・ラング、ジュディ・デンチ、スーザン・サランドン、歌手のレオナ・ルイス、マドンナまで多彩な顧客のためのかつら製作を手がけている。

モービーは一七歳で学校教育を修了すると、美容院で働きはじめた。そこでたちまち頭角を現わし、名実ともに店いちばんの美容師になる。三年後、ロンドンで高く評価されていた女装俳優、ダニー・ラ・ルーに専属のアシスタント兼ヘアスタイリストとして雇われた。仕事の初日、ラ・ルーに四〇を超えるかつらの手入れを任され、かつらのクリーニングと修理だけではなく、やがては作り直しも担当することになった。毎日、上質のかつらを用意することを求められながら、優れたかつら職人の仕事に接することが、かつらのデザインと製作の勉強になった。

ラ・ルーのもとで修業を積んで一〇年近く経った一九八六年、モービーはブロードウェイ・ミュージカル〈ラ・カージュ・オ・フール〉に携わるチャンスをつかむ。一二五ものかつらを作り、メンテナンスをしていく仕事だった。この作品ののち、ロンドンに自身の会社を設立。それから手がけた作品には、ミュージカルではブロードウェイの〈エビータ〉と〈プリシラ〉、ロンドンの〈フロスト／ニクソン〉〈ヘアスプレー〉〈キューティ・ブロンド〉、映画では〈タイタニック〉〈スター・ウォーズ〉〈マスク・オブ・ゾロ〉〈戦場のピアニスト〉などがある。ハリー・ポッターシリーズではダンブルドア校長を演じたリチャード・ハリスのかつらも担当している。劇場、映画、テレビのプロジェクトで国際的に自由契約を結び、なおかつ個人の顧客を大勢抱えている。

モービーによれば、かつら作りで最も重要な手順は「この人はどうしてかつらが必要なのか？」という質問から始まる。彼のもとに来るかつらの依頼には主に四つの理由がある。病気（健康に見えることや髪の疾患を隠すことが目的）、宗教（しきたりで決まっているため髪を隠す必要がある）、社会的なプレッシャー（あるへアスタイルや慣例に従いたい）、そして演技（演じるキャラクターに合う外見が求められる）。理由によって製作過程も異なってくる。

健康問題を隠す、あるいは脱毛に対処する（化学療法の直後など）ことを希望している顧客には、正常な頭髪と見分けがつかないかつらを作れるよう、持てる技術のすべてを駆使しなければならない。言い換えれば、この種のかつらの最大の目的は顧客の外見を髪を失う前と同じにすることである。最適な髪の長さ、ウェーブの状態、色、髪型を記録できるよう、化学療法を始める以前など、髪を失う前の顧客に会うことができればかつら作りに役立つ。実際、化学療法を受けることがわかっていれば、患者はかつらに自分の髪を利用することもできる。ただしかつらにできるだけの強度があり、パーマや縮毛矯正、毛染めが施されたことがない髪でなければならない。

宗教上の理由でかつらを求める場合は、最終的な目的が異なるため、かつららしく見えてかまわない。アメリカで宗教上の理由からかつらを利用することが最も多いのは、正統派ユダヤ教徒の女性である。この宗派の女性は結婚したときから自分の頭髪を覆いはじめる。地毛を見せることが許されるのが夫と近親者に限られるからだ。（スカーフや各種の帽子などを含め）髪のカバーとして認められているものは何種類かあるものの、「シェイテル」――イディッシュ語でかつらの意味――と呼ばれるかつらをかぶるのが慣例となっている。最も一般的なシェイテルは、色むらのない茶色か黒褐色の毛を用いたもので、多くの場合、生え際を隠せるよう切りそろえられた厚い前髪がつけられる。商品として天然毛で作られたシェイテルには、使用されている毛がユダヤ教の律法に適切に従ったものであるという証明書をつけなければならない。つまり、ユダヤ教の掟《おきて》に従った処理がなされていない動物や、偶像崇拝的な生贄《いけにえ》を捧げている人間から採取された毛ではないと保証する必要がある。シェイテルはかつらのなかでも特に作るのがむずかしい。同じ宗派の人々に受け入れられる程度に質素でありながら、顧客の女性にとって充分に魅力的であるというふたつの要求をうまく両立させなければならない。そのうえ本物の頭髪に似すぎていてもいけない。本物そっくりだと、今度は頭部を覆うというしきたりが守られていないのではないかと疑われてしまうからである。[1]

純粋に外見を飾る目的でかつらを着用する顧客もいる。今日、おしゃれ用のかつらの市場はほぼ女性向けで、髪の手入れが時間もお金もかかる毎日の作業という場合にはかつらはとても便利だ。かつらの最大のメリットは、朝から髪型《バッド・ヘア・デイ》がうまく決まらない日には手持ちのかつらから選べば、くよくよ気を揉《も》まずにそれをかぶって一日を始められることである。アフリカ系の人の髪はケアに手がかかる場合が多いため、アフリカ系アメリカ人の女性たちのあいだではかつらが非常に人気があり、ひとりでいくつものかつらを所有し、かつらの購入と維持のために月に数百ドルを出費することもめずらしくない。ほとんどの場合、ファッションとおしゃれを目的としたかつらには、こだわりのデザインと自然な見た目を再現するための優れた技術が必要とされる。

とはいえ、モービーの仕事の大部分は、映画やテレビ、舞台用の商業的なものである。最高のかつらが個人に合わせて特別注文でデザインから作られるのと同じように、物語や芝居、ミュージカルでも登場人物一人ひとりに合わせてかつらやつけ毛が作られる。俳優のデヴィッド・スーシェは、ワックスでしっかり固めたぴんと尖った口ひげをつけると、アガサ・クリスティーが生み出したベルギー人探偵、エルキュール・ポアロになる。ショーン・コネリーは普段は禿げている頭に手入れの行き届いた豊かな髪のかつらをかぶると、ジェームズ・ボンドに変身する。

人毛の売買

かつら作りには何よりもまず繊維が必要である。かつらは、結べる強度と長さがあるかぎり、どのような種類の毛や繊維からでも——つまり、人毛、獣毛、植物の繊維、あるいは合成繊維からでも——作ることができる。ただし自然な見た目にするには、純粋な人毛が最も理想的な材料だ。[2] 人毛の種類によって多くのちがいが見られる。アジア人の毛は最も強度が高いが、太く黒い直毛のため取り扱いはいちばんむずかしい。それに対して、アフリカ人の毛はやわらかく絹のようで、最も脆い髪質のため、かつら用としては実用性がいちばん低い。

最初の課題は、計画しているかつらに合った種類の人毛を見つけ、入手することである。現在の市場では、天然毛のほとんどは南アメリカとアジア産である。ペルーでは、毛髪商人が村に行き、中央広場にテーブルを設置して、女性の髪を買い取っている。そこに女性が列を作って並ぶが、その大多数は非常に貧しく、収入源としてこうした訪問買い取りに頼っている。インドでは、女性たちが、ヒンドゥー教のヴィシュヌ神の化身のひとつで、罪を浄める力を持つというヴェンカテーシュワラ神に供物として髪を捧げる。推定では、アンドラ・プラデシュ州の寺院を訪れる一日あたりの巡礼者五万人のうち、四分の一が髪を奉納しているという。寺院は奉納された髪を商人に売っており、その量は一日あたり一トンを超える。今日、市場に出ている高品質のかつら用人毛のなかで最も安価なものである。[3]

準備として、奉納者は生えている髪をいくつかに分けてそれぞれ数本の輪ゴムで束ね、何本かのポニーテールにする。切られたポニーテールは髪束《ハンク》になる。切る過程で重要なのは、一本一本の毛幹が根元から毛先の向きに揃えられていることである。かつら職人に毛幹のキューティクルの向きがはっきりわかるようにするためだ。キューティクルの向きを無視してでたらめにかつらに毛を植えれば、毛の流れがおかしくなるだけではなく、フェルトのようにくっついて絡まり合ってしまう。

髪束を買い取った商人は、かつら用に髪の処理をおこなう卸売業者か、髪の加工業者に販売する。最初におこなわれる処理は洗浄である。ほとんどの場合、髪束の提供者はとても衛生的とは言えない環境で生活している貧しい人々なので、この段階はゆるがせにはできない。髪束は温かい石鹼水でやさしく洗われ、化学薬品や熱で消毒され、埃や脂、細菌、かび、昆虫が除去される。それから水でよくすすいだあと、乾燥器で乾かされる。

次の処理は髪質と色を基準にした仕分けである。素材市場における髪の価格は髪の品質、長さ、髪質によって異なる。かつらに最適な髪は「バージンヘア」だ。バージンヘアは毛染めやパーマを含め、一度も何らかの処理をされたことがないため、毛幹とキューティクルがまったく傷んでいない。北欧系や東欧系の長い金髪を蓄えた女性から採取された髪がいちばんの高値で取引されるが、それは最も用途が広いためである。かつらの土台になるベースネットに結ぶのも、カールするのも、まっすぐにするのも、必要とあれば着用者の髪の色に合うよう染めるのもほかの種類の人毛に比べて楽なのである。東欧系の金髪と赤毛で六〇センチの毛髪ひと束が一〇〇ドル以上、ペルー人やインド人の直毛の黒髪がひと束二〇ドルと、価格には幅がある。

かつら用合成繊維の開発

（少なくともヨーロッパ市場向けには）ヨーロッパ人の髪がかつらに最適だが、供給量が充分ではなく、その不足をアジア人の髪が補っている。アジア人の髪は色素が濃く、色素の薄いヨーロッパ人には必ずしも合わないため、卸売業者は髪を脱色して染めてから、かつら職人に納入する。毛染めによってキューティクルとコルテックスに回復不能なダメージを与え、毛幹の弾力性を減少させ、傷つきやすくし、その結果、質が落ちてしまうことにはなるのだが。

思ったとおりの見た目になるよう、供給源の異なる髪を混ぜてかつらに使うこともめずらしくない。ひとつのかつらに、ふたり以上の人間から、さらにはヤクやウマ、ヒツジといった動物から採取した毛が用いられることがある。たとえば、モービーの場合、世界じゅうの毛髪商人と取引があるにもかかわらず、白髪交じりや真っ白の長いバージンヘアは彼が手がける白髪交じりや真っ白やメッシュを入れたかつらに足りるほどの量が手に入らない。そこで彼は、絹のようになめらかで艶のある、まっすぐで真っ白なヤクの腹部の毛を使用している。

獣毛はよいとして、現代の多くのかつら職人はかつらへの人工毛の使用には抵抗を感じがちである。ほとんどの職人は、かつらをできるかぎり本物らしく見せるには健康な人毛を使わなければならないと思っている。合成繊維の開発は大きな進歩を遂げているが、まだ天然毛の性質を再現できるまでには至っていない。たとえば、どんなによくできている人工毛のかつらでも、キューティクルが存在しないため、自然な髪の艶はない。また、人工毛は天然毛が耐えられる温度で溶けてしまう。したがってヘアドライヤーをかけるときには注意が必要だ。それにつけひげやかつらを固定するための接着剤を取り除くには有機溶剤が利用されるが、人工毛はプラスティックでできているため、有機溶剤に溶けやすい。

それでもなお、人工毛にはいくつか長所がある。清潔で、ほぼどんな形状、太さ、色でも量を問わず入手しやすく、天然毛に比べて価格が安い。撥水性《はっすい》があるため、天然毛のように湿度の変化による影響を受けない。忠実に本物の頭髪を真似る必要がなく、かつららしく見えてよい場合には特にメリットが大きい。人工毛を使えば、かつら職人は創造力の赴くまま、技術をいかんなく発揮することができる。どんな色、厚さ、長さ、縮れ方や巻き方のかつらでも作れるのだ――紫の星形から、白い巻き毛を小山のように積み重ねたヘアスタイル、そして馬にまたがり町を駆け抜ける全裸の女性の体を慎み深く覆う豊かな長い髪に至るまで、思いのままに。

私は数年前、東京に本社をおくアデランスの研究所を訪問し、かつら用の新たな合成繊維の開発が進められていることを知った。同社はかつらの製造販売で日本市場の約四〇パーセントのシェアを持つ大手企業である。[4]同社で現在開発が進められている、より天然毛に近い新しい合成繊維がいくつかある。そのひとつは繊維のなかに繊維を入れるという「芯」と「鞘」の二重構造になっていて、内側の芯のおかげでより引っ張り強度が向上している。別の合成繊維はざらざらした表面がキューティクルに似た働きをするもので、表面に反射した光がより自然な艶を出す。さらには、水分を吸収でき、カールをかけられるという天然毛の持つ性質を一部備えているものもある。このような技術的進歩は、合成繊維が未来のおしゃれ用かつらにますます採り入れられるようになることを予感させる。

かつら作りの工程

天然か人工か、どちらの材料にするにせよ、毛髪繊維を選んだら、いよいよかつら作りに入る。工程は「ウィッグ・ブロック」と呼ばれる頭部をかたどった木製またはプラスティック製の台から始まる。専門店のなかには顧客の頭を正確に複製するプラスティック成型の台を作るところもあるが、たいていの場合、台は平均的な頭部を一般化したものである。台は透明のビニールカバーで覆われており、カバーには頭部の座標を示す線が引かれている。台の大きさによってかつらのサイズが決まる。かつらがゆるすぎれば、ずり落ちてしまうし、きつすぎれば

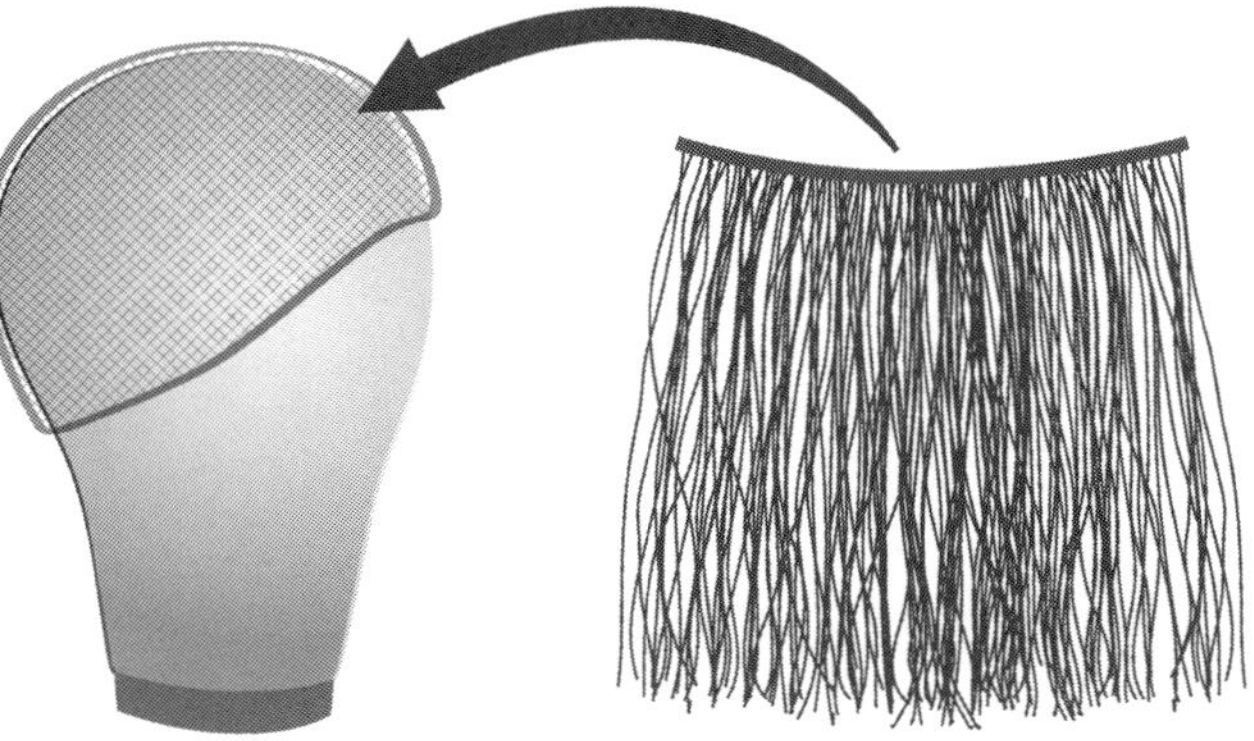

かつら職人の道具。ベースネットをかぶせたウィッグ・ブロックと、リボン状の土台に毛をつけたウェフト。かつら職人はネットに1本ずつ植毛するか、工場で製造可能なウェフトを取りつける Art by Mark Saba, Yale University. Used with permission.

長時間の着用に耐えられない。

次にウィッグ・ブロックに「ベースネット」をかぶせる。ベース・ネットは頭部の形をしたかつらの土台となるもので、毛幹のように見せることを意図した細い糸でできている。生え際部分など、頭髪密度の低い部分では、ネットの糸はごく細の絹糸や透明な合成繊維、あるいは本物の毛髪で作られ、ほぼ見えない状態になっている。頭髪密度の高い部分では、より多くの毛髪繊維を支えられるよう、太く、強い糸をネットに使用する。ネットはダイヤモンドを並べたような網の目状になっており、そこに職人が毛髪繊維を一本ずつ結びつけて植えていく。ひとつのかつらを作るには三万本から四万本の毛が必要で、方法によって所要時間はちがってくるが、熟練したかつら職人なら二週間もあればひとつのかつらを仕上げることができる。

ベースネットに毛を植える方法には二種類ある。ひとつ目は、専用の針でネットに直接、毛を一本ずつ一回か二回結びながら植えていく方法である。ネットへの結び方が一本一本の毛の流れ――右向きか左向きか、前向きか後ろ向きか――に大きな影響を与えるため、頭部のどこの毛かによって向きを変えていく必要がある。

ふたつ目は、「ウェフト（本来は〝緯糸〟の意味）」を用いる方法である。ウェフトは毛を織り込んで取りつけた一片のリボンのことで、かつらづくりに用いるが、つけまつ毛の一片のことも指すことばだ。見た目は洗濯物ではなく毛をびっしりとかけた物干し用のロープのようで、工場で迅速かつ安価に大量生産できるため手軽である。かつらを作るには、ウェフトを縫いつけてベースネットを覆えばいい。頭頂部と後頭部など、頭髪密度が高く、縫いつけたウェフトの畝《うね》が見えない部分には適しているが、頭髪が薄い生え際部分には具合がよくない。良質のかつらを作る秘訣は、ステッチをうまく隠しながら、髪の分け目やつむじ、額の上の逆毛など、正常な頭髪の形状と性質に見られる微妙な変化を再現することである。特にむずかしいのは、かつらの縁の部分を自然な生え際のように見せることで、本物の生え際は、色素の少ない細い毛が重ならずに一本ずつ薄く生えていて、頭髪密度が低い。うまく隠す方法のひとつは、切り下げた前髪を作ったり、顔の両脇と首筋に長い髪の房を垂らしたりして、ウェフトのせいでできてしまうくっきりとした境界線を覆ってしまうことである。もうひとつ、かつらだとばれてしまう決定的な証拠は毛幹の均一性である。自然な頭皮に生えている毛髪繊維には、必ず質感や色にむらがあるものなのだ。自然な髪の多様性を再現するには、日光が自然な輝きを引き出す頭頂部の色素の薄い毛や、こめかみの白髪を模倣できるよう、色合いの異なる毛を交ぜ込まなければならない。

かつら全体の植毛が終わると、今度は美容師が仕事を引き継ぐ。髪をカットし、カールをかけ、毛染めをしてかつらを整えるのである。この仕事は美容師や理容師なら誰でもいいというわけにはいかない。かつらに櫛を深く入れすぎてしまうなど、ほんのささいなミスでさえ、ベースネットを引き裂き、取り返しがつかないほどダメージを与えてしまいかねないため、かつらの製作過程に詳しい人でないといけないのである。かつらの手入れにも同様の注意が必要になる。使用頻度の高いかつらは、決まったスケジュールに沿って、洗って髪型をセットしなおし、まめに修理しなければならない。演劇界では、上演一四回ごとに一度かつらをクリーニングすることが舞台俳優労働組合によって定められている。造りがしっかりしていて手入れが行き届いたかつらは何年も持つかもしれないが、あらゆる芸術作品と同様にかつらもまた定期的かつ愛情をこめた手入れが欠かせない。

「ウィッグ」ということばを聞くと、ほとんどの人は頭部を覆うかつらを思い浮かべるが、実際は頭髪に限定されない。たとえば、モービーとそのチームの場合、舞台作品用に頭部のかつらのデザインを手がけるほか、俳優が必要とする顔用の各種のつけ毛も担当している。つけ眉毛につけまつ毛、つけ口ひげにつけ顎ひげ、つけもみあげ、頬から顎にかけてのふさふさのつけひげなどだ。人毛、獣毛、人工毛のどれを使うにせよ、顔用の場合は頭髪用よりも硬くて短く、カールが強い毛になる。かつら職人は、顔の毛と頭髪の質感と色のちがいを知っていなければならない。たとえば、顎ひげのほうが頭髪よりも金色や赤味が強かったり、白っぽかったりすることもある[5]。つけまつ毛は、色素が濃く、少しカールした短い繊維でできたウェフトで作られ、まぶたの縁につけて使用する。腕や脚、胸などの体毛の場合、短い巻き毛が編み込まれたヘアネットで装着されることもある。陰毛ですらつけ毛を作ることができる。陰部用のつけ毛は「マーキン」と呼ばれ、起源は中世にさかのぼる。当時の売春婦は毛ジラミを予防するため陰毛を剃っていたが、素肌では見えてしまう性病による斑点を隠す必要があり、陰部につけ毛をつけていたのである。今日では、映画や舞台で〝猥褻《わいせつ》〟とされる性器の露出を避けるため、陰部用のつけ毛はかなりよく利用されている。

体のどこにつけるものであっても、ウィッグは確かに安価ではない。その価格には、デザイン料、天然や人工の材料の代金、製作にともなう長時間の単調な労働に対する人件費が含まれている。かつらひとつあたりの価格は五〇ドルから五〇〇〇ドルまでと幅広い。かつら利用者の多くは、クリーニングと修理に要する期間中、取り換えられるように少なくとも複数のかつらを所有しているはずである。使い捨てのものにすればメンテナンス費用はいくらか削減できるが、耐用性の高いかつらほどは長持ちしないため、年間四個から一二個も購入しなければならない。それが積もり積もって大きな金額になる。かつら生産は断片化したプロセスで構成され、毛髪商人から卸売業者、繊維メーカー、デザイナー、かつら作りの実作業をおこなう職人、かつらのスタイリングを手がける美容師まで、携わる関係者が多いため、産業規模を推定するのはむずかしい。それでも、業界関係者は全世界で合計五〇億ドルに迫る市場規模だと見ている。[6]

かつらには魔法の力が宿っている。かつらをかぶることで、役者が舞台で登場人物に変身したり、髪を失った愛する人が自信を取り戻して笑顔になったりするのを見たことがある人ならば誰でも知っているはずである。かつらをかぶるという単純な行為には人を変える力がある。そしてかつらをデザインし、製作する人々はたぐいまれな才能を持っている。モービーのように、自然に対する鋭い観察眼を持ちながら、洞察力に優れた芸術家でもあるのだ。ところで毛は、かつらやつけ毛の形でなくても芸術になりえるのだろうか？

第一〇章　ひと房一二万ドルの髪

二〇〇七年一〇月二五日、テキサス州ダラスにある競売会社ヘリテージ・オークション・ギャラリーで、革命指導者チェ・ゲバラの遺体から切り取られたひと房の黒髪が落札された。入札者はビル・バトラーという書店経営者ひとりだけで、バトラーは一一万九五〇〇ドルという目玉の飛び出るような大金で遺髪を落札した。当時彼が語ったところでは、一九六〇年代の著名人や出来事にまつわる記念品を集めており、そのコレクションに偉大なゲバラの遺物を加えたかったという。この年、同じ競売会社では、エイブラハム・リンカーン大統領のひと房の髪が一万一〇九五ドルで、南北戦争時の南軍将軍J・E・B・スチュアートのひと房の髪が四万四八一二ドルで落札されている。それにしても著名人の髪に高値がつく[1]のはなぜなのだろう？

収集家にとって、髪はその人物の魂が宿っているものであり、髪を手に入れることで、その人物の形ある一部を所有しているような気分になれるのである。髪に人間の生命力が宿ると信じられている文化は、過去にも現在にも数多く存在している。肉体に生えている状態でも肉体から分離された状態でも、髪に魂が宿るという言及は、神話にも実際の文化にも見られる。[2] たとえば、ギリシャ神話では、九人のムーサ（文芸を司る女神たち。〝ミューズ〟とも言われる）たちの母で、記憶の女神ムネーモシュネーは、非常に長い髪のなかに卓越した記憶力を宿しているとされている。旧約聖書では、怪力の士師サムソンは筋肉ではなく髪のなかに力を蓄えていると描かれた。だから裏切り者の愛人に髪を切られると、怪力を失い、髪がふたたび伸びるまで力を回復できなかったのである。日本の伝統の相撲では、力士の力は髪に宿るとされ、断髪式で髷《まげ》を切ることが競技生活からの引退を示す。

魂は髪に宿る

人間の本質は髪と関係があると広く信じられており、髪を傷つけると、たとえそれが肉体から切り離されていても、肉体に害が及ぶという考え方は世界の各地に見られる。西アフリカのヨルバ族は、髪に宿る魂が、つけこもうとする悪人の影響にさらされないよう、切った髪を守るという。少なからぬ文化において、悪魔のような魔法使いや魔女が、望まれていない誘惑がうまくいくよう、手に入れた髪に媚薬《びやく》を塗るという言い伝えがある。また、髪は神への奉納供物として利用されてきた。日本女性はかつて、愛する人が無事帰ってくるようにと髪の束を神社に奉納したものである。現代のインド女性は、贖罪《しょくざい》として寺院に髪を寄進する。

髪は長きにわたって形見や聖遺物として大切にされてきたが、その人気が高まったのは、一七世紀なかば、イングランド内戦期のチャールズ一世の処刑後のことだった。王を支持していた市民は、追悼の意を表しつつ支持政党を明らかに示すため、亡き王の髪を装身具に入れて身につけた。間もなくこの風習は広がりをみせ、人々は自身が失った愛する者たちを偲《しの》ぶ同様の装身具を作るようになった。

こうした「メメント・モリ（ラテン語で〝死を忘れるな〟の意味）」ジュエリーで代表的なものは、黒いベルベットのリボンにさげた金のロケットである。ロケットの蓋の表には、小さな棺《ひつぎ》や骸骨《がいこつ》、砂時計、墓掘り人のショベルなど、死の象徴を表現したデザインが施されており、そのなかに故人の遺髪が収められた。ロケットの中央には故人の名前が刻まれた。

メメント・モリジュエリーを身につけていた人物で特に有名なのが、イギリスのヴィクトリア女王である。大英帝国が栄華をきわめた時代に長きにわたって国を治めたばかりではなく、王族としてはめずらしい結婚生活を送った。彼女の夫君、アルバート公は教養があり、進取の気性に富んだ進歩的な博識の人で、女王にとってかけがえのない相談相手でもあった。一八六一年、そんな夫君が亡くなると、ヴィクトリア女王は長期間にわたり深く喪に服した。喪失感を完全に克服することはできなかったものの、アルバート公の遺髪をロケットやペンダント、指輪に入れて身につけることで多少の心の慰めを見出していたのだろう。

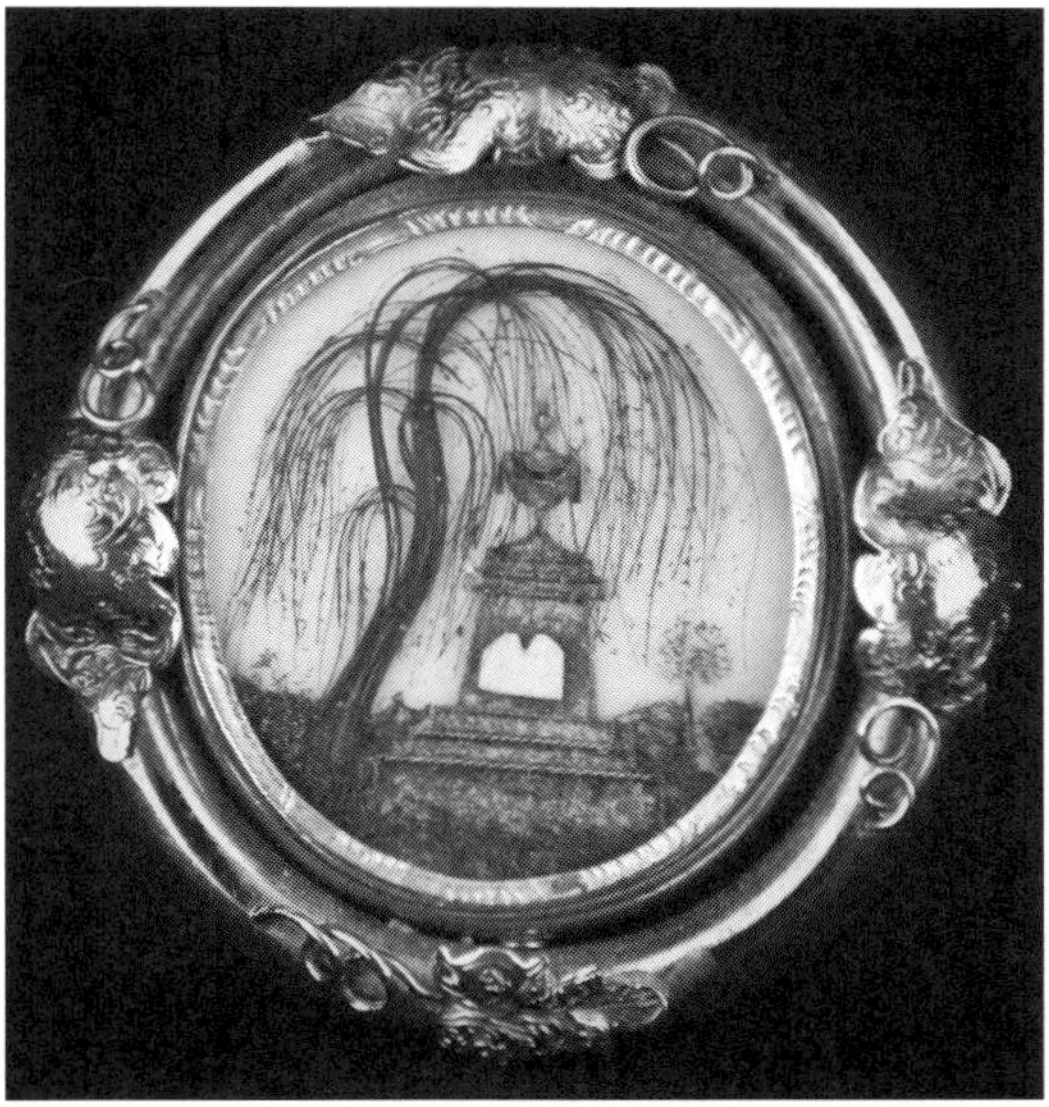

追悼用のメメント・モリジュエリー。この立体作品の構成要素は、ヤナギの枝も霊廟も含めてすべて毛髪でできている From the collection of Leila Cohoon; photograph by Adam Green. Used with permission.

一方アメリカの一八世紀の女性たちは、髪の持つ霊性を大切にしていた。彼女たちは、切り取った髪を、友情、愛情、哀悼、家族の絆というメッセージを伝えるために利用した。装身具にして身につけたり、額縁に入れて壁にかけたり、アルバムに入れてデスクや棚に飾ったりするなど、愛しい人の毛を毎日の生活で身近においた。初代大統領ジョージ・ワシントンの妻、マーサ夫人は、髪を使用した装身具や宝飾品をこよなく愛し、国賓から髪をもらってはロケットや額に入れた。[3] 第二代大統領ジョン・アダムズの妻、アビゲイル夫人は、自分自身と夫、第六代大統領となる息子ジョン・クインシー・アダムズの髪を入れたブローチとピンブローチを持っていたという。またイギリスに戻るが、ヴィクトリア朝時代の詩人、ロバート・ブラウニングは自分と夫人の絡み合った髪を入れた金の指輪を身につけていた。指輪には「Ｂａへ」と刻まれており、それに続いて「きみに神の祝福があらんことを　一八六一年六月二九日」と彫り込まれていた。「Ｂａ」とは夫人エリザベス・バレット・ブラウニングを指し、日付は彼女が亡くなった日だった。[4]

髪の毛を贈る意味

しかし髪の房は、古くから友情や家族の絆、哀悼の意以上の意味を表してきた。髪の交換は恋愛関係において意味を持つ——と言っても、その意味はさまざまである。はにかみ屋の青年が女性に髪の房がほしいと言えば、実際にプロポーズをしようとしている場合もある。だが、結婚する気などさらさらない女たらしが女性を口説き落とした記録として髪の房を持っている場合があることもまた事実だ。一方、女性は誘惑の道具として髪を利用してきた。それどころか、レディ・キャロライン・ラム（子爵夫人で小説家）の場合は、詩人のバイロン卿とつかず離れずの不倫関係にあったが、バイロンの小さな肖像画が入った金のロケットに自分の陰毛も一緒に入れて彼に送りつけ、関係をひけらかした。[5]バイロンがそれをどうしたのかは記録が残っていないものの、その後間もなく彼女との交際をやめていることはわかっている。

関係がうまくいっているかぎり、人は愛する人の髪を誇らしげに身につけるが、いったん愛が冷めてしまうと、髪の贈り物は別の様相を呈するようになる。一六世紀から一七世紀にかけて活躍したイングランドの詩人、ジョン・ダンの詩「埋葬」を例に考えてみよう。この詩は、振られた男がこう求めるところから始まる。「私に経帷子《きょうかたびら》を着せる者は誰であれ、傷つけず、詮索もしないでほしい、私の腕を飾るあの繊細な髪の輪のことを」。腕に巻かれている髪は、今では彼を拒絶している女性のものである。そもそも恋人だったその彼女が彼にどうして髪を贈ったのかは明記されていないが、かつては真剣な愛の行為があった（あるいは少なくともそうするつもりがあった）と見ていいだろう。そして最後の行では、男は蔑《さげす》んだようにこう言い放つ。「私への思いがないあなたの一部を、私とともに葬り去るのだ」。振られた男にとって、髪は愛の象徴以上のものだった。それは彼女の本物の一部であり、最後に彼は復讐を果たすのである。

こうした毛を利用した記念品を作るには、ほとんどの場合、髪の房をまず集め（自分自身や、個人的に深い愛着を持っていた故人や存命中の人物から）、熱湯で洗って乾かしてから、美しく形を整えたり、結んだりした。髪を細かく砕いて接着剤と混ぜ、塗料として装飾品を飾るために使われる場合もあった。また手紙やアルバムでは、愛情を表現した詩やエッセイ、スケッチなどの隣に、独創的で疑ったデザインにアレンジした髪を添えることもあった。

毛髪アートとジュエリー

髪の毛を用いたアートは、お金もかからず誰でも楽しめるものとして始まったが、やがて主に中産階級の女性たちのたしなみに落ち着く。作品作りの腕前を磨く時間の余裕があり、趣味を分かち合える親しい友人もいる層である。一九世紀なかばには、毛髪アートの需要が高まり、多くの女性がプロのアーティストの助けを求めるほどになった。プロが参入したことでさらに広く出回るようになると、毛髪アートの発信するメッセージは個人的なものから、より商業的なものへと変化した。しかし、だからと言って価格が安くなったわけではない。買い求める人にとっては、プロの手による毛髪を使用したアートや装身具は高価なものだった。一八五五年に出版された雑誌〈ゴーディズ・レディズ・ブック（一九世紀アメリカの代表的女性誌）〉には、喪に服す期間につける追悼用のネックレスの広告が掲載されているが、アメリカ人一人あたりの平均資産額が三〇〇ドルあまりだった時代に、ネックレス一本に四ドルから七ドルの値段がつけられている。[6]しかし一九世紀末には早くも、毛髪ジュエリーの人気は下火になる。女性が家庭外で新しい機会が得られるようになったためや、人間の身体を記録する新たな手段として写真が普及したためだった。二〇世紀の初頭までには、メメント・モリジュエリーへの関心はほぼ完全に消え、陰気で感傷的で、ただ時代遅れのものととらえられるようになった。

　知られているなかでこの時代の毛髪作品の最大のコレクションは、ミズーリ州インディペンデンスにある博物館「リアイラズ・ヘア・ミュージアム」にある。この博物館は主要幹線道路沿いに建つ黄褐色の煉瓦《れんが》造りの簡素な一階建ての建物で、三つの大きな展示室で構成されている。展示室はそれぞれ、壁一面が額縁に入れられた作品で覆われており、床には展示用のガラスケースが所せましと置かれている。創設者のリアイラ・カフーンは、元美容師で、美容院を経営していたが、さかのぼること六〇年以上前、買い物途中で毛髪を使ったアート作品に出会い収集を始めた。そのときは靴を買いにいくつもりだったのだが、アンティーク・ショップに陳列されていた額縁入りの毛髪作品に惹きつけられ、靴代の一三五ドルでそれを買ったのだという。以来、アンティーク製品のセールから、オークション、ガレージ・セールまで、さらには口コミを頼りに手当たり次第に毛髪のアート作品を買い求め、コレクションを増やしつづけている。[7]

　そのコレクションには、毛髪を使用した立体的な芸術作品のほか、髪が組み込まれた懐中時計やイヤリング、ロケット、ペンダント、指輪、ブローチ、バッジなど、さまざまな形態の装身具もある。なかでもいちばん大きいのが「リース（花輪）」状の立体作品を額縁に入れたものだ。この種の作品の特色がよく表れているのは、カフーンが最初に買った作品だろう――一

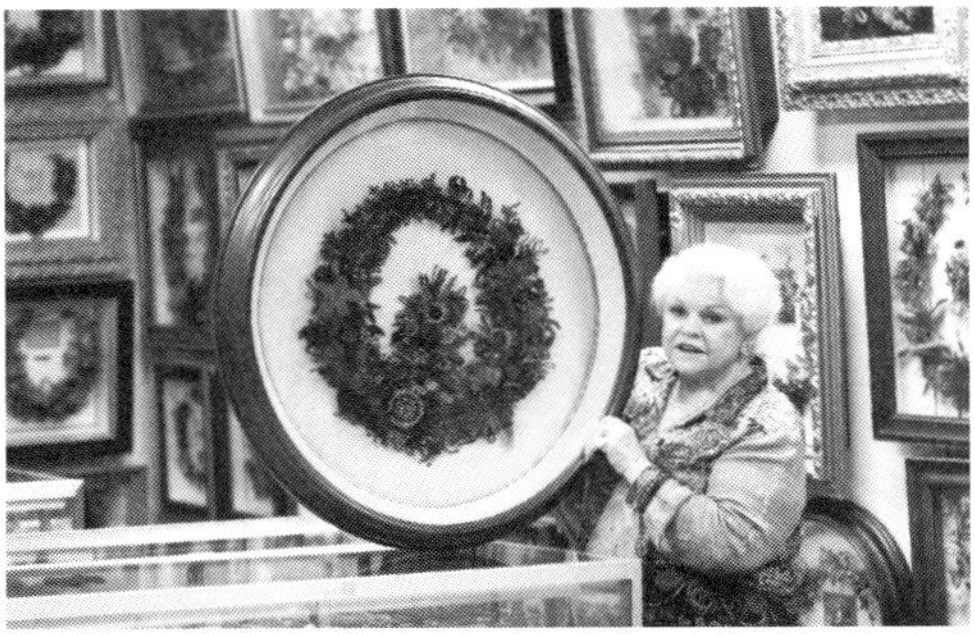

家族の毛髪を使用したリース状の立体芸術作品。一人ひとりの家族が提供した毛髪をアーティストがリースの形にまとめたもの　From the collection of Leila Cohoon; photograph by Adam Green. Used with permission.

辺一三センチ弱の正方形の金色の額縁に入った壁掛けタイプで、中央に配置したひと房のくすんだ金髪を、髪でできた蹄鉄《ていてつ》で取り囲んだ構図になっており、蹄鉄は葉のような形にまとめられた髪の房を少しずつ重ねて作られたものだ。この作品の裏面には「ママとパパより」と書かれている。こうしたリース状の立体作品は非常に人気があった。典型的なものは、家族の一人ひとりが葉の一枚分の毛髪を提供し、アーティストがそれらを一種の系統樹のようにまとめて、それぞれの葉の近くに提供者の名前と関係を書き込んで作るものである。家族全員の毛髪が揃ったところで、アーティストは輪を閉じてリースを完成させる。

近年、新世代の彫刻家たちは、追悼用のメメント・モリジュエリーをはるかに超えた芸術表現のための素材として毛髪を用いるようになった。ほとんどの人はアート作品に使われている獣毛を中立的な素材として見るのに

グ・ウエンダ（谷文達）作「UN-1、ユナイテッド・ネーションズ―ミレニアムのバベル」。同アーティストの連作シリーズ「ユナイテッド・ネーションズ」からの巨大な立体芸術作品。同シリーズでは、世界じゅうの人々から毛を集め、ひとつの作品にブレンドすることが目標となっている。寄贈された髪で疑似中国語、英語、ヒンドゥー語、アラビア語の単語が幕につづられている　Used with permission from Gu Wenda.

慣れているが、本物の人毛の場合は芸術的な意味から切り離せなくなる。紙や木材、塗料、粘土、石、ブロンズ、各種の金属、プラスティック類とはちがって、人毛は、思考し、笑いもすれば泣きもする生きた人の体から採取されたものであり、それゆえに素材として使われれば、真っ先にこんな疑問が浮かぶ。この髪を提供したのは誰なのか？　そしてどうしてそうしたのだろう？　ヘア・アーティストのカサンドラ・ホールデン[8]は「毛はきわめて個人的なものなので、人体に付属していない毛を見ると、人は居心地の悪さを感じがちである」と語っている。

　毛髪のアート作品への利用は多岐に

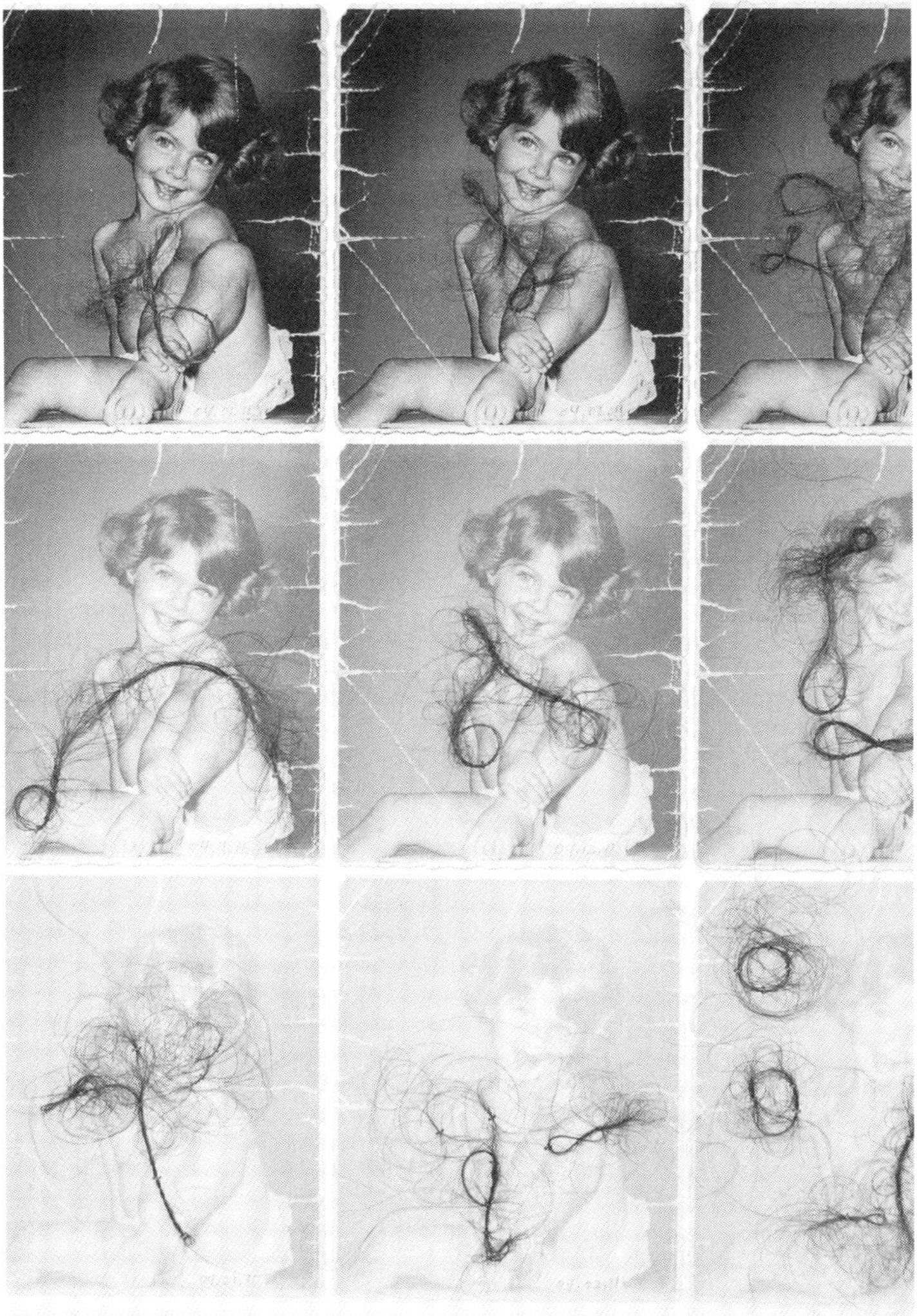

「美の問題No. 2」(2011年4月)。若さと生命の象徴としての毛髪の永遠性が、追悼用のジュエリーにおける毛髪の永続的価値を思い起こさせる　Used with permission from artist Babs Reingold.

わたる。[9] 最も基本的な利用法のひとつは、アーティストのアルシア・マーフィ＝プライスがおこなっているように、束になっていない髪を形にすることである。テリー・ボディーは、毛髪でできた文字で単語を作り、メッセージを伝達するという髪の持つ性質を作品に利用している。バブズ・ラインゴールドは「美の問題」と題した作品で、色褪《あ》せていく子供の写真と変わることのないその子供の金髪の房を並べ、命の無常と髪の永遠性を対比している。

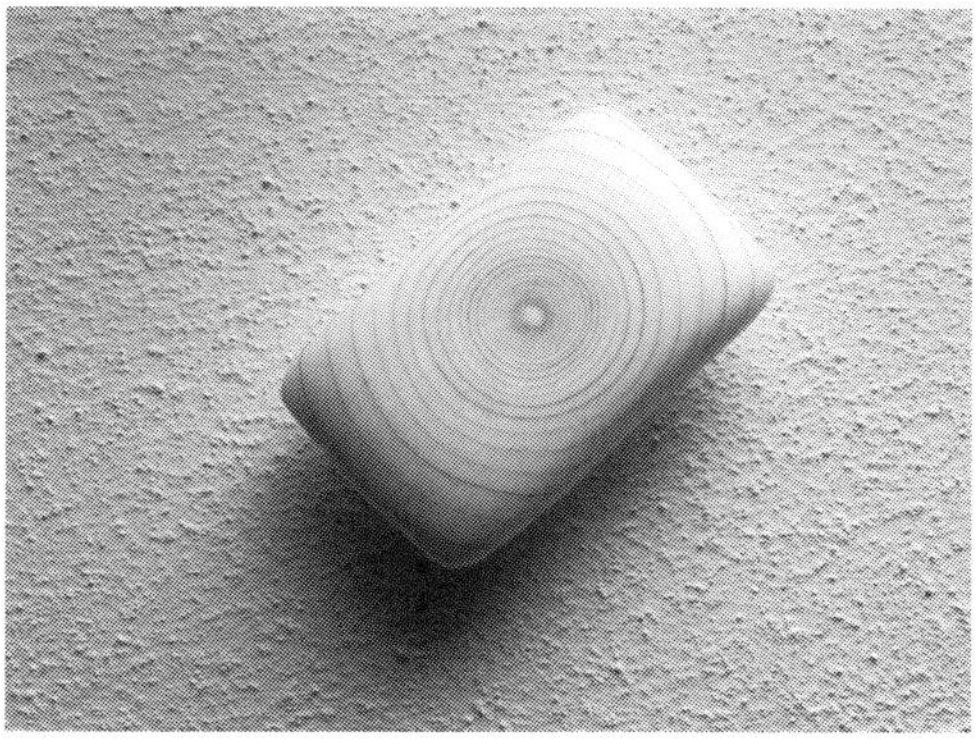

トム・フリードマン作「無題 1990年」。白い固形石鹸にアーティスト自身の陰毛を渦巻き状に埋め込んだ彫刻作品 Used with permission from artist Luhring Augustine and Stephen Friedman Gallery, London.

トム・フリードマンは「無題 一九九〇年」という彫刻作品で、なんの変哲もない白い固形石鹸に自身の陰毛を埋め込んでいる。またソニア・クラークはアフリカ系アメリカ人の毛髪を南部連合旗と家庭用の椅子の布に織り込んだ作品を制作し、当時の社会におけるアフリカ系の人々の構造的存在を浮き彫りにしている。

ここに挙げたのは、人毛を素材として利用した膨大な芸術作品のほんの一部にすぎない。きわめて個人的な要素——肉体にいちばん近いもののひ

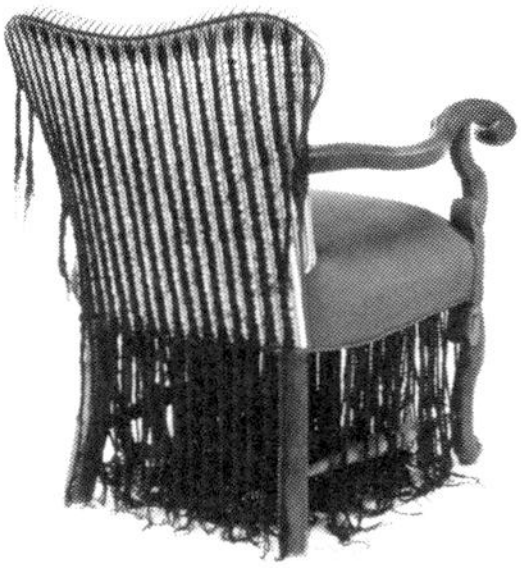
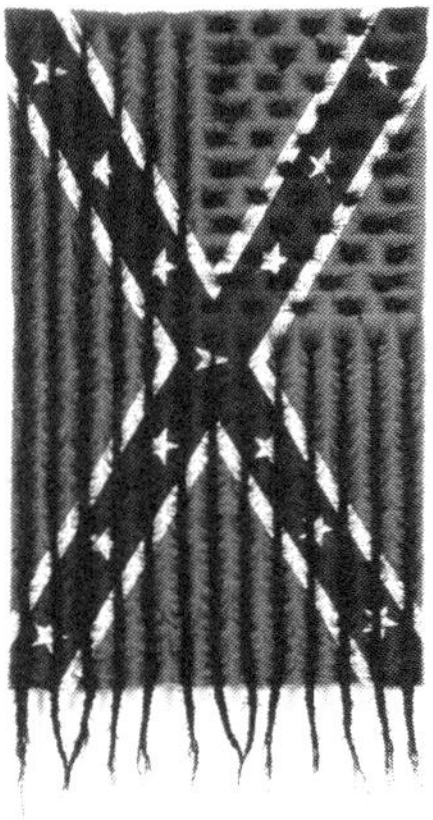

「コーンロー・チェア」（2011年）（左）と「ブラック・ヘア・フラッグ」（2010年）（右）。南北戦争時の南部連合旗にアフリカ系アメリカ人の毛髪を織り込むという皮肉な使い方は、当時の社会における黒人奴隷の不可欠かつ不可分な役割を浮き彫りにしている　By artist Sonya Clark. From the collection of the Virginia Museum of Fine Arts. Photograph by Taylor Dabney. Used with permission.

とつ――を利用することで、アーティストたちは、哲学的、社会的、政治的、道徳的に重要な意味を持つ説得力ある主張をしている。こうした作品と追悼用のジュエリーやアートは、毛が肉体から切り離されても肉体に生えているときと同じく力強いメッセージを送れることを示している。

ここまでの物語の関係者はみな、毛の本質と毛が発信するメッセージに関心を持っていた。第三部では、毛が人間の要求に応えられるようにする方法に心を砕いている人々が登場する。なかでもとりわけ勇敢で大胆不敵な人々からストーリーを始めよう。貪欲なヨーロッパ市場向けに、ビーバーを探し求める毛皮猟師、交易商人、そして探検家たちである。

第三部
毛と人間の複雑な関係

第一一章　ビーバーの毛皮がもたらしたもの

毛の物語にとって、人間の頭部と体に生えている毛と同じく重要なのが、人間が体を覆うために利用してきた動物の毛である。人類が体を覆うなんらかのものが必要になったのは、今からおよそ一〇万年前[1]、アフリカを出て風や寒さから身を守らなければならない気候の土地へと移住したときのことだった。最初、最も手に入りやすい覆いは、食糧にしたあとで残った動物の皮だった。どのような動物でもよかったが、気候に加え、狩りでいちばん入手しやすい哺乳類は何かという制約から、おのずと用いられる動物は決まった。皮はほぼ手に入れたままの状態で利用された。付着している組織を取り除いて乾かし、やわらかくしたら、すぐに身につけていたのである。

初期の人類は狩った動物から皮を採取していたが、九〇〇〇年ほど前、動物を集めて飼うようになると仕事が格段に楽になった。この画期的な出来事により、食糧と皮を手に入れるための狩りをする必要が減り、地域によってはまったく狩りをせずにすむようになったところもあった。ウシやブタ、ヒツジやヤギなど飼育している動物から原皮（毛のついた皮）を得られるようになったのである。残念ながら、きわめて貴重で被毛が豊かな動物は簡単には飼いならすことができなかった。そうした動物は、効果的な被毛がなければ冬を越せない、寒冷で生息条件が過酷な北の地域に生息していた。

毛皮市場の発達

古代ギリシャ、ローマ時代とそれに続く時代には、地中海沿岸地方で当時栄華を誇ったギリシャ人、ローマ人、アラブ人の社会があらゆる種類の野生動物の毛皮を求め、スカンディナヴィアを含む北ヨーロッパとロシアの寒冷な森に生息する動物がその需要に応えた。八世紀なかばになる頃にはスウェーデン人はバルト海東岸地域に入植地を運営しており、そこでヴォルガ川とドン川を北上してきた西ヨーロッパ人やアラブ商人と出会った。アラブ商人は奴隷と毛皮を求め、ヴァイキングは高品質なアラブの銀や銀貨を欲しがった。この交易のためもあって、意欲をかき立てられたスウェーデンのヴァイキングは、さらに東へと南へと進出し、コンスタンティノープルの門をくぐり抜け、地中海沿岸の市場へと直接侵入した。彼らは現地に簡単に溶け込み、ふたつの優れた文化の融合とその後の世代に遺伝として引き継がれる青い目という歴史的な足跡を残した。

中世後期になると、十字軍が、装飾的な毛皮も含めて洗練されたイスラム教徒の新しい生活様式に感銘を受け、聖地遠征から戻ってきた。西の市場に毛皮を供給したのは主に、引きつづきスカンディナヴィア、東ドイツ、ロシア、シベリアの猟師たちだった。定期的に市の立つ市場町まで毛皮（クロテン、オコジョ、キツネ、テン、カワウソ、リスなど）を輸送するのは、容易な仕事ではなく、危険がつきもので、毛皮交易の発展には、安全な流通システムの構築が不可欠だった。その必要性を提唱した組織のひとつがドイツ騎士団である。

ドイツ騎士団は、ローマカトリック教会と関係のある軍事組織で、聖地エルサレムへの巡礼者の保護、支援を主な目的として設立された。一二世紀から一五世紀にかけての全盛期には、莫大な富を築くが、その収入源のひとつとなったのが毛皮交易だった。東から毛皮を買いつけ、ヴォルガ川から北のバルト海へと伸びる一連の毛皮取引の拠点に沿って輸送し、ヨーロッパとイングランドという西の市場に売ったのである。

毛皮交易はイングランド経済にとって古くから重要なもので、それを支援するため、エドワード二世は一三二七年、ロンドンに「毛皮商の名誉組合」というギルドを設立した。王室は政策として商人に最良の価格を追求するよう奨励しており、一四〇八年にはヘンリー四世がイングランドの商人組合に輸入を手がける多様な集団と交渉する権限を与えている。その交渉相手のなかにはドイツ騎士団も含まれていたことだろう。一世紀後、王室はさらに抜け目のないやり方を思いつく。ヘンリー八世は、イングランドへ毛皮を輸入するために、ロシアのツァーリ（皇帝）、イヴァン四世（〝雷帝〟の異名をとった）との直接交渉を毛皮商人に指示した。そうすれば大勢の交易商人との取引を省くことができる。

ヨーロッパとアラブの商人が大切にしていた毛皮は、おおむね、実用や普段着のためのものではなく、着て誇示するためのものだった。毛皮は社会階層を区別する目的で用いられたので、支配階級は奢侈《しゃし》禁止令（衣食に関して個人消費を制限し、贅沢を取り締まる法令）を制定して毛皮の入手と利用を制限した。一四世紀、イングランド王エドワード三世（前出エドワード二世の子）は、どの毛皮を誰が身につけるかを定める法律を施行した。この種類の毛皮は国王、あれは貴族、それは高位聖職者というように。多くの国で、クロテン（セーブル）の使用は国王に限られていた。ドイツ諸国では、一六世紀にもなって奢侈禁止令を施行し、当時富と影響力を増大させていた商人階層による高貴な毛皮——テンとオコジョ（アーミン）——の着用を禁じている。中産階級はラム、キツネ、イタチなど安価な毛皮を着ることができたが、庶民はどのような種類であっても毛皮の着用が認められなかった。

二〇〇年続いた〝ビーバー・ラッシュ〟

あらゆる種類のめずらしい毛皮が王族や貴族、聖職者、裕福な商人の礼服の装飾に好まれたものの、一六世紀のヨーロッパで最も需要の高かったのはビーバーの毛皮である。何世代にもわたり、ヨーロッパ人は、短く非常に細い毛織維でできた厚い被毛を持つビーバーを珍重してきた。

その需要のほとんどは帽子用だった。一六世紀、きちんとしたビーバー・ハットは本物の紳士と紳士志望者にとっての必需品で、社会的地位と富の象徴であり、屋外、屋内、教会でも、ディナーの席でもかぶられた。ビーバー・ハットの形は実にさまざまで、つばの広いものに狭いもの、つばありにつばなし、山の高いものに低いもの、宝石で飾られたものに飾りのないものなどがあった。そして値段はおしなべて高価だった。一七世紀イングランドの海軍大臣で、有名な日記作家サミュエル・ピープスは浪費家でもあったが、ビーバー・ハットに年収の一パーセントもかかったことをぼやいている。[2] 事実、非常に高価だったため、当時は遺言書の財産目録に挙げられることも少なくなかった。

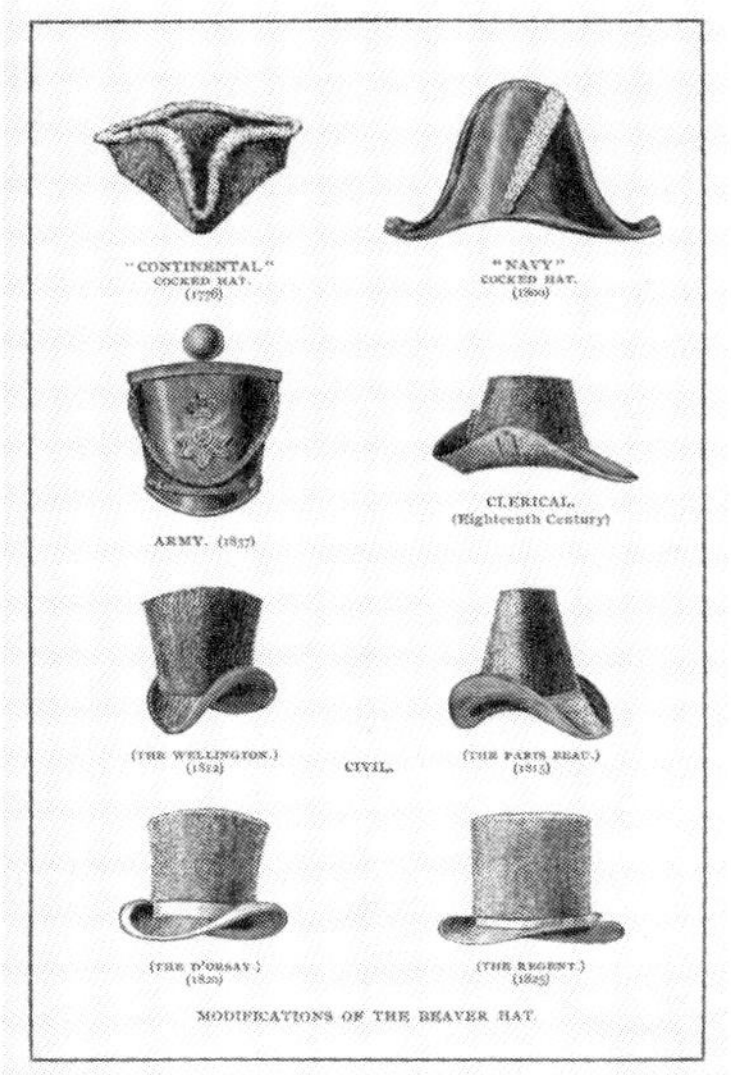

ビーバー・ハットの多様なスタイル。ビーバーの原皮の市場は帽子の需要によるもので、帽子のスタイルは実にさまざまだった　Image from Horace T. Martin's Castorologia, Or, The History and Traditions of the Canadian Beaver, W. M. Drysdale & Co., 1892.

ビーバー・ハットが高価だ

ったのは、作るのに大変な労力がかかるからだった。工程の一段階ではキューティクルがかかわってくる。ビーバーの毛のキューティクルは毛幹表面から浮いていないため、帽子職人はフエルト化するにはまずキューティクルを開かなければならないことに気づいた。そのための処理のひとつが硝酸《しょうさん》水銀の溶液を用いた「キャロッティング」（この処理で毛先がニンジンのような色になることからついた名称）だった。硝酸水銀がキューティクル細胞を効果的に浮かせたが、その際にきわめて毒性の高いガスが発生した。ガスにさらされた帽子職人は水銀による深刻な神経毒による中毒症状を発症することが多かった（症状は「帽子屋のように正気ではな《マッド・アズ・ア・ハッ》い《ター》」という言いまわしができるくらいよく見られ、ルイス・キャロルの『不思議の国のアリス』のお茶会が思わせるほど陽気なものではない）。キャロッティングが終わると、毛皮から剃るか引っこ抜くかして集めた毛をフェルト化し、型に嵌《は》めて帽子の形にしてからふたたびフエルト化する。最後に、酢とクリの葉と接着剤が含まれた溶液に浸けて固める。ほとんどの場合は黒く染められ、松脂《まつやに》や蜜蠟、あるいはスエット（ウシやヒツジの腎臓・腰部の硬い脂肪で、料理用や蠟燭・石鹸の原料用）で防水加工が施されることもあった。固められたあとの帽子は、体重九〇キロの男性が乗っても潰れないと言われるほど、きわめて硬くなっている。非常によく長持ちし、一人前の男性ならばほぼ誰もがこの帽子を欲しがった。

　ビーバーの毛皮の需要が伸びる一方で、残念ながら供給量は減っていった。何世紀にもわたる乱獲と生息地の環境破壊により、北ヨーロッパの森林地帯のビーバーの生息数は激減していた。一七世紀初め頃には西ヨーロッパでは実質的に絶滅し、スカンディナヴィア半島、バルト海沿岸、ロシアの河川や森林地帯でも絶滅の危機に瀕《ひん》していた。そんなところへ新世界の森林には新たな供給源があるという噂が聞こえてくる。

アメリカのビーバー取引は北アメリカの沿岸部から始まった。東海岸のコッド岬からノヴァスコシアのあいだの沖に位置するジョージズ・バンクは潮が交わる広大な浅瀬で、世界有数の漁場だった。ヨーロッパの漁師は、栄養分に富んだその海域にいるニシンやモンツキダラ、タラの大群に惹きつけられた。保存が効くよう、獲った魚を干物や塩漬けに加工しながら、一回の漁で数週間から数カ月間を海岸で過ごした。ときどき、毛皮を着た人々に出会ったが、彼らは着ている毛皮を漁師たちの装身具や金属製品、衣服などと交換したがった。初めのうちは、漁師たちはこの物々交換が長い航海に果敢に挑戦した自分たちへの余禄にすぎないと思っていたが、時間が経つにつれ、それが生み出す価値に気づく。計画性のない物々交換として始まった取引が、それだけで採算の取れる商売になり、漁業よりもずっと儲かることがわかったのである。

毛皮が豊かな土地の噂は故郷ヨーロッパに広まった。大西洋と太平洋にはさまれた北アメリカには、北は北極圏のツンドラ地帯から南はカリフォルニア湾まで、ビーバーやそのほかの毛皮動物が五〇〇〇万匹以上もいるというのである。[3]そこには獲りさえすれば自分のものになる毛皮がある。こうしてこの時代のゴールド・ラッシュならぬ〝ビーバー・ラッシュ〟が引き起こされ、それはそれから二〇〇年にわたって続く。

オランダ人、スウェーデン人、イングランド人入植者のほか、少ないながらスペイン人入植者も利益の大きいこの交易に参加し恩恵を得たが、カナダに進出したフランス人の商人が最も早くからこの交易を手がけ、最も成功した。関係者も利害も多種多様だったため、北アメリカにおける毛皮交易は、対立と衝突、同盟の結成と分裂、市場の好況と不況、入植地と社会の建設と破壊など混沌とした状況にあり、その全体像は複雑だった。

毛皮交易が始まったばかりの頃は、毛皮を取ってくるアメリカ先住民と、それと交換できる物品を製造して持ち込むヨーロッパ人というふたつの商人集団のあいだで不定期におこなわれる物々交換だったが、やがて取引日があらかじめ決められるようになった。セントローレンス川（オンタリオ湖から北東へ流れ、大西洋に注ぐ川）北岸で最初に記録される交易港はタドゥサックで、それに上流のケベック、トロワ・リヴィエール、モントリオールと続く。最初期の交易を物語る考古学的証拠は乏しく、不確かだが、これらの地域ではヨーロッパ製の装飾品がいくつか出土しており、一五〇〇年代末には物品の交換がおこなわれていたことがうかがえる。[4]新世界の毛皮は東へと、ヨーロッパの物品は西へと、いくつもの手を経て旅をした。沿岸部から大陸の奥深くへと至る経路とその逆の経路には中間業者の複雑な流れが存在し、どちら側の商人もそれに頼っていた。

ビーバー交易の崩壊

アメリカ先住民のあいだのコミュニケーションと物々交換はヨーロッパ人がやってくるずっと以前からおこなわれていたようで、最初期の交易から得られた報酬についての情報は部族から部族へと北アメリカじゅうにたちまち広がった。[5] 一七世紀に活躍したフランスの探検家で、ケベックを建設したサミュエル・ド・シャンプランは、大陸間の毛皮交易は自身が到着した一六〇三年にはすでにかなり盛んだったと書き記している。一六一一年に、ケベックよりもさらに西へと進み、ジェームズ湾（ハドソン湾南部の支湾）沿岸にたどり着いたヨーロッパ人も同様の記録を残している。

アメリカ先住民の猟師はビーバーの習性を熟知していた。「カストリウム（別名〝海狸香［かいりこう］〟。香水の原料に用いられる）」というビーバーの肛門周囲の腺からの分泌物は、ビーバーを強く惹きつける作用があるため、万能の誘引剤として利用された。小枝にカストリウムを塗り、獲物がやってくるのを待つのである。アメリカ先住民は従来、棍棒《こんぼう》や槍《やり》でビーバーを狩っていたが、ヨーロッパ人が金属製のわなを持ち込むと、すぐにそれを用いるようになる。ヨーロッパ流のわなは、巣の出入口近くに仕掛けて使うもので、ビーバーがわなの口に足を踏み入れると、口がきつく閉じる。

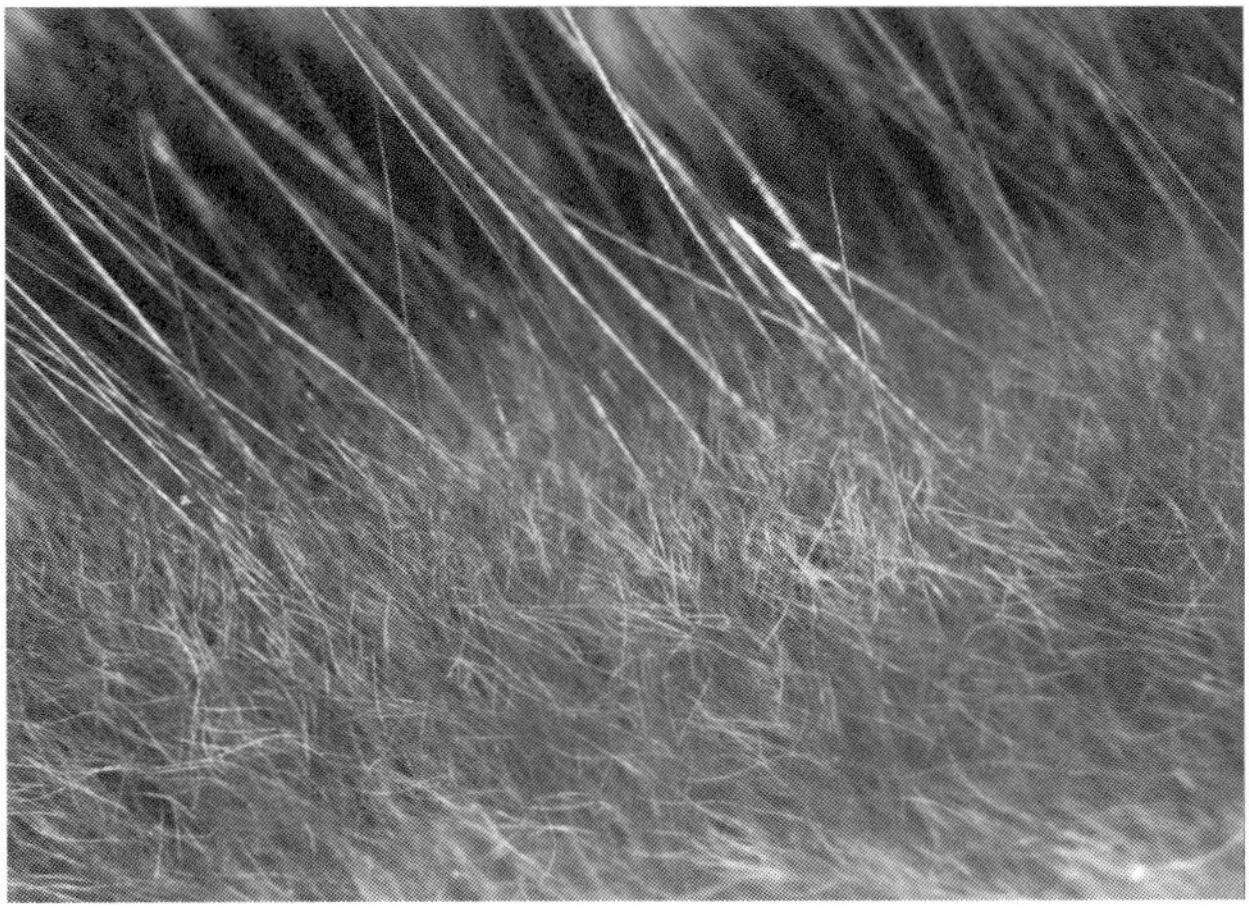

ビーバーの原皮。短く細い繊維が下毛（写真中の低い部分）を構成し、長くまっすぐで硬い繊維が上毛を構成している　Author's collection; Beaver pelt provided by Alan Herscovici, Fur Council of Canada.

びっくりしたビーバーはまず水中深くに潜ろうとするが、水中に飛び込むときに、錘《おもり》がついたわなまで一緒に脚につけて持っていってしまう。翌朝、猟師は溺れたビーバーを回収するという仕組みだった。

交易の初期には、わなにかかったビーバーの皮をその場で剝いでいた。ビーバーの死体を仰向けに置き、手足を除去し、顎から尻尾にかけて腹を切り、コートでも脱がせるかのように生皮を剝ぐのである。そうして得た原皮を猟師は自分の集落に持ち帰り、それからの処理は、集落の女性たちが担った。女性たちは、平らな石や鋭く砥いだ骨、あるいは貝殻を用いて、毛の根元がちゃんと残るよう細心の注意を払いつつ、皮から肉と脂肪をそぎ落とした。不要なものを除去したあとは、U

字形の枝に伸ばして引っかけ、数週間にわたって自然乾燥させる。そうして硬くなった原皮にアルカリ性の灰、獣脂、脳の抽出物を混ぜたものを塗布し、揉み、たたいて、やわらかくする。最後の工程は、上毛（刺毛《さしげ》）を取り除くことだった。上毛は短くて細い下毛（綿毛）よりも長く伸びた硬い毛で、高密度の下毛にかぶるように割とまばらに生えている。

ほとんどの場合、上毛は手作業で引っこ抜かれたが、原皮を裏返しに着て除去することもできた。商人は、皮をやわらかくし、上毛を取り除くために一定期間着用されたビーバーの原皮を「メイド・ビーバー」と呼んだ。〝既製《メイド》の〟と言われたのは、すぐに利用できたからである。処理された原皮はカヌーに積み込まれて次のブローカーへと運ばれた。最終的に、大西洋を渡る船を持つヨーロッパ人商人のもとにたどり着くまでには、東へ向かって次々とつながるブローカーの手を経なければならなかった。

アメリカ先住民は、衣食に必要な分だけの動物を狩るのを伝統としていた。しかしのちにヨーロッパの誘惑に負け、その伝統と賢明な判断を捨て、売れるだろうと思うかぎりの多くの動物を狩るようになった。猟師は毛皮欲しさに巣全体を解体し、巣から出てきたビーバーの家族を棍棒や槍、銃で、年も雄雌の別もおかまいなしに皆殺しにすることもあった。一八四〇年代になる頃には、その三〇〇年前のヨーロッパの森林で起きたのと同じように、北アメリカの森林におけるビーバーの生息数はいちじるしく落ち込み、ビーバーの毛皮交易は崩壊した。

そうなるまでビーバー猟は次第に必然的に西へと広がっていった。より寒冷な西の地方や北の地方に生息するビーバーならさらに質のよい毛皮が採れるだろうという期待もあったが、東部の生息数が激減したせいでもあった。毛皮を追い求めるがゆえに、毛皮の供給源と市場のあいだを往復するうち、毛皮商人はアメリカ先住民の足跡をたどりつつ、大陸の地図を描いた。それがのちのヨーロッパ人による入植に役立った。北アメリカの最初の地図が作成されるきっかけとして、ビーバーが果たした重要性はどれだけ強調してもしすぎることはない。事実、カナダの五セント硬貨には、その重要性を称えてビーバーのデザインが施されている。

毛皮産業の現状

新世界での商品市場の成長は、ヨーロッパのいくつもの産業を活性化し、拡大させた。ビーバーの原皮を帽子に加工し販売するまでには、原皮の束をセントローレンス川伝いに運び、ヨーロッパの都市や工場へと届ける輸送業から、毛の加工処理業、最終的に完成品を市場へと行き渡らせるための流通機構まで多くの産業が不可欠だった。また、金属製の各種道具、銃、弾薬、深鍋、器具類、それからラム、ガラスの小物、ブランケットをはじめとする織物など、毛皮と交換できる品物の製造も必要だった。実にさまざまな形で、毛皮交易は北アメリカにおいてと同様にヨーロッパにおいても多くの経済的刺激をもたらした。

今日ではもちろん、毛皮を用いる人々と毛皮に仕事で携わる人々は批判と無縁ではない。一九六〇年代後半から、毛皮の利用全般のみならず、特に毛皮目的の狩猟と毛皮動物の飼育に対して反対する声が高まってきた。反対派にはふたつの陣営がある。ひとつは、動物の皮の利用はすべて倫理に反すると主張する陣営である。実際、オーストリアやスイスなどの国では、毛皮動物の飼育場をいっさい禁止する法律が制定されている。もうひとつは、人間が利用するための動物製品の利用は認めるが、動物の処遇に関する基準を引き上げるべきだと主張する陣営である。毛皮業界は、飼育場での動物の取り扱いの改善と、捕獲した野生動物の人道的処遇の確保を目指し、「最善管理慣行」などの指針を策定している。毛皮産業に好意的な見方をする人々は、野生動物を狩ることが縮小中の生息地において生息数を抑制するための〝環境に配慮した〟方法のひとつであると主張している。[6]

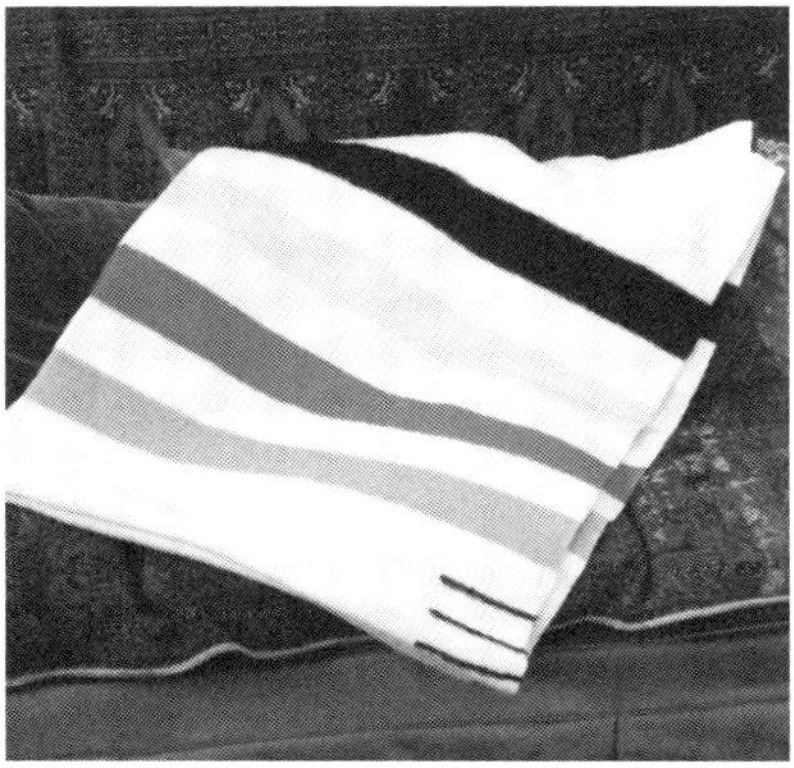

ハドソンズベイ・ブランケット。毛皮取引のために17世紀後半に設立されたイングランドの特許会社「ハドソン湾会社」が先住民毛皮商人との物々交換に用いたブランケット（著者所有）

それでも今なお毛皮の需要は存在する。今日、世界の毛皮生産の八五パーセントが飼育動物に由来し、そのほとんどはヨーロッパ産である。

アメリカ合衆国には三〇〇を超えるミンク飼育場があり、年間約三〇〇〇万枚の原皮が生産されている。二〇一二年から二〇一三年の世界の毛皮売上高は合計四〇〇〇億ドルにのぼり、特に中国とロシアが拡大中の大規模市場となっている。[7] 生産業者は、手の届きやすい価格帯になったことと、多様な社交の場で毛皮の着用が広がったことが、市場拡大の要因だと見ている。たとえば、正式な舞踏会など正装が求められる行事ばかりでなく、スポーツ観戦などカジュアルな装いの場面でも、毛皮が着用されている。

人類は古くから動物を犠牲にせずに被毛の恩恵を受けられることに気づいていた。次に登場するのは、刈り取った毛を布地へ変換してきた職人たち、羊毛に携わる人々である。

第一二章　帝国の財源となった羊毛

おそらく最も有名な羊毛の織り手と言えば、イタケの王妃ペネロペイアだろう。ホメロスの叙事詩『オデュッセイア』では、物語の冒頭からペネロペイアが夫オデュッセウスの不在を嘆き悲しんでいる。物語で名高い戦士にしてイタケの王オデュッセウスは、二〇年前、妃を残してギリシャの連合軍に加わり、トロイアへ遠征に出かけたままだった。オデュッセウスの生死が不明なせいで、ペネロペイアは解決しがたいジレンマに陥る。当時の社会では、夫が生きているかぎり、妻は家庭を守る義務があったが、夫が亡くなった場合、妻には再婚が義務づけられていた。大勢の求婚者に言い寄られていたペネロペイアは妥協案を出す。オデュッセウスの年老いた父ラエルテスの棺衣を織りおえたらすぐに求婚者のひとりから夫を選ぶことにしたのである。そこで、日の出から日暮れまで機《はた》織りをしては、夜ごとひそかに布をほどいた。

社会から強烈な圧力を受けたペネロペイアは、羊毛から糸を紡《つむ》ぎ、それを織るという長年慣れ親しんできた仕事に逃げ込んだ。羊毛を取り扱うのは女性の仕事であり、その製品である毛織物は家庭にとってきわめて重要だった。羊毛を扱う仕事は、身分を問わず平民から女王まで、ギリシャのすべての女性の空いた時間を埋めた。ホメロスは日の出前から日暮れすぎまで毎日、羊毛から糸を紡ぐ女性たちにも触れている。したがって、窮地に陥ったペネロペイアがおなじみのこの仕事に頼ったのも不思議はないのである。

羊毛と産業発展

羊毛の物語は文明の歴史そのものを包含している。三〇〇年ほど前まで、糸の紡ぎ方や、織機に経糸《たていと》を張る方法、織機の小さな付属用具で、経糸のあいだを往復して緯糸《よこいと》を通す「杼《ひ》（シャトル）」を杼口（経糸を上下に分けて作った隙間）に通す方法について何も知らずに育つ子供はわずかしかいなかった。昔は人間の生活のほぼすべての側面に羊毛がさまざまな形で組み込まれており、英語には羊毛にまつわる比喩《ひゆ》表現も数多く存在する。手織り（ホームスパン）がありふれていたことから生まれた、ありきたりな考えを指す「手織りの考え（ホームスパン・アイデア）」、糸紡ぎ女の意味から転じた「婚期を過ぎた独身女性（スピンスター）」、糸を紡ぐ様から生まれた「長話をする（スピン・ア・ヤーン）」、織機の経糸のあいだを往復する杼から連想された「スペース・シャトル」などの言いまわしやことばがある。多くの時代で多くの文化において羊毛は重要な役割を果たしてきたため、ひとつの章だけでは――それどころか一冊の本だけでは――羊毛の持つ豊かな歴史をバランスよく説明するのは不可能である。それほど羊毛というテーマは大きい。それでも、中世イングランドにおける羊毛取引を詳しく見ていくことで、重要な一側面を知ることができるだろう。

中世の時代、羊毛は、イングランドの社会、政治、経済、産業の発展の基盤となり、原動力となった。グレートブリテン島の最初期の住民はヒツジを集めて世話をし、羊毛を加工していた。西暦四三年にローマ人が侵攻したときには、すでに羊毛関連の仕事は社会の重要な特徴となっていた。土地の至るところでヒツジが草を食んでいただけではなく、高品質の毛糸を紡ぎ、「クモの巣に匹敵するほどきめの細かい」毛織物を作っていたという。[1]

一二世紀、毛織物作りは家内工業だった。毛織物生産の最も単純な仕組みは自宅の農場でおこなうもので、食糧にするための穀物、熱を得るための薪や泥炭、原料の羊毛など必要なものをすべて家族で育てて作っていた。必要以上に羊毛が採れた場合には、余分な羊毛を近所の住民と物々交換した。需要が増え、毛織物作りの技術が向上すると、農家は次第に作物の手入れに割く時間を減らし、羊毛を扱う仕事に充てる時間を増やすようになった。

のちに、専門化して職人になった者たちはギルドを結成し、羊毛の市場を定義、保護、規制する権限を国王から与えられた。ロンドンでは、一一三〇年に織物職人の初めてのギルドが結成されている。ギルドの組合員は原料（羊毛）と生産用の道具（織機）の両方を所有していた。

やがて毛織物製造の効率が向上すると、農家兼業の織物職人は羊毛の調達に外部の業者や商人を利用するようになった。羊毛生産にともなう不確定要素を外部に委ねることにしたのである。こうしたやり方の家内工業では、職人は自分の道具を使って自宅で働くが、原料の供給は別の投資家が担う。中世の時代には、農場、ギルド、農場を持たない家内工業という三種類の生産様式すべてが共存していた（一八世紀の産業革命の先駆けとなった工場制手工業については本書で扱う物語よりもあとに発展したもので、その状況下では職人は工場労働者となり、生産に必要な道具も原料も所有しなくなる）。

　中世を通して、ヨーロッパじゅうの毛織物生産者はイングランド産の羊毛を求めた。シャルルマーニュが、七王国（五～九世紀のイングランドに存在したアングロ・サクソン人の七つの王国）のひとつ、マーシア王国の王オッファに書簡を送り、特にイングランド産の羊毛から作られた毛織物を求めたことは、その需要の高さを如実に示す例だ。[2] のちに商人たちはこんな評価をするようになる。スペイン産の羊毛は細いが短すぎるため、細い糸と薄い毛織物を作るにはイングランド産の長い羊毛を混ぜる必要があり、ドイツ産とフランス産の羊毛は硬すぎて、イングランド産の羊毛を混ぜないと質の悪い毛織物になってしまうと。中世の時代、イングランドの王は国際的な商談や政治交渉で取引の材料として、羊毛を利用せざるをえなかった。エドワード一世はオランダとフランドルの宮廷と強引に同盟を結ぶため、イングランド産の羊毛を活用した。のちの一三四一年には、孫にあたるエドワード三世が、フランドルに羊毛五八三袋を提供し、フランス相手の百年戦争での支援を取りつけている。[3]

ヨーロッパ大陸との羊毛交易は、サクソン人の支配下にあった時代を通して盛んにおこなわれ、一〇六六年のノルマン人によるイングランド征服（ノルマン・コンクエスト）まで、イングランドの最重要の輸出品は羊毛だった。

一三世紀から一四世紀にかけて羊毛交易が拡大したことで、新たな資金調達の技術や手段が必要になった。その過程で、商人は、現代の資本主義、銀行業、金融の基礎を築く。この時代にひと際盛んに活動した羊毛商人は、教皇の代理人として教会税の徴収にあたったイタリア人たちである。[4] 当時、教会税を現金で納められなかった修道院は、袋に詰めた羊毛で支払った。この取引によって徴税人が羊毛商人へと変貌を遂げたのは、羊毛を現金化するには羊毛市場へ参入せざるをえなかったからである。商人が特定の農場や地域の羊毛を買い占めたいと思えば、二年から二〇年に及ぶ先物契約を結ぶこともあった。こうした契約により、修道院は決められた販売価格での買い取りが保証され、商人は一定の量と質の羊毛を決まった日と価格で確保できるようになった。契約は保険として機能したが、リスクももたらした。羊毛の刈り取りが思わしくない年には、修道院は商人への支払いのために資金を借り入れなければならず、その一方で羊毛の収量が多すぎる年には、商人は、決められた価格で羊毛を売ることができなければ、深刻な損失を被るおそれがあった。一六世紀なかば、イングランドがローマカトリック教会から独立すると、商人は、徴税人から、独立した羊毛取引専門の商人へと変貌した。

メディチ銀行とコロンブス

やがて、大きな羊毛市場のわずかな一部に対して資金を調達するのでさえ、ひとりの商人の手には負えなくなる。羊毛市場には、買い付け条件の交渉から、毛織物製造の拠点への原料の安定供給の確保、製織から仕上げの縮絨《しゅくじゅう》（石鹸溶液やアルカリ溶液を含ませ、圧力や摩擦を加えて組織を緻密にすること）や染色までの費用の支払いを引き受けること、そして完成した毛織物を毛織物の市場へ配送する手配まで、いくつもの段階があり、段階ごとに独自のリスクがあった。野心的な商人は条件交渉や配送などのリスクを含めてすべて請け負い、その見返りとして莫大な利益を得た。そうするうちに、彼らは商人兼銀行家となり、巨大な資本を支配し、ヨーロッパじゅうに直接・間接的に何千もの人々を雇用するまでになったのである。交易と銀行業を手がける商会や一族が登場し、そこからヨーロッパ初の大規模な銀行制度が生まれた。そして、こうした銀行は、各国の君主と政府の事業計画を支えられるほどの富を蓄えるようになった。[5]

この時代を代表する商人銀行家一族と言えば、メディチ家である。早くも一二九七年には、メディチ家はフィレンツェの毛織物製造業者のギルド「アルテ・デッラ・ラーナ」に加盟している。イングランドで交渉にあたったのが一族の一員か、それともその代理人なのかは定かではないが、一族の銀行である「メディチ銀行」が羊毛交易で築いた財産をもとに設立され、フィレンツェがイングランドの羊毛を大量に輸入していたことはわかっている。メディチ銀行は大成功を収め、一族は伝説的とも言えるほどの富を手に入れた。それにより、当時のフィレンツェとローマの政界において、支配するとまではいかないまでも影響力を発揮し、彫刻家で画家だったミケランジェロをはじめとする偉大な芸術家を支援することができた。

ほかにこの時代に羊毛交易から恩恵を受けていた有名な人物と言えば、クリストファー・コロンブスが挙げられる。彼の父ドメニコばかりではなく、母の肉親もみな、毛織物職人だった。一四七二年になってもなお、コロンブスとその父親はジェノヴァ近郊の町サヴォナで羊毛業に従事しており、翌年には、地元の羊毛組合に投資できるほどの資金を貯めている。また、彼の航海の多くはスペインの羊毛交易による収益から資金提供されていたと言われている。

英国に莫大な富をもたらした毛織物産業

長年にわたって、毛織物の原料になる原毛はイングランドの主要な輸出品だった。主な輸出先はヨーロッパの羊毛加工の二大中心地であるフランドル（だいたい現在のベルギー北部）とフィレンツェで、フランドルのほうが市場として大きかった。ただしフランドルはイングランド産の羊毛で作った、ヨーロッパで最も上質な毛織物をイングランドに売っていた。イングランドは最高の羊毛を生産していたが、毛織物の製造となると、職人の技術でフランドルに敵わなかった。

一二五八年、国王ヘンリー三世の政策に反対する貴族が開いた「オックスフォード議会（別名〝狂気の議会〟。国政改革案を王に提示した）」において、イングランドは質の高い毛織物産業を自国で育成しなければならないとの判断がくだされた。それを受けて、議会は国内の毛織物生産の発展を促進するための法律を可決した。毛織物の輸入（主にフランドルから）と原毛の輸出（主にフランドル向け）の両方について規制する法律である。しかし、これらの施策は国内の羊毛産業にはほとんどなんの効果もなく、フランドルを苛立たせ、ヨーロッパの羊毛市場の価格を動かしたにすぎなかった。ついに、国王はフランドルの優秀な織物職人をイングランドに呼び込むことを決断する。

めぐり合わせのよいことに、熟練した織物職人にフランドルを捨てるよう説く必要はさほどなかった。当時、北海沿岸の低地地域（今日のオランダ・ベルギー・ルクセンブルク・北フランスの一部）で政治的、宗教的な過激思想が吹き荒れていたことが移住の充分な動機になったのである。フランドルからの移民たちは、すぐに労働者としてイングランド社会に溶け込み、高品質の毛織物を生産したが、さらに重要なことに、その生産方法をイングランド人に伝授した。一四世紀後半に入る頃には、イングランドのブロードクロス（幅広の高級黒毛織物生地で、もと紳士服用）の生産量は三倍に増加し、その輸出量はなんと九倍に伸びた。一六世紀になる頃には、イングランドは毛織物の製造でフランドルを超えていた。それから一〇〇年後には、イングランドの全輸出品の三分の二を高級毛織物が占めるようになる。[6]

ここに至って、イングランドはヨーロッパで最高の羊毛だけではなく、最高の毛織物を生産できるようになった。しかし、成功にもかかわらず、国王は競争相手の脅威にひどく神経質になっていた。政府は、羊毛取引は大英帝国の健全性を保つうえできわめて重要なため、保護する必要があると主張した。そこで議会は原毛の輸出を禁止し、熟練した羊毛関連労働者の海外移住を禁じ、アメリカの植民地による原毛の取引を制限し、外国産ではなく国産の毛織物を着用するよう国民に働きかけた。好戦的な愛国主義にもとづく取り組みとしては一六六六年の「毛織物埋葬法」も挙げられる。国民を埋葬する際には必ず一〇〇パーセント、イングランド産の毛織物で遺体を包むよう義務づけた法律で、違反すれば罰金が科せられた。[7]

この時代、羊毛取引はイングランドに伝説的とも言える富をもたらし、経済のあらゆる側面を潤した。輸送から、調査、農業、工業、教育、宗教に至るまで各方面に利益を与えたのである。歴史を通して、イギリスの名だたる政治家が王国の栄光に対する羊毛の貢献を称えている。一二九七年、議員である貴族たちは「王国の宝」と判じ、哲学者で議員でもあったフランシス・ベーコンは王国の「大車輪」と呼び、国王ジェームズ二世は「この王国の最も偉大かつ最も収益性の高い商品」と宣言した。[8] ホームのジョン・バートンという一五世紀の羊毛商人は、自宅の窓に「私は今もそして永遠に神に感謝する。ヒツジこそがすべてを賄ってくれたのだ」という銘文を刻ませていたという。[9]

一四世紀前半、エドワード三世は「貴族院の裁判官たちが羊毛に関する取引と製造を保護し、振興することを常に忘れないように（貴族院には二〇〇五年まで最高司法機関の役割もあった）」貴族院に羊毛の入った袋を置くよう命じている。裁判官に任命された者を含めた議員たちに、羊毛がイングランドの富に対していかに重要かを目に見える形で思い出させるものだった。そして今日でさえ、イギリスの歴史に羊毛が果たしてきた中心的な役割を鑑《かんが》み、一四世紀に置かれた羊毛袋のひとつ（羊毛は詰め替えられ、袋は修理されてきた）が玉座の正面に議長席として置かれている。[10]

羊毛によって築かれた富はさまざまな目的に利用された。ロビン・フッド伝説で英雄として描かれるイングランド王、リチャード獅子《しし》心王――公正な戦いを好む魅力的な人物で、立派な城を建て、世継ぎはもうけなかった――は一一九二年、窮地に陥っていた。第三回十字軍に参戦し、聖地からの帰国の途にあった彼は、オーストリア公によって囚われ、身柄を神聖ローマ皇帝ハインリヒ六世に引き渡されてしまう。ハインリヒ六世は、巨額の身代金として、一五万マルク（現在の約三〇〇万ドルに相当）、当時のイングランド王室の年間収入の二倍から三倍に匹敵する額を要求する。イングランド政府は身代金を捻出《ねんしゅつ》するため、ふたつのシトー会修道院が生産した一年分の羊毛、五万袋を羊毛市場で販売し、一一九四年、リチャードを奪還した。[11]

それからほぼ一世紀半後、エドワード三世は、羊毛で得た資金を百年戦争の戦費に充てた。一三三七年から一四五三年まで、イングランドとフランスは大陸における領有権をめぐり、泥沼の戦いに陥った。エドワード三世は軍事作戦に充てられる資金ならどこからでも獲得していたが、羊毛市場は当時の〝金のなる木〟だったため最大限に活用し、羊毛に課税し、羊毛を扱う商人銀行家から資金を大量に借り入れた。

羊毛商人に資金の余裕があったのは確かで、エドワード三世に貸す以外は自分たちで存分にその富を遣った。毛織物商人の多くは、慈善活動家になり、感謝や賞賛の気持ちを示す行為として国や教会に利益を還元した。なかには、有りあまるほどの成功への感謝のしるしとして教会を建立する者もいた。そうした教会は資金の源泉となった羊毛に敬意を表して「羊毛教会(ウール・チャーチ)」と名づけられ、コッツウォルズやイースト・アングリアといった羊毛生産の盛んな地域に今なお残っている。

そんな教会のひとつが、ノーフォークの小さな村コーストンにある聖アグネス教会である。かつては小さく簡素な礼拝堂だったが、羊毛業で財を成したサフォーク伯マイケル・ドゥ・ラ・ポールによって一五世紀初頭に再建され、装飾豊かな教会へと生まれ変わった。同じく羊毛業で成功を収めた商人のジョン・フォーティは、一四五八年の遺書でコッツウォルズの大聖堂(ノースリーチの聖ペテロ聖パウロ教会)を再建するために財産を遺贈している。[12] 後援者だった彼は、自分自身を描かせたエッチング加工の真鍮《しんちゅう》の記念碑も寄贈しており、彼は鎧《よろい》を着た騎士として描かれ、右足でヒツジ、左足で羊毛袋を踏んでいる。フォーティが資金を提供していたのと同じ頃、フィレンツェの羊毛商人、タッデオ・タッデイはミケランジェロに「聖母子」の彫刻を依頼している。この作品は現在、ロンドンの王立美術院に収蔵されている。

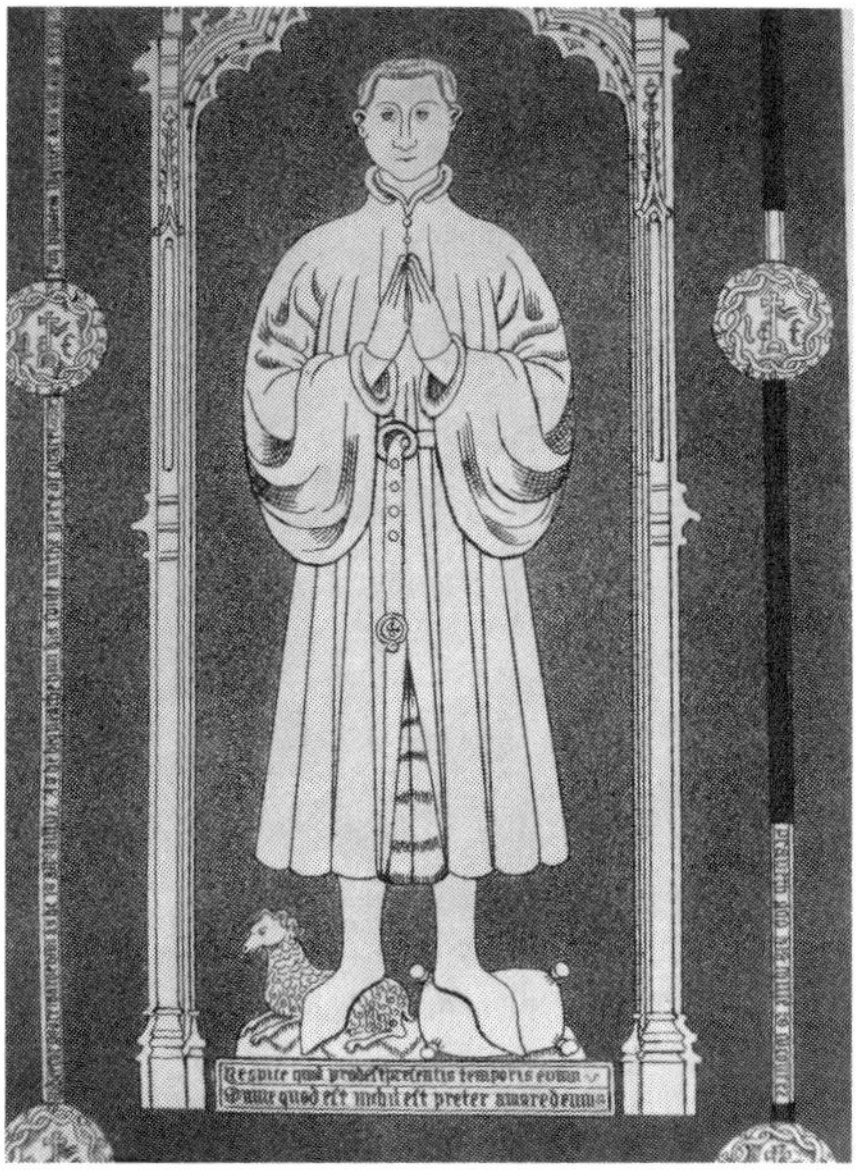

ノースリーチ教会にある裕福な羊毛商人ジョン・フォーティの真鍮記念碑の拓本。右足はヒツジ、左足は羊毛袋を踏んでおり、彼の富の源泉を示している　Used with permission from Julia Owen and Simon Wills of Northleach Church, Cotswolds.

ヒツジの毛刈り

裕福な羊毛商人にばかり注目していると、羊毛生産が実際にはヒツジの世話をする人々から始まっていることをつい忘れてしまいそうになる。羊飼いの生活は当時も今も楽ではない。[13] 羊飼いは、昼も夜もヒツジの群れを牧草地や丘の斜面に放牧し、捕食動物から守りながら、ヒツジがちゃんと草を食み、高品質の羊毛が育つよう面倒を見るだけではなく、繁殖と分娩《ぶんべん》の世話もしていた。働いている地域にかかわらず、羊飼いは、長時間労働と厳しい気候に耐え、少ない報酬と手当てで働いた。支払われる報酬はたいてい、毎日ボウル一杯分の乳清（チーズ製造で発酵乳を固めたあとに残る水溶液）、日曜日には全乳（脂肪分を取り除かない完全乳）、離乳の時期には子ヒツジ一頭、毛刈りの時期には一頭分の羊毛、雇い主のヒツジたちと一緒に自分のヒツジを飼う特権、二週間にわたって自分の畑に雇い主のヒツジを連れていき、肥しを与える機会だった。[14]

一年のつらい労働と飼育が華やかに完成を迎える毛刈りは春におこなわれた。普段の孤独で静かでゆっくりとした仕事とは打って変わって、毛刈りは人が集まるにぎやかな行事だった。事実、多くの地域社会で正式な祝祭が開かれていた。たとえば、シェイクスピアの〈冬物語〉第四幕ではヒツジの毛刈り祭の様子が描かれており、人々は音楽と歌と踊りとともに砂糖、スグリ、米、サフラン、ナシのパイ、メース、ナツメヤシ、ショウガ、プルーン、レーズン、ラベンダー、ミント、セイボリー、マージョラムといった祝祭にふさわしいたっぷりのごちそうを楽しんでいる。

とはいえ、祝祭はさておき、毛刈り（剪毛《せんもう》）には神経を使う作業が必要だった。刈り手にとってむずかしいのは、ヒツジの皮膚を傷つけずに羊毛を刈ることで、ヒツジがじっとしていないとさらに作業は困難になる。刈り手はまずヒツジを尻から坐らせ、背中を自分の両脚のあいだにはさみ、ヒツジの顔を前に向ける。この姿勢にすると、毛を刈るあいだ、ヒツジは驚くほど静かにおとなしくなる。使うのは、三角形のふたつの鉄の刃をU字形のばねでつないだ剪毛用の大鋏で、巨大で素朴な見た目である。

毛をなるべく長い状態で残せるように、刈り手はできるだけ皮膚に近いところを刈ろうとする。羊毛の繊維は根元で絡み合っているため、一枚につながったマットのような状態で刈り取られる。これを「フリース（一頭分のヒツジの毛）」という。重さは三キロ弱から一一キロあまり。今では手動や電動のバリカンも用いられている。

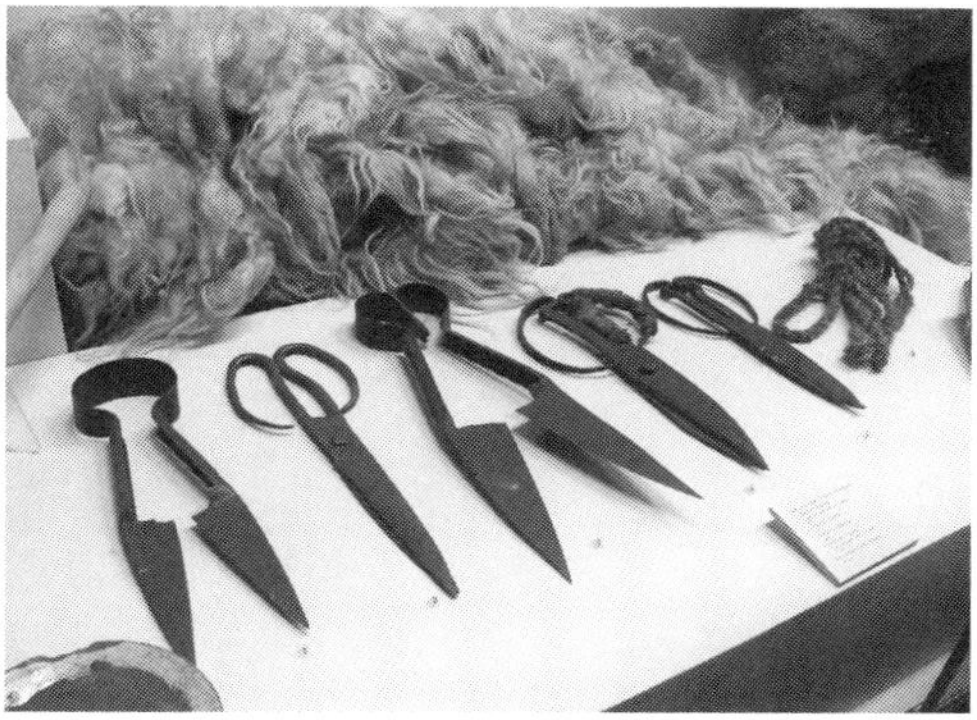
ヒツジ用の剪毛鋏　Photo by Andreas Praefcke, public domain.

現在では刈るための道具すら使わない農場もある。毛包の深部で毛が砕けるように作用する、タンパク質の成長因子をヒツジの皮膚に注射しておくと、鋏やバリカンを使わなくてもフリースが剥がれ落ちるようになる。きわめてハイテクな方法だ。[15]

一頭分のフリースには実はさまざまな等級の繊維が含まれており、そのそれぞれが異なる用途に充てられる。

フリースの繊維を大きく分けると二種類になる。細くやわらかく、カールした繊維で、フリースの下毛にあたる「ソフト・ウール」と、長く太く、硬くてまっすぐな繊維で、上毛にあたる「ヘア・ウール」である。[16]

毛質はヒツジの品種ごとに異なる。繊維が長く細く、やわらかい羊毛を産生するイングランド産の主な品種はリンカーン種やコッツウォルズ種だった。この種の羊毛は最高値で取引された。長い毛は丈夫な細い糸に紡ぐことができ、細い糸を使ってごく薄の毛織物を作ることができたからである。[17]

羊毛の加工

刈り取られたフリースは「ウール・クラッサー」のもとへ運ばれる。クラッサーとは、フリースを格付けし、羊毛をタイプ別に選り分けていく職人のことである。かつての分類は三種類で、細毛（ごく細）は「ウール」に、粗毛（ごく太）は「ヘア」に、どちらとも言えないものは「ミックスト」に分けられた。ごく細の毛はシャツやワンピース、パンツ用のやわらかい毛織物に、粗毛は絨毯《じゅうたん》やカーテン用の耐久性の高い丈夫な毛織物に用いられた（例外は「ヘア・シャツ」という粗毛で作られた衣である。修道者や苦行者が外衣の下に肌に直接身につけたもので、そのチクチクする肌触りが罪と俗世の誘惑を常に思い出させる役割を果たした）。年月を重ねるうち、羊毛の格付けは細かくなっていき、現在では六種類から一六種類の等級があるようである。

フリースが販売されると、加工処理が始まる。まず、牧草地の残留物（屋外で自由に草を食むために付着する泥、砂、植物の毬《いが》、棒、糞）、ヒツジの体から産生される天然の産物「ラノリン」（脂腺から出る）、外皮のような薄片状の物質「スイント」（汗腺から出る）を除去する。原毛の洗浄工程を担当する職人は「スカウラー」と呼ばれ、仕分けされた原毛を温かい石鹼水に入れ、やさしく揺すって泥を取り除く。水ですすいだあと、屋外で吊るして自然乾燥させるか、あるいは乾燥室に入れて温風にあてるかして羊毛を乾かす。スカウラーは最後に手作業で羊毛をほぐしてふわふわに仕上げる。

次は「カーダー」の出番となる。カーダーは、羊毛繊維がすべて同じ向きになるように整えるのが仕事である。丈夫な毛糸や糸を作るには、毛の向きが揃っていなければならないからだ。洗浄後の羊毛はまず、規則正しく並んだ硬い針で覆われている板に置かれる。この板は「カード card」と呼ばれるが、この名前は古代ローマ人が羊毛を梳かし、もつれをほぐすのに利用したラシャカキグサの乾燥させた棘《とげ》だらけの頭状花に由来する。古代ローマ人がこの植物を「カーデュウス carduus」と呼んでいたからである。[18]

羊毛繊維を揃えるためにカードで原毛を梳くことを「カード処理（カーディング）」と言う。

羊毛工場では二〇世紀の初めになるまで本物のラシャカキグサの頭状花を使用してカード処理がおこなわれていたが、今日ではそれから着想を得たハンドカード器や針のような突起がついた機械が使われている。この作業は長い髪を梳かすのに似ている。カード処理のプロセスでは、一枚のカードの表面に置いた羊毛をもう一枚のカードで梳かし、羊毛がカードからカードへと移るうちに、もつれがほどけて繊維の向きが揃っていく。カード処理された羊毛の層は「バット」と呼ばれ、目の粗いネット状になっている。カードからはずされたバットはやさしく丸められ、糸紡ぎ職人《スピナー》に渡される。ちなみにカードは、毛織物の仕上げで表面を毛羽立てるためにも用いられる。

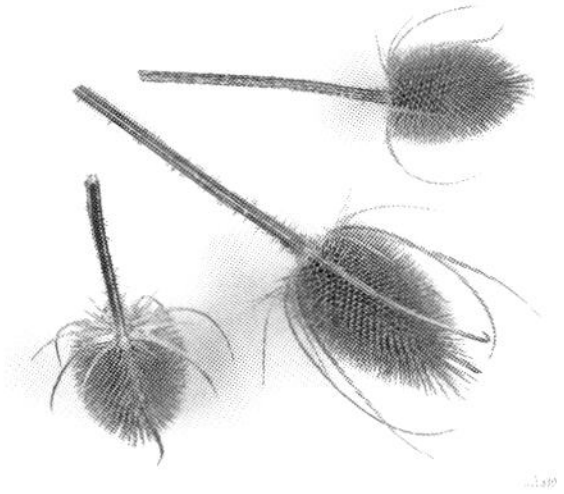

ラシャカキグサ。古代ギリシャ、ローマ時代よりもはるか昔から、ラシャカキグサの乾燥させた頭状花は羊毛を梳かすのに用いられていた　Photograph by Didier Descouens. Distributed under a CC BY-SA 4.0 license.

スピナーは、向きが揃えられた羊毛繊維を糸にするためにバットを糸巻き棒に巻きつける。見た目はまるで、円錐形の棒についた綿菓子のようだ。まず、糸巻き棒から羊毛を親指と人差し指ではさんで引っ張り、撚《よ》り合わせて糸を紡いでいく。次に紡いだ糸を引っ張って伸ばし、紡錘（スピンドル）という別の棒に巻きつけていく。紡錘の底のほうには丸くて平らな石や粘土のリングが取りつけてあり、弾み車の役割を果たす。羊毛が糸巻き棒か

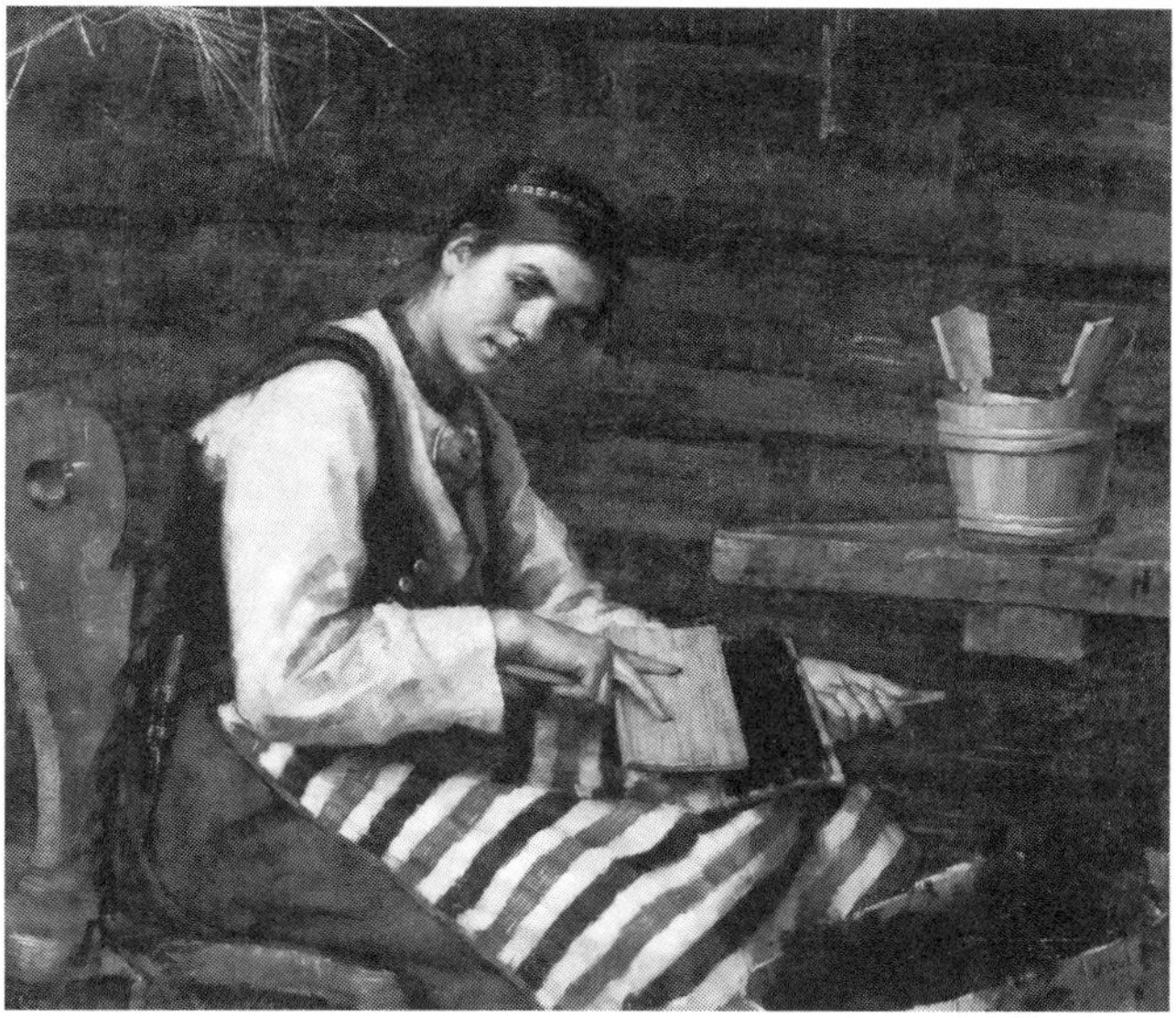

マリア・ウィルク作「カーディング」（1883年）。カーダーは、羊毛繊維の向きが揃うまで、羊毛をカードからカードへと梳かしながら移していく　http://www.fromsheeptoshawl.com/wp-content/uploads/2012/06/Maria-WilkGirl-Carding-Wool.jpg

ら引っ張られるときに、ねじりながらたるみを取っていくのである。元来、糸紡ぎは立ってする仕事だった。糸巻き棒から羊毛を引っ張って材料を足しながら、指で糸に撚り合わせ、紡錘を利用してねじりながら糸を落としていく。紡錘が床にくっつくと、いったん作業の手を止め、紡錘の底のほうに糸を巻き取ってから、これまでの手順を再開する。立ち仕事だったのは、床からの距離があるほど、巻き取るまでの糸が長くなるためだった。

その後一四世紀にやっとイングランドに糸車がもたらされると、坐って糸を紡げるようになった。それまでは縦方向だった作業が横方向になったからである。それでも糸紡ぎは非常に時間のかかる仕事だった。事実、一八世紀になるまで、待機時間を出さずに、生産性の高い織物職人に仕事をさせるには三人から五人の糸紡ぎ職人による糸の供給が必要だった。[19] 糸紡ぎがそれほどまでに時間のかかる工程だったため、毛織物の生産量の増加は、紡績機が登場する一八世紀後半を待たなければならなかった。糸の次の段階はいよいよ製織である。

今日使用されている織機は三〇〇〇年前よりも大型で製造も速いが、織物作りの基本原理は変わっていない。[20] 布を織るには直角に置かれた二種類の糸——縦に走る経糸《たていと》と、右から左へ、左から右へと織り込まれる緯糸《よこいと》——が必要である。[21] 初期のヨーロッパの織り手たちは、垂直織機の一種である経糸おもり機を使っていた。立って利用する織機で、

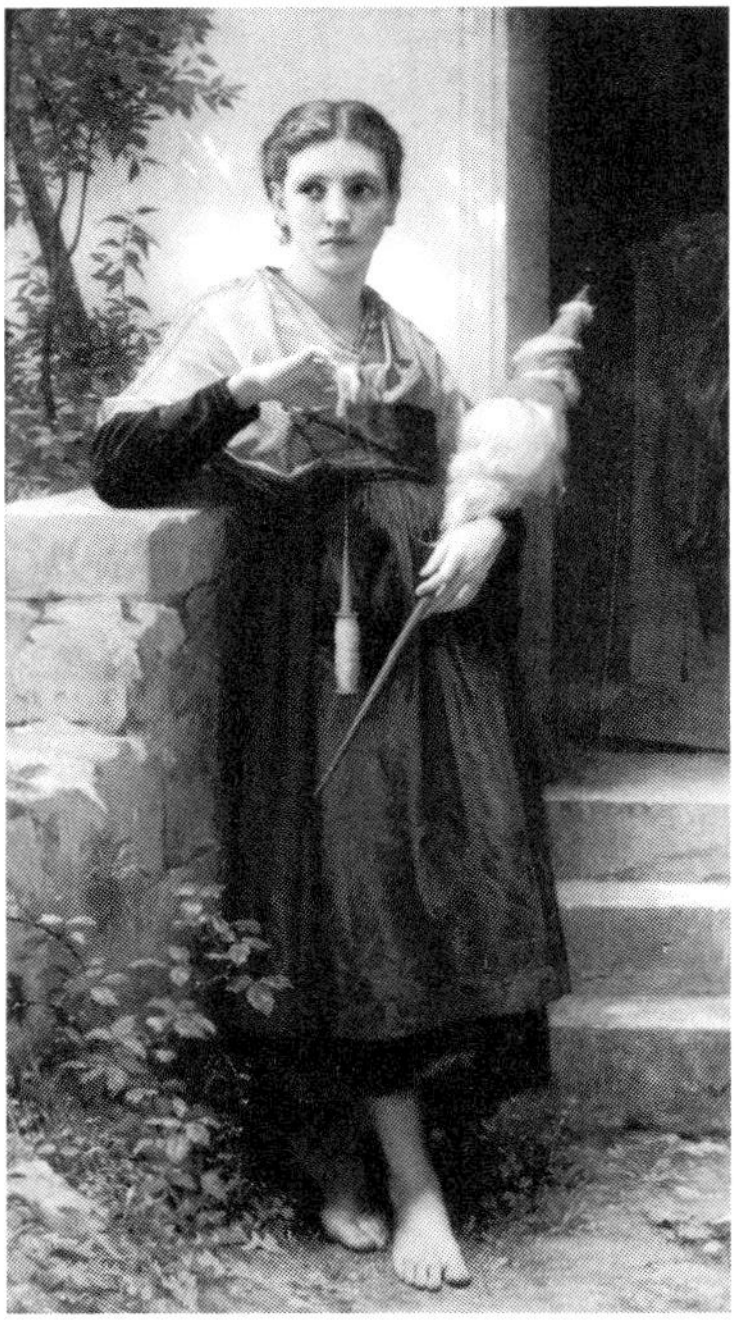

ウィリアム・アドルフ・ブーグロー作「糸紡ぎ」（1873年）。羊毛をたっぷり巻きつけた糸巻き棒を左腕に抱え、羊毛糸と紡錘を右手に持つ少女。糸巻き棒から羊毛を引っ張って軽く撚り合わせ、回転する紡錘に糸を巻き取らせている http://www.wikiart.org/en/william-adolphebouguereau/the-spinner-1873

垂直に張られた経糸に石や木の横棒のおもりが取りつけられているタイプである。

その後、西暦一〇〇〇年前後に、水平織機がヨーロッパにもたらされる。このタイプの織機では、糸は地面と水平に張られ、経糸は織り手から前へ突き出るように伸び、緯糸は横方向に走る。水平織機の最も画期的な特徴は坐って作業ができることであり、それにより、長時間の機織りが可能になった。垂直織機の時代には、少なくともヨーロッパでは織り手は（すべてとは言わないまでも）主に女性だった。水平織機が登場すると、この仕事で男性が女性に取ってかわった。[22] どうしてここで役割の逆転が起きたのか、歴史書では説明されていないが、男性は織機の前に坐り、技術を磨き、かなりの収入を得られるようになった。いずれにしても、機織りが職業として確立されると、仕事場は家庭から市場へと、男同士が交渉する場へと移っていった。

羊毛のライバル

一八世紀後半、羊毛取引に初めて有力な競争相手が登場する。綿である。それからさらに二〇〇年後には合成繊維がライバルになる。こうした代替品の登場により、羊毛の需要とその生産は着実に減少していった。二〇一三年には、羊毛の生産量は全世界で綿の三〇分の一にも届かず、合成繊維の六〇分の一となった。[23] 現在では織物市場で支配的な地位にあるとは言えないが、羊毛の生産と利用の市場規模は今も無視できない大きさである。たとえば、二〇一二年のデータでは世界の羊毛生産量は二〇〇万トンを超えており、生産国で見ると中国、オーストラリア、ニュージーランドで全体の約四五パーセントを占め[24]、消費国としては中国が最大となっている（世界生産量の六〇パーセント）。

ほかの繊維材料とはちがって、すべての毛と同様に羊毛には独特の利用特性がある。なかでも際立っているのは、吸水性、保温性、電気の絶縁性、耐火性、伸縮性に優れていることだ。しかし収縮率となると（毛織物のマイナス特性であり、羊毛繊維にあるキューティクルが主原因で縮みやすい）、綿やポリエステルなどほかの繊維のほうに分《ぶ》がある。羊毛産業は、収縮が減るよう羊毛繊維を加工し、この弱点に対処してきた。だが、羊毛の弱点はこれだけではない。布地の材料としてほかの繊維よりも環境への負荷が高いのである。絹、綿、ポリプロピレンと比べると、羊毛はヒツジの飼育から染色までの工程があり、環境面でより高くつく。現在、地球上にいるヒツジの数は約一〇億頭で、その一頭一頭が毎日一〇キロ強の牧草を食べ、その消化にともなうガスを大量に放出している（全世界で排出される温室効果ガス合計量の約二割が家畜に起因する）[25]。また、羊毛の洗浄と染色には大量の水が必要であり、五〇〇グラム弱の羊毛に対して四〇〇リットル弱の水が使われる[26]。このように環境への負荷の高さも、羊毛の代替繊維をさらに魅力的なものにしている。毛織物のない世界などとても想像できないが、現在の動向としては世界的に減少傾向にあるのはまちがいない。

第一三章　毛の意外な用途

織物を作るようになるはるか以前から、原始時代の人類は日常生活で天然繊維を利用していた。縄やかご、網、川で魚を獲る仕掛けとなる簗《やな》、檻《おり》、武器、楽器を作るため、木の幹、草、亜麻、ジュートから植物繊維を、毛、絹、皮、腸から動物繊維を採集していた。ほぼまちがいなく、これらの繊維で最も有用なものは、その入手のしやすさと性質から見て毛である。毛の初めての用途は構造的なもの、つまり糸だったが、有効な化学物質の宝庫でもあることを知った健康関連の研究者、犯罪学者、企業所属の研究者が徐々に手段として利用するようになっていった。毛に含まれる化学物質には、その持ち主である人や動物についての秘密を明らかにするものや、産業のニーズに役立てられるものもある。布地のほかに、毛の利用は数え切れないほどの広がりを見せており、予想もしなかったところでも用いられている。

毛は視覚芸術において重要な役割を果たしてきた。芸術家には絵筆などのブラシが必要であり、ブラシは毛でできている。芸術、家の塗装、菓子作りなど、用途がなんであれ、ブラシの基本的な構造は同じで、持ち手や取っ手と毛、そしてそのふたつをつなぐための継ぎ目の部品で構成されている。毛の部分が英語で「ブリストル」と呼ばれるのは、最初期のブラシにはブタの剛毛《ブリストル》が使われていたためだ。毛繊維は、毛先がブラシの先端を向くように、すべての向きを揃えて継ぎ目の部品のなかに接着される。この配置により毛のキューティクルの向きが揃い、ブラシの稼働部分にあたる先端が非常に細くなる。

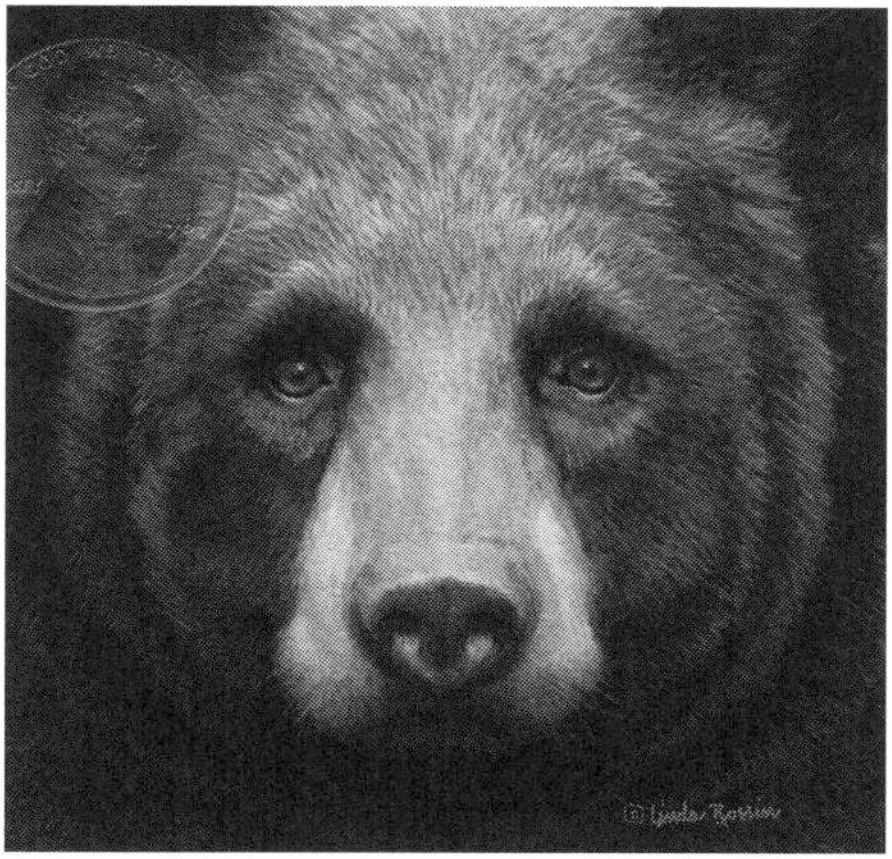

「ベア・ウィズ・ミー」。このミニチュア絵画（左上の1セント硬貨を参照）は、才能あるアーティストが細毛の絵筆を利用すれば、毛そのものを再現できることを示す好例である
Used with permission from artist Linda Rossin.

　どの種類の毛を用いるかによって、ブラシの用途は変わってくる。ブタのごわごわした硬い毛は太い筆致には最適だが、細部を描くのには向かない。細部には、クロテン、リスの尻尾、アナグマ、ヨーロッパケナガイタチ、ウマ（腹部、耳、たてがみ、尻尾のいずれの毛も適している）、そしてウシの耳から採取される、細く、やわらかく、しなやかな毛がいちばんである。

　画家にとって最高級の絵筆の毛は、冬のあいだにシベリア産クロテン（ロシアンセーブル）の尻尾の下側に生えている毛である。この毛が珍重されるのは、その長さ（最長で六センチあまり）ばかりでなく、針のように鋭い毛先、浮き上がったキューティクル、構造的な弾力性も持ち合わせているためだ。絵筆の毛の部分は炎のような形をしており、先端が非常に細く、中ほどがふくらんでいる。毛の繊維と浮き上がったキューティクルのおかげで絵の具の含みがよいため、長く細い線が描ける。使用しているうちに炎のような形だった毛の部分は平らになり、先が広がって、細い先端が割れてしまうが、クロテンの毛を用いた絵筆は、独特の弾力性があるため、軽くひと振りするだけで形を取り戻し、先端もふたたびシャープになる。

ただしクロテンの毛を用いた絵筆は安くはない。メーカーは、引き抜くか、剃るかしてクロテンの尻尾から毛を入手するが、五〇〇グラム弱の毛を手に入れるには約三〇〇〇本の尻尾が必要になるので、クロテンの毛を使用した大きな絵筆が一本一〇〇〇ドルを超える値段なのは無理もない。結果として、画家はより安価で品質のよい合成繊維の絵筆を求めるようになっている。現在の合成繊維は弾力性の点では天然毛と遜色がないが、毛ほど形を保つことはできず、キューティクルがないため絵の具の含みもそれほどよくない（合成繊維のブラシは、家の塗装など基本的な用途にはまったく問題がなく、世界で販売されるペンキ用ブラシの八〇パーセントは合成繊維を使用したものである）[1]。産業研究が進められており、将来的には、合成繊維はさらに天然繊維に近づき、先が細くなった形状や溝やざらつきのある表面といった特徴を持つようになるだろう。

音楽やスポーツでの利用

画家のほかに毛に生活が懸かっている芸術家と言えば、音楽家である。バイオリンの弓の起源については音楽学者のあいだで意見が分かれるものの、ギターやマンドリンの弦をかき鳴らすのに使われる、小さく平らな木や金属やプラスティック製のピックと関連づける見方が主流を占めている。弦を震わせるために弓を使うのは、ものすごい速さで弦をかき鳴らし続けるようなものだ。弓に張られたねばり気のある毛が弦をひっきりなしにつかんでは放すことで、高速で弦が動かされ、結果として連続的でなめらかな音になる。

バイオリンやビオラ、チェロなどの弦楽器の弓は、頭（ヘッド）とその反対側に握る部分（グリップ）がついた木製の棹（スティック）で、グリップにはねじ機構が仕込まれており、それを使って弓毛の張りをきつくしたり、ゆるめたり調節することができる。絵筆と同じく、弓毛の場合も、ある特別な動物の毛が最高とされている。シベリア産かモンゴル産のオスの白馬の尻尾の毛だ。こうした品種が選ばれるのは寒冷地に生息する動物は毛が丈夫だからで、オスが好まれるのはその尻尾が日常的に尿にさらされているわけではないからである（尿は毛幹をやわらかくし、キューティクル細胞を開かせてしまうため、毛にとって有害なのだ）。

弓毛に用いられる汚れのない白い毛幹は束ねられた状態で輸入され、長さは九〇センチほど、重さはひと束あたり四五〇グラムから九〇〇グラムである。弓に毛を張る際、弓製作者（アルシュテール）は、縮れのないまっすぐな毛を一三〇本から一五〇本使用する。まず毛束の上の先端に糸を結び、溶かした松脂で結んだところを固め、その部分を弓のヘッドに挿し込む。次に、毛同士が重ならないように櫛で梳かすと、反対側の端に毛束を結んで溶かした松脂で密閉する。最後に毛束がやわらかくなるよう湿らせてから、グリップ部分に挿し込む。毛は乾くとぴんと張る。張りの程度は、あとでグリップのねじ機構を利用して調節する。一般的に言って、技術習得までの見習い期間は、毛替えと言われる弓毛の張り替えで約半年間、弓の製作で約三年間がかかるという。毛替えは日常的に弾いている場合で半年に一度必要である。

打楽器奏者も毛を利用しており、ふたつの面が接触する際の衝撃をやわらげるために羊毛フェルトという形で毛を利用している。奏者は多様なばちを用いて、打楽器表面や弦に傷をつけずに音を発生させる。音楽によって、硬質で歯切れのよい、カチッとした音が求められる場合もあれば、鈍くやわらかい、フワッとした音が求められる場合もある。硬質の音を出すには、木製や金属製のばちを剝《む》き出しで使い、やわらかい音には頭部をフェルトやソフトなウールでくるんだばちを用いる。ティンパニやマーチングバンドのバスドラム、銅鑼《どら》などには頭部にフェルトがついたばち（マレット）を使う。フェルトは毛でできているため弾力性があり、ばちと楽器が接触するときの衝撃を弱める働きをする。

ピアノは打楽器の仕組みを持つ鍵盤楽器で、同じく緩衝材を必要とする。ピアノの鍵盤を押すと、その奥にある羊毛のフェルトがついたハンマーが鋼鉄製の弦を打ち、鍵盤を離すと、フェルトがついたダンパーが弦の振動を止め、音が止まる。フェルトの硬さが音程に影響を与えるため、すべてのハンマーに同じ種類のフェルトがついているわけではない。原料となる羊毛にどれだけの熱と圧力を加えるかによって、フェルトの密度はさまざまに異なる。硬いフェルトがついたハンマーは高い音を出し、やわらかいフェルトがついたハンマーは低い音を出す。この意味では、ピアニストと奏でられる音楽のあいだにはいつも毛の層が存在する。

スポーツマンも毛を利用している。意外かもしれないが釣りの分野でも用いられている。一七世紀なかばのロンドンで、アイザック・ウォルトンとチャールズ・コットンというふたりの裕福な実業家が『釣魚大全《ちょうぎょたいぜん》』という本を書いた[2]（コットンは第二部を書き加えた）。ふたりのお気に入りの趣味であるフライ・フィッシング（毛鉤《けばり》釣り）について解説したもので、アマチュア向けに書かれており、魚の釣り方と釣った魚の調理の仕方について事細かに記されている（魚釣りのみならず、人生経験、歴史、文学、伝説、哲学をめぐる描写に富んだ対話もあり、今日でも一読の価値がある）。ウォルトンとコットンは、丈夫さと軽さ、色を変えられることから、毛を最良の釣り糸と見なしていた。とはいえ、毛の性質はどれも同じというわけではない。ふたりは、「『釣り糸に使う毛は」丸みがあって、汚れや傷のないものにするよう気をつけること」と助言している。ふたりが理想とした釣り糸用の毛は丸みがあって（つまり丈夫で）、水中で目立たないよう「ガラスの色」をしているものだった。また最適の毛は白馬の尻尾の毛と考えていた。現在でも毛鉤はまだ毛が使われているが、アマチュアもプロも今は合成繊維でできた釣り糸を使っている。

毛はテニスの歴史にも登場する。一四八〇年にフランス王ルイ一一世によって規格が統一された最初のテニスボールは、皮革のカバーのなかに毛や羊毛がぎっしりと詰め込まれたものだった。一八世紀になる頃には、皮革のカバーは細長い羊毛フェルトをつなぎ合わせたものになったが、なかにはあいかわらず毛や羊毛がぎっしりと詰められていた。なぜ毛だったのだろうか？　テニスボールを弾ませるには、当時入手可能だった最も弾力性のある素材で作る必要があり、それが毛だったためである。[3] 現在のテニスボールは中空のゴムでできており、さらにしっかり弾むようになっているが、それを覆うフェルト化された羊毛という形で毛は今もテニスボールに用いられている。[4]

犯罪捜査と毛

毛の利用は娯楽の分野に限られてきたわけではない。環境災害の除去作業で役割を果たしたこともある。一九八九年三月、エクソン・ヴァルディーズ号がアラスカで座礁《ざしょう》し、プリンス・ウィリアム湾に四万キロリットル以上の原油を流出させる事故が起きた。テレビは、油にまみれたラッコや海鳥の写真を放送し、野生生物に起きた大きな悲劇を明らかにした。ほとんどの人は悲観して首を振るばかりだったが、アラバマ州マディソンの美容師、フィル・マックロリーはここに機会を見出す。脂腺から出た脂に覆われている毛には、油を吸収する性質が本来備わっているにちがいないと仮定し、海中から原油を除去するための効率的な手段になると考えたのである。油まみれになった動物がすでに彼の仮説の正しさを証明していた。ラッコの被毛が油を吸い取るなら、人毛でも同じ効果を期待できる。つまるところ毛にちがいはない。このアイデアを試そうと、マックロリーは自分の美容院から未加工の人毛を集めてパンティストッキングに詰め、枕のような形に整えて、潤滑油を混ぜた水のなかに入れた。すると数分間で、枕が油を吸い取り、水がきれいになった。マックロリーのアイデアに着想を得て、環境活動家のリサ・ゴーティエは、油流出事故で利用できる毛のブランケットを作りはじめた。二〇〇七年一一月、韓国のタンカーがサンフランシスコ湾のベイ・ブリッジに衝突し、二〇トン以上の原油を流出させる事故が起きると、ゴーティエとボランティアは毛のブランケットを利用して原油の除去作業にひと役買うことができた。[5,6]

毛は、油を除去できる一方で、秘密を保存できる能力があり、犯罪の科学捜査に活用されている。指紋が犯罪の証拠として利用されるように、毛も真相に迫る手がかりとなる。エドガー・アラン・ポーの短篇「モルグ街の殺人」ではこの点が描き出されている。パリのアパルトマンの上階に住む老婦人とその娘が惨殺されるが、超人的で残忍な犯行の手口と、部屋への出入りは窓に近い避雷針をつたうしかなかったという事実に捜査官たちは困惑する。しかしひとりの探偵が、老婦人の手にしっかりと握られていた赤い短毛を発見する。調べてみると、それは人間の毛ではなかった。カミソリを持ち、所有者のもとから逃げ出した興奮したオランウータンの犯行だったのである。この物語のとおり、体から切り離された毛は、それが生えていた動物や人間にまつわる情報を明らかにする手がかりになる。

　毛は貴重な法医学的証拠を得るために利用されているが、それにはいくつかの理由がある。まず、犯罪捜査の唯一の物的証拠が毛という場合があること。被害者も犯人も人間の体からは絶えず毛が抜けており、人間の頭部からは毎日一〇本から一〇〇本の髪が脱落し、頭髪以外にも脇毛、ひげ、体毛、陰毛が抜ける。次に、毛が容疑者から入手しやすいこと。失っても問題がないため、提供を受けやすく、必要とあれば繰り返し求めることができる。提供者のプライバシーを侵害せず、体の組織を傷つけることもない。三つ目の理由は、毛が血液や尿、軟組織（臓器と骨などの硬組織を除く組織の総称）に比べて安定していることである。乾燥した毛繊維の化学物質は数世紀も保存される可能性もある。最後に、たった一本の毛からでも、誰が何をいつという、犯罪にまつわる情報がわかるからである。

犯罪の現場で毛が発見されると、捜査官はまずどこで発見されたかを記録しなければならない。被害者の手に握られていたのか、被害者の下着に付着していたのか、近くの敷物に落ちていたのか、はたまた執事の手袋についていたのか（〝執事がやった〟という言いまわしがあるほど推理小説によくある容疑者）、羽目板にくっついていたのか。もちろん、発見された毛に事件との関連があるとは限らない。その場所に住む人間とペットが犯行時以前に大量の毛を残していく場合もあるだろうし、毛はほかの毛（毛織物など）にくっつくため、簡単に場所から場所へと移動してしまう。毛の形状の類似点と相違点は容疑者とするかしないかの判断には役立つが、形状だけで確実に容疑者を特定することはできない。捜査官は第一に人間の体にはさまざまな種類の毛が生えていることを念頭に置く必要がある。短い毛、長い毛、細い毛、太い毛、ウェーブがかかった毛、縮れた毛、明るい色の毛、暗い色の毛――これらがすべてひとりの人間のものという可能性もある。第二に、人種によって主流の毛質はあるが、毛質から人種を限定はできないことも忘れてはならない。まっすぐな髪がアフリカ系の人に生える場合も、細かく縮れた髪がインド－ヨーロッパ語話者やアジア人に生える場合もある。容疑者とするかしないかの判断は、被害者から発見された毛を、被害者本人の毛と容疑者候補の毛と比較対照してからくだされるが、毛質にいちじるしい相違がある場合のみ有意義である。たとえば、被害者の近くで発見された犯人のものと思しき毛が直毛で、明るい色をしているのに、容疑者が縮れた黒髪をしていたら、その人物を容疑者からはずすべき妥当な理由となる。

犯罪の解明において毛の形状には限界があるにもかかわらず、検察官が証拠として提出した毛を、陪審員が無批判に受け入れたがために悲劇的な結果を招くこともあった。先頃、ＦＢＩ、アメリカ連邦捜査局は、一九八五年から一九九九年のあいだに少なくとも二一〇〇の事件で同局の科学捜査研究所の専門家が毛の形状と色を証拠として容疑者を確定しており、[7]こうした判断の一部は不完全な、あるいは誤解を招く統計データにもとづいてくだされたことを認めた。そんな事件のひとつがドナルド・ゲーツ事件である。ゲーツは、一九八一年六月にワシントンのロック・クリーク公園で全裸遺体で発見された二一歳の大学生をレイプ、殺害したとして訴追された。裁判で彼に不利な証拠として挙げられたものは主にふたつある。ひとつは、警察の情報提供者による証言で、ゲーツが被害者を殺害するところを目撃したというもの。この情報提供者が実は重罪犯罪者であり、警察が証言と引き換えに減刑を約束し報酬を支払っていたのを、陪審員たちは知らされていなかった。もうひとつは、ＦＢＩの科学捜査官から提出された犯行の証拠である。科学捜査官は、被害者の遺体に付着していた別人の毛がゲーツの体毛と顕微鏡で見ても区別がつかないと無責任な結論をくだしていた。[8]毛はゲーツのものではないと判明するが、それはゲーツが刑務所に収監されてから二八年も経ってからのことだった。被害者の遺体に付着していた精液がゲーツのものではありえないとＤＮＡ鑑定で証明され、彼は無罪となった。

この例が物語っているのは、毛は生えていた人間の体の特徴を正確に反映したものとして役立つことも多いが、決して証拠として完璧ではないということである。科学捜査官にとって必要なのは、鑑定に用いられ、結果として裁判に提出される証拠となる毛が、当該の事件のものであり、無関係な環境要因（汗、泥、昆虫など）に汚染されていないと必ず確認することである。外的な要素が毛そのものから確実に切り離せるようになるまで、毛の形状はあくまで裏づけ証拠のひとつとして利用されるべきであり、単独で有罪を確定する証拠とされてはならない。

毛は嘘をつかない

しかしながら、毛の化学的性質は嘘をつかない。それがよくわかる例が、二〇一三年にニュージャージー州ミドルセックス郡で起きた事件である。[9] 薬剤師のティネール・リーは夫と争いが絶えず、郊外にある夫婦の家には警察が一六回も出動する事態となっていた。そんなある日のこと、夫が遺体で発見され、リーが第一容疑者となる。彼女はどうやって夫を殺したのか？毒物の専門家は、遺体の体液と毛幹からタリウムを発見する。タリウムは無味無臭で致死性があり、殺人にはうってつけの毒物である。リーは勤務先の製薬会社でタリウムを入手できる立場にあり、会社の記録から彼女が無断で使用していたことが判明する。[10] 彼女の弁護士は無罪を主張したが、遺体の毛から見つかった証拠に疑問の余地はなく、陪審団はリーに謀殺罪で有罪の評決をくだした。

毛からわかる記録には遺伝情報もある。毛幹は角質化した体細胞で構成されているため、ＤＮＡ、デオキシリボ核酸をはじめ、生命を司る重要な分子がすべて含まれている。ＤＮＡは四つの塩基（アデニン、チミン、グアニン、シトシン）が化学結合した鎖状の分子である。塩基の配列は個人間で異なるため、指紋とほぼ同様に、毛幹内のＤＮＡによって個人を特定することができる。[11] 毛の出所が誰なのかという問題がつきまとうため、刑事事件ではＤＮＡが慎重に利用されている。

一方、歴史学者は記録を検証するために毛から抽出したＤＮＡを活用している。その一例がフランス革命と王室にかかわるものである。国王ルイ一六世と王妃マリー・アントワネットが断頭台で処刑されたことは史実として明らかだが、その息子で、王の処刑後は名目上ルイ一七世となった王太子の身に何が起きたのかは記録上はっきりしない。幼い王はタンプル塔の地下牢に幽閉され、二年後一〇歳で死亡した。検視解剖の際、医師がひそかに幼王の心臓を盗み出し、それは何人かの手を経てサンドニ大聖堂（歴代の王が埋葬されている）に遺物として渡った。公式の記録では、ルイ一七世は幼かったため世継ぎを残さず亡くなったとされているが、ほぼ革命当時から、幼王は実は地下牢を脱出し、生き延びて世継ぎをもうけたという噂が絶えなかった。この伝説を検証するべく、歴史科学者たちは、マリー・アントワネットとそのふたりの姉妹のものだったロケットに入っていた髪からＤＮＡを抽出し、その配列をルイ一七世の心臓から抽出したＤＮＡの配列と比較した。すると、心臓が王妃と血縁のある人物のものであり、心臓の持ち主だった子供がルイ一七世だった可能性がきわめて高いと確認された。[12] 噂がなくなることはないかもしれないが、心臓と髪から得られたデータは、将来幼王の子孫を名乗り出る者がいてもそれを否定するに足ると考えられている。

血統に加えて、毛は個人が歩んだ人生を記録としてとどめる。毛幹の成り立ちは、映画が多くのコマで構成されるのに似ている。映画のひとコマひとコマが長い物語の断片を映し出すように、毎日、毛幹の底に付加される細胞にはまさにその日の健康状態が記録されている。毛包細胞は、その底部を取り囲む毛細血管によって栄養を送られているため、血中の化学物質を含んでいる。たとえば、水銀に汚染された魚を食べると、血中の水銀濃度が上昇し、水銀の一部は毛幹を上へ上へと成長させている底部にも入り込む。毛幹はひと月あたり一・三センチほどのペースで伸びるため、水銀が記録された〝コマ〟は魚を食べた三カ月後に皮膚表面から約二・五センチ上の位置にある。汚染された魚を一度しか食べなかった場合、毛幹のこの〝コマ〟の上と下の水銀含有量はゼロになる。このような長期的な化学物質の記録が残されるため、科学捜査官にとって毛幹は有効な捜査手段となっている。

薬物を悪用した犯罪では、加害者は狙った人物をつかの間の記憶喪失や無意識状態に陥れ、そのあいだにレイプや強盗、力ずくでの支配をしようとする。典型的な手口は、疑っていないターゲットの飲み物にこっそり向精神薬を混入させるというもので、調合薬や睡眠薬、麻酔薬、通りで売られている薬、そして最も多いのがアルコールである。このような事件では、被害者と容疑者の両方についてラボで分析をおこなうよう手順が定められているが、体液からはなんの薬物の痕跡も見つからないことも多い。被害者が被害に遭ったと気づく前に時間が経ちすぎてしまうことが少なくないからである。体の組織や尿、血液は、摂取後六時間から五日間で薬物の痕跡が消えてしまう。したがって、薬物の痕跡を安定して保持するものに目を向ける必要がある。

そこで登場するのが毛である。二〇〇七年に一九歳の女性が警察にレイプ被害を届け出たケースがあった。彼女はパーティでアルコールを含まない清涼飲料を飲んだことしか記憶になかったが、目が覚めてみると着衣が乱れており、襲われたのはまちがいないと主張した。それから三カ月後、法医学者のパスカル・キンツが被害届を出した女性から髪を受け取って調べたところ、鎮静剤や麻酔薬として使用され精神錯乱と記憶喪失を引き起こす「ケタミン」が高濃度で含まれていることがわかった。最もケタミンの濃度が高かったのは皮膚表面の上二・五センチほどの位置で、髪の成長速度を踏まえると、その女性は三カ月前にケタミンを摂取した可能性がきわめて高かった。容疑者はこのデータを突きつけられ、犯行を自白した。[13]

同じ手法を利用すれば、自転車競技、短距離や長距離走、ボクシングなどのスポーツにおける薬物使用（ドーピング）の検査や医学的な問題の解明にも毛は役立つ。処方薬が効かない理由を突き止めるには、医師は患者の髪に残る薬の成分を調べるとよいかもしれない。そうすれば、薬が働いていないのか、吸収されていないのか、それともそもそも患者が服用していないのか、判断をくだせる。新生児から採取した髪を調べれば、母親が妊娠期間中に薬物を使用したかどうかがわかるため、その赤ちゃんの治療方法を決めることができる。獣医の場合も、毛を利用すれば、放牧されている動物が汚染土壌にさらされていないかどうかを検査できる。[14]

しかしながら、毛の化学物質含有量をもとに重要な判断をくだす場合には、化学物質が体内にあったものであり、整髪料やシャンプー、コンディショナー、染料、室内の埃などの環境要因に由来するものではないと確認する必要がある。[15] スウェーデン人の医師で、アマチュア歴史家だったステン・フォーシューフットが、一九六一年、ナポレオン・ボナパルトの遺髪に高濃度のヒ素が含まれていると報告すると、歴史マニアたちは姿勢を正して耳を傾けた。それまで学界では、ナポレオンの死因は胃がんであるというのが定説だったからだ。ヒ素の発見は、歴史学者たちをそれから一世代にわたって動揺させた。ヒ素を盛ったのは誰なのか？　フランスの共和派に王党派、イギリスの王党派、そして野心と悪意のある従者——誰であってもおかしくはない。フォーシューフットの報告は、ヒ素がナポレオンの毛髪に関連していることは示されていたが、どうやってそこに至ったのかは明らかにされていなかった。食事に混入されていたのか？　薬に混ぜられたのだろうか？　炭塵《たんじん》、木を燃やしたときに出る煙、壁紙の糊の粒子、それとも遺体の防腐処理剤のものだろうか？　近年繰り返し鑑定された結果、ヒ素のほかに無視できない量の臭素、鉄、水銀、カリウム、アンチモンも含まれていることがわかったため、[16]調査をおこなった研究者たちはナポレオンの遺髪に見つかったヒ素は彼の身近にあった環境要因のひとつである可能性が高いとの結論を出している。

毛が栄養に？

毛幹は、九三パーセントがタンパク質でできており、人間が消化できるなら栄養のある食事になるだろう。事実、毛の成分は家畜用の飼料と人間用の食品に使われている。工業化学者は、熱と圧力を与えると、羽根（毛と同じくケラチン構造を持つ）と毛を水溶性のタンパク質に富む塊に分解でき、家畜用の補助飼料として活用できることを発見した。現在、欧米では、毛はタンパク質添加物の原料として広く用いられてはいないが、分解加工された羽根は使用されている。鶏肉食品産業において飼育されているニワトリに与えられるタンパク質の二パーセントが羽根由来の原料である。[17] しかし食べ物に羽根や毛に由来する原料を入れられている動物は、ニワトリだけではない。

食品産業は食品添加物としてシステインを使用しており、人間用の食品に用いられるシステインの一部は人毛を原料としている。[18] システインと砂糖を混ぜると、化学物質の誘導体が生まれ、それが加熱調理された肉の香りを食品に与える。砂糖をどれだけ使うかによって、ビーフ、チキン、ポークに似た風味になる。こうした風味を高める調味料は多くの加工食品に添加されている。また、パンのメーカーは、小麦粉の生地をやわらかくして機械で扱いやすくなるようシステインを加えている。システインは、大きなグルテンタンパク質を網の目状につなげているジスルフィド結合を分解して作用し、システインでやわらかくなった生地は捏ねる時間を短縮でき、機械で扱いやすくなり、パンがさらにふっくら焼き上がる。この効果を得るため、クッキーやピザ、トルティーヤ、クラッカー、ビスケット、スティックパン、ハンバーガーのバンズ、ベーグル、バゲットにアヒルの羽根と人間の毛髪から抽出したシステインが添加されている。このように、毛の成分は現に加工食品に入っているのである。しかしこれは毛の存在の形のほんのひとつにすぎない。現代のほとんどの消費者にとってきわめて意外なことだろうが、毛は人類の生活において多様な形で存在している。

おわりに――ロボットが髪を切る未来は来るのか

「何もかも変わっていくが、床屋だけは変わらない。床屋のあり方も、まわりの環境も」

マーク・トウェイン、「床屋について」[1,2]

私が今日行きつけにしている理容店は、トウェインが一世紀以上前に描写したものからそれほど変わっていない。それどころか、アメリカの場合、現在の理容店は昔を彷彿させる状態のままである。まず、街中にあるほかの業種の店とはちがって、理容店は今も個人の所有、経営が主流で、フランチャイズ方式は少ない。次に、時代錯誤も甚だしいやかましいテレビをのぞき、内装もたいてい昔ながらである。白いタイル張りの床に鏡が並んだ壁、マホガニー材のキャビネット、大理石の棚、玉座のごとき回転椅子。そして、理容店で体験することも変わっていない。今も櫛、鋏、バリカンを使った施術を受け、終わったときには背中にはちくちくする髪が少し入っていて、床にはカットされた髪が塊になって落ちている。しかし、理容店は変わらなくても、ヘアケア自体はトウェインの時代から大きく変貌しており、科学の進歩と研究の進展により、心躍る形での進化が見込まれている。

先見の明のある人々は、髪を切るという体験が将来さらに機械化されると予測する。すでに市場には、従来の櫛と鋏を使わずに自分で髪を切ることができる「ロボカット」という装置が流通している。その仕組みは、筒状の部分にファンで髪を吸い込み、筒の奥にある刃が動いて髪を切るというもので、今のところ手持ちで手動式である。ロボカットを開発したアルフレッド・ナトラセフスチによれば、将来は完全にロボット運転でヘアカットができるようこの装置を改良可能だという。[3] このような構造を利用すれば、髪を切るロボットに、一人ひとりの顧客の頭のサイズと好みの髪型を覚えさせ、その顧客に繰り返し同じサービスを提供することもできるだろう。変更を施せば、髪を切るロボットがシャンプーを、さらには頭皮には触れずに髪だけを洗うことまで可能かもしれない。また、ロボットが生えている髪にスプレーをかけ、毛幹の強化やカール、縮毛矯正、染色ができるようになるかもしれない。

技術的には可能でも、実現までには乗り越えなければならない課題がある。ひとつ目の課題は、起業家精神のある理容師とエンジニアがロボットによる施術が人間によるものと同じく優れていると証明する必要があるということ。ふたつ目はロボットによる新しい方法が顧客に選ばれること。三つ目は投資家が準備費用としてかなりの資金を投資する必要があることである。ロボットの試作品の設計と製作には高額な費用がかかるが（一〇〇〇万から一五〇〇万ドル）、店舗で稼働するロボット一台のコストは大幅に下げられるはずだ。このロボットを理容店にうまく導入するには、初期の投資家がロボットによるヘアケアの有効性を証明しなければならない。つまり人間と同程度のスピードと価格で、客が納得できるヘアカットをロボットが繰り返し提供できると実演してみせる必要がある。

ヘアカットへのテクノロジーの応用に加え、現在進行中の基礎研究に目を向けると、将来は髪の成長に影響を与えるための根本的に新しい方法が登場すると言えるだろう。今から五〇年以上前、ニューヨークで皮膚科医と外科医をしていたノーマン・オレントライヒは、側頭部から頭頂部の脱毛部位に移植された毛包が側頭部にあったときと同じように頭髪を伸ばすことを証明した。[4] これが意外な発見だったのは、それぞれの毛包が、まるでタマネギ畑に植えられたペチュニアのように、周囲の毛包から独立した行動を取ったからである。オレントライヒは、体のほかの部位から健康な毛包を採取し、脱毛した部位に移植するという方法を利用すれば、体の部位を問わず脱毛症を治療できると主張した。[5] これにより植毛という外科の専門分野が始まり、以来、脱毛症全般に対する基本的な治療法となっている。

植毛手術ではまず、患者の後頭部の頭皮を細長く切除してから個々の毛包を切り離すか、あるいは円筒形のメスでくり抜くようにして個々の毛包を取り出す。続いて、毛包をひとつずつ脱毛部位に移植していく。植毛手術では一般的に約二〇〇〇個の毛包が後頭部から頭頂部へと移植される。費用は六〇〇〇ドル程度[6]と高額だが、移植された毛包が毛幹を伸ばしはじめれば、患者は〝完治〟する。脱毛部位が毛に覆われ、その毛は永遠に伸びつづけるのである。この治療法は安全で効果的であり、ほとんどの場合、見事とまでは言えなくても、満足のいく結果が得られている。

　植毛手術を手がけるボズレー・メディカル・グループの社長、ケン・ワッシュニック博士によれば、脱毛症の男性の九〇パーセントが頭髪を回復させたいと望んでいるが、植毛手術を選ぶのはわずか一〇パーセントにすぎない。大部分の人は、手術で、しかも多額の費用がかかると考えると尻込みしてしまう。それでも需要は大きく、成長している。二〇一四年に植毛手術を受けた患者数は全世界で約四〇万人――二〇〇四年と比べるとほぼ二倍の伸びを示している。[7]ワッシュニックは、（高額な外科医のかわりに）技術のある医療助手と機械がおこなう範囲が増えれば、費用が下がるだろうと予測する。

　事実、ロボットはすでにこの長く単調な手術で外科医の手助けをしている。現在のロボットは、髪を剃った頭皮から移植に適切な毛包を特定し、一度にひとつずつ摘出することができる。ロボットを使えば、頭皮を切らずに毛包を取り出せるため、出血量が減り、毛包の切開が不要になり、最小の傷ですんで回復が早い。ロボットは、移植するための毛包（ドナー）の位置、ドナーを取り出す方法、移植先を把握している。二〇二〇年には、ロボットがドナーを皮膚に植える方法を理解するようになり、それによって手術全体を実行できるようになるだろうと、エンジニアたちは考えている。[8] 現在のロボットの活用は好評を得ているため、今世紀のなかばまではロボットによる植毛手術が広くおこなわれ、費用も手が届くものになると思われる。

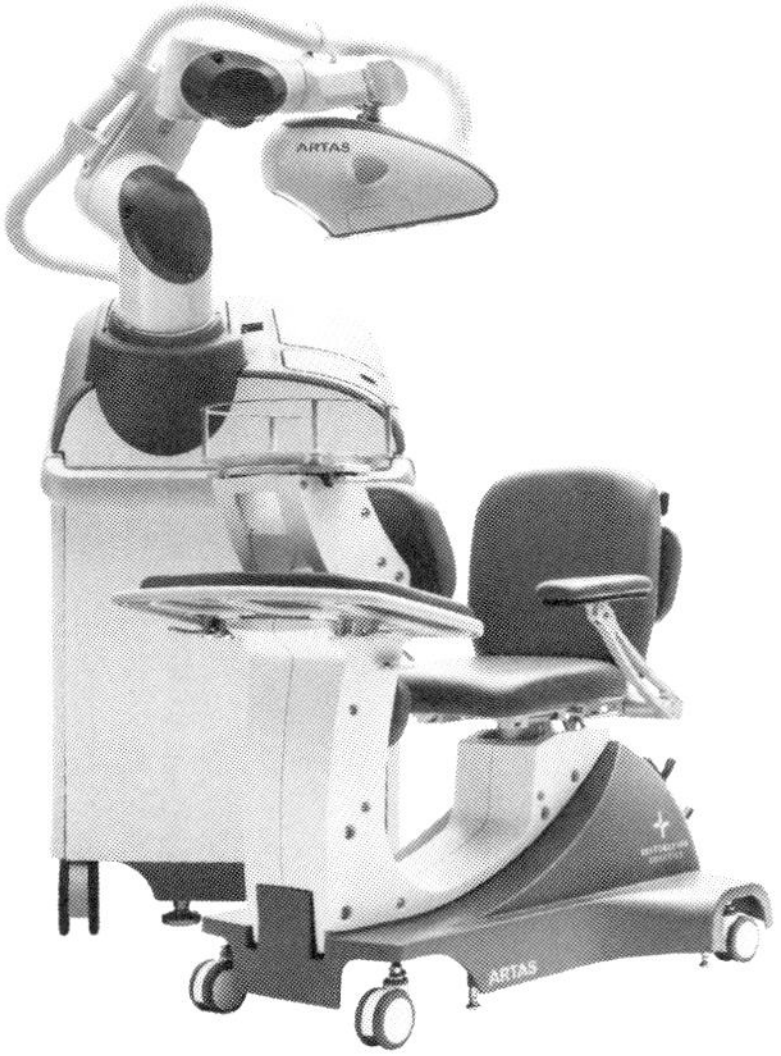

植毛ロボット。毛包を特定、摘出し、頭皮の移植先の切開をおこなう　ARTASR® System. Used with permission from Restoration Robotics, Inc.

人間が手がけるかロボットがおこなうかにかかわらず、植毛手術の大きな限界は毛包の数が増えないことにある。ある部位からある部位へと毛包を移すため、合計数は差し引きゼロで増加しないのである。三回以上の移植手術をしたあとで、さらに同じドナー部位から毛包の摘出を続ければ、今度はドナー部位が脱毛しているように見えてきてしまう。ここで、がぜん関心が高まるのが新たな毛包の生成である。それにはバイオエンジニア（生物工学の専門家）の助けが必要になる。

バイオエンジニアは、再生医療（怪我や病気になった器官や組織、あるいは欠損している器官や組織を再生する方法を研究する医療分野）発展の原動力となる科学者で、人体の部位や器官、組織を新たに形成しようと日々創造力を駆使して研究に取り組んでいる。たとえば退役軍人には脚を、糖尿病患者には新しい腎臓を、心臓弁がない状態で生まれた子供には心臓弁を創り出そうとしているのである。器官の再生には幹細胞が必要である。本書ですでに見てきたように、幹細胞には、さらに幹細胞を生み出すとともに、親器官を再生できる細胞をも生み出すという独特の能力がある。肝臓の幹細胞は肝臓を、インスリンを分泌するランゲルハンス島の幹細胞はランゲルハンス島を生成する。毛包にも幹細胞があり、前述したとおり、毛包幹細胞を分離し、毛乳頭細胞と組み合わせると、新たに毛包が形成される。

これならば、バイオエンジニアの仕事は簡単のように聞こえる。毛包から幹細胞を取り出して毛乳頭細胞と組み合わせ、毛包の前駆細胞を形成し、患者の頭皮の適切な位置に移植できるよう、最後は植毛手術を担当する外科医（またはロボット）に戻せばいい。実際、研究室では、世界じゅうの科学者が、マウスを利用して、分離した細胞から周期性を持つ成熟した毛包を再生することにすでに何千回も成功している。したがって、分離した細胞から毛包を作製する仕組みは実現できる可能性が高い。ただし、外科医としては研究室での成功は限定的と考えざるをえない。まず、それらがマウスの細胞を用いた研究であり、次に細胞が組織培養で増やされたものではないためである。

最初の懸念について、バイオエンジニアは、マウスの細胞で毛包を再生できるのだから、ヒトの細胞でもできるはずだと主張するだろうが、検証が必要である。ふたつ目の懸念は、多くの新しい毛包を育てられるのかどうか、つまり、いくつかのドナー毛包から出発して、研究室で数千個に増やせるのかどうかという問題である。これを実現するには、何百万個もの毛包幹細胞を組織培養で育てるしかない。幹細胞を培養するのが困難なのは、適切な条件が整っていないと、細胞が幹細胞であることを忘れてしまうからである。そればかりか、毛包細胞だったことまできれいさっぱり忘れてしまう。幹細胞を培養するために必要な条件はなんなのか。これを突き止めることが今日のバイオエンジニアにとって第一の課題となっている。

ここ数年のあいだの予備実験の結果から、ヒト幹細胞は組織培養で増殖させることが可能であり、毛包を形成する能力を維持できることがわかってきた。とはいえ、次の段階へ進むのは、科学者がこの結果を何度も再現できるようになってからが妥当だろう。次の段階とは、細胞を研究室からクリニックへ移す方法と、それらの細胞を頭皮に移植する方法を探ることである。また同時に、移植された幹細胞が毎回、正常な毛幹を生成する毛包を作り出すことができ、再生プロセスが安全であることを実証しなければならない。こうした研究が細胞ベースの治療法の土台を作ることになる。未来のヘアケア・センターではこんな治療法がおこなわれるだろうが、今はまだそこに至ってはいない。クリニックで幹細胞から毛包が再生されるようになるにはあと数十年はかかるものの、それが実現されるのはまちがいない。

二〇一二年、ノーベル生理学・医学賞がジョン・ゴードン博士と山中伸弥博士に贈られた。非常に特殊な化学物質の組み合わせを用いて、細胞を別の細胞に転換できることを証明した研究が認められての授賞となった。山中は、四つの成長因子の組み合わせ[9]を導入すると、細胞が幹細胞に変化したと報告している。この発見がバイオエンジニアにとって画期的なものだったのは、適切な化学物質の組み合わせがわかれば、どんな細胞からもどんな細胞でも作り出せるからである。この新しい手法によって、バイオエンジニアは成熟した細胞を幹細胞や別の成熟した細胞に、あるいはがん細胞を正常な細胞に再プログラム化できる。すでに、この方法を利用している世界じゅうの研究室が目覚ましい成功を収めたと報告している。胆嚢《たんのう》細胞が肝細胞へ[10]、結合組織細胞が心筋細胞へ[11]、骨格細胞が血管細胞へ[12]と転換されていることを考えてみてほしい。

毛の分野における研究課題は、正常な真皮細胞を望む部位の毛包になるよう誘導するのに適切な成長因子の構成を突き止めることである。これができれば、幹細胞を分離、培養、注入する必要がなくなる。導入される化学物質がこの仕事をしてくれるのである。言うまでもないが、いくつもの研究所の科学者が再プログラム化をおこなう化学物質の探索に盛んに取り組んでいる。では、毛包を必要としているまさにその部位に、化学物質をどのように届ければいいのだろう?

頭痛をやわらげようとアスピリンを飲むと、アスピリンの成分が血中に入り込み、血液がそれを、毛包を含めた全身の器官と組織に行き届かせる。ただし、頭痛の場合、アスピリンは脳の血管に届いて初めて鎮痛剤として作用する。この仕組みはあまり効率がよいとは言えないし、毛包を誘導する化学物質を届ける方法としても明らかに効率が悪い。つまるところ、毛包を作りたいのは全身ではなく、特定の皮膚の部位なのである。毛の分野におけるバイオエンジニアリング上の目標は、そのような効果的な転換を促す化学物質の混合物を、毛が生えてほしい部位だけに届けることである。狙った部位にピンポイントで届けるのに特に有望な方法のひとつは、ナノ粒子を利用することだ。つまり一〇〇万分の一ミリ単位のごく微小な球形の化学物質のパッケージを活用するのである。ナノ粒子はそれほどまでに小さいため、荷物を生体細胞や生体器官に正確に届けられる。体内におけるナノ粒子の拡散の仕方は粒子の表面によって決まる。粒子表面が脂質でできていれば、細胞膜などの脂質部位に誘導される。粒子表面が負電荷を帯びていれば、正電荷を帯びた表面に誘導される。粒子表面にアンドロゲン分子を持っていれば、アンドロゲン受容体を持つ細胞にくっつく。特定のアドレス(たとえばアンドロゲン受容体）に誘導されるよう作ることができるため、重要な化学物質の組み合わせを突き止められれば、そのような制御可能なナノ粒子を駆使して、毛包形成を促進する化学物質を狙った細胞へ届けられる。そんな将来が思い描けるのである。

ヘアケア・サロンでは不要な毛についても対応が求められる。ムダ毛を永遠に除去したいという客もいる。毛包には非常に強い再生特性があるため、永久脱毛は簡単な処置ではない。毛包を殺すには、表皮構造と毛包周囲の真皮構造の両方をひどく痛めつけなくてはならない。今日、エステティシャンは電気分解とレーザーを用いてそれをおこなっている。電気分解法は、毛包全体とその周囲に熱を送るため、すべての大きさと色の毛包を焼いて破壊する。レーザー法は、送られるエネルギーが毛包底部の色素のある部分にのみ吸収されるため、より選択的で、適用しやすく、痛みが少ない。レーザー法による脱毛処理はきわめて安全だと考えられており、希望者自身がおこなう場合も少なくない。

また、ムダ毛を一時的に除去して、選択肢を残しておきたいという要望もある。この場合は普段の処理に手がかかる。今日、脱毛はしたいが毛包は残したいとすると、毛幹を剃るか、あるいは毛を分解する化学物質でできている脱毛クリームで処理することになる。しかし、さらによい処置方法もある。本書で取り上げたように、毛包の形成と周期を制御しているのは、抑制する働きのある成長因子である。新たなアイデアとしては、毛包を通常、休止期にとどめているのと同じ抑制因子を皮膚に塗布することで、毛の成長を一時的に止めるという方法がある。しかし、数十年後にこの生理学的アプローチの恩恵を受けるには、まず答えを見つけなければならない疑問がいくつかある。利用すべき因子、あるいは因子の組み合わせはどれなのか？濃度はどの程度なのか？　それをどのように与えるのか？　今のところ答えは出せていないが、このアプローチは実行可能であり、今世紀中に実現するのはまちがいない。

人類の進歩を信じる人たちはまた、従来の理容や美容の枠をはるかに超えたサービスを提供する新たなバーバーショップが登場することを想定している。それはあらゆる髪質の男性と女性のための〝ホリスティックな（全身的な）〟ビューティケア・コミュニティとでも呼ぶべき総合的な美容センターである。利用しやすく広いエリアにたくさんのコーナーが設けられ、一カ所で美容に関する用をすますことができる、言ってみればフードコートの美容版のようなものになる。そこは完全なデータベースを備え、ロボットが補助的作業をおこなう高度に機械化された環境になっている。コンピューター支援型のかつらやつけ毛の制作、試着、修理を手がけるウィッグ・コーナーはもちろん、眼と爪のケアを専門とするコーナーも設け、皮膚科の設備なども完備するだけでなく、運動と栄養について助言をするコーチも配置する。さらには、脱毛処理コーナー（永久脱毛と一時的な毛の成長休止処置に対応）、ロボット支援型の植毛コーナー、育毛コーナーも設置し、育毛コーナーでは細胞ベースで成長因子にもとづく既製の治療法を受けられる。この総合美容センターでは、高度な訓練を受けたエステティシャンが、現在医師がおこなっている美容処置のほとんどを監督、実行する。心躍る未来だが、興味深いことに、不思議にも過ぎ去りし時代の理容外科医を彷彿させる展望ではないだろうか。今世紀における技術的、科学的進歩が前世紀のそれに匹敵するものであるならば、今述べた展望は控えめすぎたということになるだろう。

毛は人類の歴史で大きな役割を果たしてきた。そして今後も末永く、この比類なき繊維は人類の生活の物語に織り込まれていくことだろう。人類初めての地球外生命体との会話には毛の話も出てくるにちがいない。彼らはきっと人類の毛の生えた外見について詳しく知りたいと思うはずである。もっとも、同様の性質を持ちメッセージを発信する彼らなりの毛を持っていないとしたら、どうしたらよいのだろう。

謝辞

本を書くのは、長いあいだ待ち望んでいた旅に出るようなものである。旅にはいくつもの段階がある。旅に出ることを決める。情報を集める。旅程を作る。目的地に着くまでには幾多の波乱が待ちかまえている。目的地に着くと、何に価値があり、必要で、捨ててよいものはなんなのか、取捨選択をおこなう。最後に、旅の体験を可能にし、価値あるものにしてくれた人々――旅の途中で出会ったバスの運転手からツアーのリーダー、クロワッサンを作るパン職人まで――の存在を実感し、感謝の気持ちを持つ。

この旅は、励ましやアイデア、批評、資料を気前よく提供してくれた多くの人々の助けがなかったなら、とうていなしえなかっただろう。本書の執筆を最初に勧めてくれたのはトム・ジョージで、プリンストン高等研究所でのクリスマスを祝う夕食会の席でのことだった。とはいえ、行きつけの理容店で主人に質問されるまでは着手を棚上げにしていたのだが。執筆に取りかかると、ノンフィクション作家として成功を収めていた故ビル・ベラーが一般書の書き方について手助けをしてくれた。執筆期間中を通して、ペンシルヴェニア大学、プリンストン大学、ドレクセル大学、ジョージア工科大学、プリンストン公共図書館、スコットランド国立図書館といった、いくつもの優れた図書館とそのスタッフにお世話になった。また、助言と見識を求めて、何人もの同僚――アノンダ・ベル教授、ジョージ・コツァレリス教授、アラン・エルスコヴィシ、ラルフ・パウス教授、ジョージ・ロジャース教授、リンダ・ロッシン、ケン・ワッシュニック博士――に何度も協力願った。具体的なトピックについてアイデアと支援をいただいたリアイラ・カフーン、レベッカ・エズミ、ジュリー・ジェロウ、アダム・グリーン、マイク・イッポリティ、チャールズ・カークパトリック、イヴ・ルファー、リチャード・モービー、アンドレア・ストライヤー、カーチャ・ソヴォボーダ、そしてロックス・アンダーソン教授、ペトラ・アーク教授、ジュディ・ブロドスキー教授、チェンミン・チョン教授、エレーヌ・フークス教授、コリン・ジャホダ教授、パラダイ・ミルミラニ博士、ロイ・オリヴァー教授、ジェリー・シャピロ教授、デズモンド・トービン教授、アニカ・フォークト博士に感謝する。ヴェラ・プライス教授には長年にわたる助言と友情に心よりお礼申し上げる。いただいた助言はどれも卓越した貴重なものだが、困難な選択は私ひとりでおこなったため、まちがいがあるとするならひとえに私の責任である。

この旅の期間中、洞察力に優れ、献身的かつ厳格な著作権代理人レジーナ・ライアンが妥協を許さず、最良の本にするために必要なことを辛抱強く指摘してくれたのは非常にありがたかった。企画書をまとめるにあたって、アビゲイル・ウィレンツが明快な文章と表現とは何かについてやさしく鋭く指摘してくれた。ペガサス社の文芸編集者アイリス・ブレイジが私のビジョンを理解してくれただけではなく、最後の執筆段階で完成に向けて親身になって仕事をしてくれたことは、またとない幸運だった。心から感謝の意を表したい。また、クレイボーン・ハンコック、ベッキー・メインズ、マリア・フェルナンデス、ヘザー・ロディーノをはじめとするペガサス社のチームにもお礼を申し上げたい。

本書の大部分は、書き始めた当初からユディット・ステンに読んでもらい、さらに再読してもらった。彼女は広い心で励ましてくれただけでなく、文章、構成、流れについて建設的な意見を提供してくれた。そしてなんと言っても彼女は、私がしでかしてしまったとされる、執筆活動にともなう有形無形の混乱に対してたぐいまれなる自制心を発揮してくれた。そのすべてに感謝している。

訳者あとがき

本書『毛の人類史――なぜ人には毛が必要なのか』は二〇一六年に出版された*Hair: A Human History*の邦訳である。著者は毛包（毛根部分にある〝毛を生み出す工場〟）研究で三〇年以上のキャリアを持つ科学者カート・ステン博士。二〇年にわたってアメリカ、イェール大学医学部で病理学および皮膚科学の研究に携わり、教授を務めたのち、ヘルスケア関連多国籍企業の皮膚生物学研究の責任者に転身、その後日本のかつらメーカーの米国研究所副所長として毛包再生の研究を指揮するなど、常に毛髪科学の第一線で活躍してきた筋金入りの毛包研究者である。

そんな著者が、行きつけの理容店の主人とのやり取りから、毛の持つ多様な側面が世の人々に知られていないとふと気づいたことをきっかけに、本書『毛の人類史』は生まれた。一般読者に向けて、毛の本質、毛の持つ科学的、文化的、歴史的側面、そして人類の生活における毛の役割を科学者の立場からわかりやすくコンパクトに伝え、毛というものの全貌を明らかにしたい、そんな思いが著者を執筆に駆り立てたのである。

本書に登場するトピックは実に多様である。ヒトを含めた哺乳類の毛の起源や毛が生まれる仕組み、毛包の成長周期（毛周期）、毛の構造や色素獲得のプロセス、またヒトの場合は頭髪にかぎらずさまざまな体の部位に生える体毛の特徴とちがい、脱毛症をはじめとする毛関連の疾患、ヘアカラーやパーマの仕組み、再生医療研究への応用まで、科学的な視点から簡潔に説明されるほか、文化的な側面としては、髪や体毛の持つメッセージを送る力、アートや音楽への毛の利用、かつら製作の工程、脱毛に悩んだ偉人のエピソード、毛にまつわる神話や伝説など、豊富な例を引きつつ彩り豊かに語られる。そして経済、社会の視点から毛の役割と理美容業の変遷が紹介され、特に一六世紀から一八世紀にかけて新大陸に〝ビーバー・ラッシュ〟を引き起こしたビーバーの毛皮の交易や、産業革命以前のイングランドにおける羊毛の重要性、毛織物の製織の工程がつまびらかにされる。本格的な羊毛の輸入が明治時代からとなる日本に生活する身としては、毛織物の重要性はぴんときにくいが、本書を読むと、それがヨーロッパの生活や文化にいかに深く根を下ろしているか、そしてイングランドをはじめ国の経済にいかに大きく貢献したのかが改めてよくわかる。

毛の話と言えば、避けて通れないのが脱毛症である。本書には、今日ではＡＧＡという言い方が定着しつつある男性型脱毛症について発生率やパターンが紹介されているが、これはあくまでアメリカの場合であり、発症率とパターンには人種間のちがいがあるため、日本での実情は異なる。本書では北米男性の半数に五〇歳までにある程度の脱毛の症状が見られると報告されているが、板見智著『専門医が語る毛髪科学最前線』（集英社新書）によれば、男性型脱毛症の「日本人の発症率は三〇パーセント。中国人や韓国人は日本人よりやや低く（およそ二〇パーセント）」となっている。また本書の図版で紹介されているハミルトンの分類については、日本人の脱毛パターンに即して修正された分類がある。

本書の翻訳作業を始めたのは二〇一六年七月、梅雨のまっただなかのことだった。梅雨は毎日が髪型がうまく決まらない日《バッド・ヘア・デイ》になる憂鬱な季節である。時間をかけてブローをしてなんとか見苦しくない程度に整えても、猫毛でくせ毛の訳者の髪は湿度の高い屋外に出るともわもわと歪み、一本一本うねりながら好き勝手な方向を向いてしまう。本文で紹介されているように、日本女性の半数近くが程度の差こそあれくせ毛という調査結果もあり、髪に何も手を加えなければ、毎日がバッド・ヘア・デイというお仲間も少なくないはずである。自分の体の一部でありながら思う通りにならない頭髪をつい憎らしく恨めしく思っていたが、本書の訳出を進めるうち、普段のブラッシングやシャンプーのみならず、パーマやヘアダイなどの負担にも文句も言わずけなげに耐え、独立独歩のサイクルで再生を繰り返す、一〇万個のミクロな頭皮毛包に感謝の念が湧いた。

原著で一カ所にまとめられていた図版が日本版では対照しやすいよう本文に合わせた位置に移動されている。そのアイデアをはじめ、翻訳に際し、編集者の川上純子氏に大変お世話になった。心よりお礼申し上げる。

二〇一六年一二月　毛の奥深い世界に携わるすべての人に感謝を込めて

参考文献抜粋

Agrawal P and Barat GK. "Utilization of Human Hair in Animal Feed." *Agricultural Wastes* 17, 1986: 53–58.

Ahmad W, Faiyaz ul Haque M, Brancolini V, Tsou HC, ul Haque S, Lam H, Aita VM, Owen J, deBlaquiere M, Frank J, Cserhalmi-Friedman PB, Leask A, McGrath JA, Peacocke M, Ahmad M, Ott J, Christiano AM. "Alopecia Universalis Associated with a Mutation in the Human Hairless Gene." *Science* 279, 1998: 720–724.

Albers KM and Davis BM. "The Skin as a Neurotropic Organ." *The Neuroscientist* 13, 2007: 371–382.

Alibardi L. "Perspectives on Hair Evolution Based on Some Comparative Studies on Vertebrate Cornification." *Journal of Experimental Zoology* 381B, 2012: 325–343.

Amoh Y, Li L, Katsuoka K, and Hoffman RM. "Multipotent Hair Follicle Stem Cells Promote Repair of Spinal Cord Injury and Recovery of Walking Function." *Cell Cycle* 7, 2008: 1865–1869.

Auber L. "The Anatomy of the Follicles Producing Wool-Fibers, with Special Reference to Keratinization." *Transactions of the Royal Society* 62 (Part 1), 1950–1951: 191–254.

Beaton AA and Mellor G. "Direction of Hair Whorl And Handedness." *Laterality* 12, 2007: 295–301.

Beck M. "Medical Spas Get a Checkup. States Weigh Tighter Rules on Cosmetic-Procedure Centers After Patient Injuries." *Wall Street Journal*, June 5, 2013, A3.

Bell A. *Hair*. Newark, New Jersey: Paul Robson Galleries, Rutgers University Press, 2013.

Bell AR, Brooks C, and Dryburgh PR. *The English Wool Market 1230–1327*. Cambridge: Cambridge University Press, 2007.

Bell CJ. *Collector's Encyclopedia of Hairwork Jewelry*. Paducah, KY: Collector Books, 1998.

Benjamin J. *Starting to Collect Antique Jewellery*. Suffolk, England: Antique Collectors' Club, 2003.

Bianco J, Cateforis D, Heartney E, Hockley A, and Kennedy B. *Wenda Gu at Dartmouth: The Art of Installation*. Hanover, NH: University Press of New England, 2008.

Biddle-Perry G and Cheang, S, editors. *Hair: Styling, Culture and Fashion*. Oxford, England: Berg Publishers, 2008.

Bilefsky D. "In Albanian Feuds, Isolation Engulfs Families." *New York Times*, July 10, 2008.

Binkley C. "Which Outfit Is Greenest? A New Rating Tool." *Wall Street Journal*, July 12, 2012.

Bloch RH. *A Needle in the Right Hand of God. The Norman Conquest of 1066 and the Making and Meaning of the Bayeux Tapestry*. New York: Random House, 2006.

Botchkarev, VA. "Stress and the Hair Follicle: Exploring the Connections." *American Journal of Pathology* 162, 2003: 709–712.

Botham M and Sharrad L. *Manual of Wigmaking*. London: Heinemann, 1964.

Bradford E. *English Victorian Jewelry*. Norwich, England: Spring Books, 1959.

Broudy E. *The Book of Looms*. Hanover, NH: Brown University Press, 1979.

Brown S, Dent A, Martens C, and McQuaid M. *Fashioning Felt*. New York: Smithsonian Institution, 2009.

Brownell I, Guevara E, Bai CB, Loomis CA, and Joyner AL. "Nerve-Derived Sonic Hedgehog Defines a Niche for Hair Follicle Stem Cells Capable of Becoming Epidermal Stem Cells." *Cell Stem Cell* 8, 2011: 552–565.

Bryer R. *The History of Hair: Fashion and Fantasy Down the Ages*. London: Philip Wilson Publishers, 2000.

Bunn S. *Nomadic Felts*. London: The British Museum Press, 2010.

Campbell M. *Self-Instructor in the Art of Hair Work, Dressing Hair, Making Curls, Switches, Braids, and Hair Jewelry of Every Description*. New York: M. Campbell, 1867.

Chapman DM. "The Anchoring Strengths of Various Chest Hair Root Types." *Clinical Experimental Dermatology* 17, 1992: 421–423.

Cheang S. "Roots: Hair and Race" in *Hair: Styling, Culture and Fashion*. Editors G Biddle-Perry and S Cheang,. Oxford, MS: Berg Publications, 2007.

Chen KG, Mallon BS, McKay RDG, and Robey PG. "Human Pluripotent Stem Cell Culture: Consideration for Maintenance, Expansion and Therapeutics." *Cell Stem Cell* 14, 2014: 13–26.

Cherel Y, Kernaleguen L, Richard P, and Guinet G. "Whisker Isotopic Signature Depicts Migration Patterns and Multi-year Intra- and Inter-individual Foraging Strategies in Fur Seals." *Biology Letters* 5, 2009: 830–832.

Chernow R. *Titan: The Life of John D. Rockefeller, Sr*. New York: Random House, 1998.

Churchill, JE. *The Complete Book of Tanning Skins and Furs*. Mechanicsburg, PA: Stackpole Books, 1983. E-book.

Constantine M and Larsen JL. *Beyond Craft: The Art Fabric*. New York: Van Nostrand Reinhold Company, 1972.

Cossins AR and Bowler K. *Temperature Biology of Animals*. London: Chapman and Hall, 1987: Chapter 1.

Cremer L. *The Physics of the Violin*. Cambridge, MA: The MIT Press, 1984: 1–4.

Critchley M. *The Dyslexic Child*. London: Heinemann, 1970: 69.

Darwin, C. 1845. *Voyage of the Beagle*. New York: Modern Library, 2001.（チャールズ・ダーウィン『新訳　ビーグル号航海記』荒俣宏訳、平凡社）

Darwin, C. 1871. *Descent of Man*. New York: Penguin Random House, 2004.（チャールズ・ダーウィン『ダーウィン著作集〈1〉〈2〉人間の進化と性淘汰Ⅰ・Ⅱ』長谷川眞理子訳、文一総合出版）

D'Aulaire I and D'Aulaire EP. *Book of Greek Myths*. New York: Bantam Doubleday Dell, 1962.

Daves J. *Medieval Sheep and the Wool Trade: Sheep, Wool and the Wool Trade in the Middle Ages*. Bristol: Stuart Press, 2008.

Davies NB, Krebs JRE, and West SA. *An Introduction to Behavioral Ecology, Fourth Edition*.

Hoboken, NJ: Wiley-Blackwell, 2012.（『デイビス・クレブス・ウェスト　行動生態学　原著第4版』野間口眞太郎、山岸哲、巌佐庸訳、共立出版）

Dawber R. *Diseases of the Scalp*. Third Edition. Oxford: Blackwell Science Publishers, 1982.

Dean I and Siva-Jothy MT. "Human Fine Body Hair Enhances Ectoparasite Detection." *Biology Letters* 8, 2012: 358–361.

Deetz J. *In Small Things Forgotten*. New York: Doubleday, 1996.

Dhouailly D. "A New Scenario for the Evolutionary Origin of Hair, Feather, and Avian Scales." *Journal of Anatomy* 214, 2009: 587–606.

Dikotter F. "Hairy Barbarians, Furry Primates and Wild Men: Medical Science and Cultural Representations of Hair in China" in *Hair: Its Power and Meaning in Asian Cultures*. Editors A Hiltebeitel and BD Miller. New York Press: Albany State University, 1998.

Dolin EJ. *Fur, Fortune and Empire: The Epic History of the Fur Trade in America*. New York: W. W. Norton and Company, 2010.

Domingo-Roura X, Marmi J, Ferrando A, et al. "Badger Hair in Shaving Brushes Comes from Protected Eurasian Badgers." *Biological Conservation* 128, 2006: 425–430.

Donkin RA. "Cistercian Sheep-Farming and Wool Sales in the Thirteenth Century." *Agricultural History Review* 6, 1958: 2–8.

Dutton D. *The Art Instinct. Beauty, Pleasure and Human Evolution*. New York: Bloomsbury Press, 2009.

Eccles WJ. *The Canadian Frontier 1534–1760*. Albuquerque, NM: University of New Mexico Press, 1983.

Eckhart L, Valle LD, Jaeger K, et al. "Identification of Reptilian Genes Encoding Hair Keratin-Like Proteins Suggests a New Scenario for the Evolutionary Origin of Hair." *Proceedings of the National Academy of Sciences* 105, 2008: 18419–18423.

Elias H and Bortner S. "On the Phylogeny of Hair." *American Museum Novitates* 1820, 1957:1–15.

Feughelman M and Willis BK. "Mechanical Extension of Human Hair and the Movement of the Cuticle." *Journal of Cosmetic Science* 52, 2001: 185–193.

Fischer DH. *Champlain' s Dream*. New York: Simon & Schuster, 2008.

Fletcher AJ. *Ancient Egyptian Hair*. Manchester: University of Manchester Press, 1995.

Francis D and Morantz T. *Partners in Furs: A History of the Fur Trade in Eastern James Bay 1600–1870*. Montreal: McGill-Queen's University Press, 1983.

Fraser RDB and MacRae TP. "Molecular Structure and Mechanical Properties of Keratins" in *The Mechanical Properties of Biological Materials*. Editors JF Vincent and JD Currey. Cambridge: Cambridge University Press, 1980: 211–246.

Frazer JG. *The Golden Bough: A Study in Magic and Religion*. New York: Macmillan, 1952.（ジェイムズ・ジョージ・フレイザー『初版　金枝篇』吉川信訳、ちくま文芸文庫）

Frosch D. "A Lonely and Bleak Existence in the West, Tending the Flock." *New York Times*, February 22, 2009.

Galbraith K. "Back in Style: The Fur Trade." *New York Times*, December 24, 2006.

Garza LA, Yang CC, Zhao T, Blatt HB, et al. "Bald Scalp in Men with Androgenetic Alopecia

Retains Hair Follicle Stem Cells but Lacks CD200-Rich and CD34-Positive Hair Follicle Progenitor Cells." *Journal of Clinical Investigation* 121, 2011: 613–622.

Garza LA, Liu Y, Yang Z, Alagesan B, et al. "Prostaglandin D2 Inhibits Hair Growth and Is Elevated in Bald Scalp of Men with Androgenetic Alopecia." *Science Translational Medicine* 4, 2012: 126–134.

Gilchrist J. *The Church and Economic Activity in the Middle Ages*. London: St. Martin's Press, 1969.

Gill FB. *Ornithology, Second Edition*. New York: W.H. Freeman and Company, 1995.（フランク・B・ギル『鳥類学』山階鳥類研究所訳、山岸哲監修、新樹社）

Gilmeister H. *Tennis: A Cultural History*. London: Leicester University Press, 1997.（ハイナー・ギルマイスター『テニスの文化史』稲垣正浩、奈良重幸、船井廣則訳、大修館書店）

Gjecov S. *The Code of Leke Dukagjini (The Kanun)*. New York: Gjonkelaj Publishing Company, 1989.

Gordon B. *Feltmaking*. New York: Watson-Guptill Publications, 1980.

Gurdon JB and Bourillot P-Y. "Morphogen Gradient Interpretation." *Nature* 413, 2001: 797–803.

Hanson T. *Feathers: The Evolution of a Natural Miracle*. New York: Basic Books, 2011.（ソーア・ハンソン『羽―進化が生みだした自然の奇跡』黒沢令子訳、白揚社）

Hardy MH. "The Secret Life of the Hair Follicle." *Trends in Genetics* 8, 1992: 55–61.

Harran S and Harran J. "Hair Jewelry." *Antique Week*, December 1997.

Harris B. "The Mechanical Behavior of Composite Materials" in *The Mechanical Properties of Biological Materials*. Editors JF Vincent and JD Currey. Cambridge: Cambridge University Press, 1980: 37–74.

Hausman LA. "A Comparative Racial Study of the Structural Elements of Human Head-Hair." *American Naturalist* 59, 1925: 529–538.

Haywood J. *Historical Atlas of the Vikings*. London: Penguin Books, 1995.

Hearle JWS. "A Critical Review of the Structural Mechanics of Wool and Hair Fibres." *International Journal of Biological Macromolecules* 27, 2000: 123–138.

Heidenreich DE and Ray AJ. *The Early Fur Trades: A Study in Cultural Interaction*. Toronto: McClelland and Stewart, 1976.

Henderson FV. *How to Make a Violin Bow*. Seattle: Murray Publishing Company, 1977.

Higuchi R, von Beroldingen CH, Sensabaugh GF, and Erhlich HA. "DNA Typing from Single Hairs." *Nature* 332, 1988: 543–546.

Hiltebeitel A and Miller BD, editors. *Hair: Its Power and Meaning in Asian Cultures*. Albany: State University of New York Press, 1998.

International Society of Hair Restoration Surgeons (ISHRS) 2013. *International Society of Hair Restoration Surgery: 2013 Practice Census Results*. www.ishrs.org.

International Wool Textile Organization. http://www.iwto.org/wool/ history-of-wool.

Ito M, Yang Z, Andl T, Cui C, et al. "Wnt-Dependent De Novo Hair Follicle Regeneration in Adult Mouse Skin after Wounding." *Nature* 447, 2007: 316–320.

Jablonski NG. *Skin: A Natural History*. Berkeley: University of California Press, 2006.

Jablonski NG. "The Naked Truth: Why Humans Have No Fur." *Scientific American* 302, 2010: 42–49.

Jenkins JG, editor. *The Textile Industry in Great Britain*. London: Routledge & Kegan Paul Publishers, 1972.

Jessen KR, Mirsky R, and Arthur-Farraj P. "The Role of Cell Plasticity in Tissue Repair: Adaptive Cellular Reprogramming." *Developmental Cell* 34, 2015: 613-620.

Jolly PH. *Hair: Untangling a Social History*. East Long Meadow, MA: The John Ce Otto Printing Company, 2004.

Jordan M. "Hair Matters in South Central Africa" in *Hair in African Art and Culture*. Editors R Sieber and F Herreman. Munich: Prestel Verlag, 2000: 135.

Kalabokes VD. "Alopecia Areata: Support Groups and Meetings—How Can It Help Your Patient?" *Dermatologic Therapy* 24, 2011: 302–304.

Kamberov YG, Wang S, Tan J, et al. "Modeling Recent Human Evolution in Mice by Expression of a Selected EDAR Variant." *Cell* 152, 2013: 691–702.

Kazantseva A, Goltsov A, Zinchenko R, et al. "Human Hair Growth Deficiency Is Linked to a Genetic Defect in the Phospholipase Gene LIPH." *Science* 314, 2006: 982–985.

Khumalo NP, Dawber RPR, and Ferguson DJP. "Apparent Fragility of African Hair Is Unrelated to the Cystine-Rich Protein Distribution: A Cytochemical Electron Microscope Study." *Experimental Dermatology* 14, 2005: 311–314.

Kingdon J, Agwanda B, Kinnaird M, O'Brien T, et al. "A Poisonous Surprise Under the Coat of the African Crested Rat." *Proceedings of the Royal Society* B 279, 2012: 675–680.

Kittler R, Kayser M, and Stoneking M. "Molecular Evolution of Pediculus Humanus and the Origin of Clothing." *Current Biology* 13, 2003: 1414–1417.

Kramer AE and Revkin AC. "Arctic Shortcut, Long a Dream, Beckons Shippers as Ice Thaws." *New York Times*, September 11, 2009.

Kübler-Ross E and Kessler D. *On Grief and Grieving: Finding the Meaning of Grief Through the Five Stages of Loss*. New York: Scribner, 2005.（エリザベス・キューブラー・ロス、デーヴィッド・ケスラー『永遠の別れ—悲しみを癒す智恵の書』上野圭一訳、日本教文社）

Langbein L and Schweizer J. "Keratins of the Human Hair Follicle." *International Review of Cytology* 243, 2005: 1–78.

Laut AC. *The Fur Trade of America*. New York: Macmillan, 1921.

Leavitt D. *The Man Who Knew Too Much: Alan Turing and the Invention of the Computer*. New York: W. W. Norton & Company, 2006.

Lee YR, Lee SJ, Kim JC, and Ogawa H. "Hair Restoration Surgery in Patients with Pubic Atrichosis or Hypotrichosis: Review of Technique and Clinical Consideration of 507 Cases." *Dermatologic Surgery* 32, 2006: 1327–1335.

Le Fur Y. *Cheveux cheris. Frivolites et trophees*. Paris: Musee du Quai Branly, 2013.

Leggett WF. *The Story of Wool*. Brooklyn: Chemical Publishing Company, 1947.

Lennon C. "Preshampoo Is Not a Sham." *Wall Street Journal*, February 6, 2013.

Li L, Rutlin M, Abraira VE, Cassidy C, et al. "The Functional Organization of Cutaneous Low-Threshold Mechanosensory Neurons." *Cell* 247, 2011: 1615–1627.

Li L and Clevers H. "Coexistence of Quiescent and Active Adult Stem Cells in Mammals." *Science* 327, 2010: 542–545.

Li W, Li K, Wei W, and Ding S. "Chemical Approaches to Stem Cell Biology and Therapeutics." *Cell Stem Cell* 13, 2013: 270–283.

Lipson E. *A Short History of Wool and Its Manufacture*. Cambridge, MA: Harvard University Press, 1953.

Livesey R and AG Smith. *The Fur Traders*. Markham: Fitzhenry & Whiteside, 1989: 77.

Lloyd TH. *The English Wool Trade in the Middle Ages*. Cambridge, MA: Harvard University Press, 1977.

Loussouarn G. "African Hair Growth Parameters." *British Journal of Dermatology* 145, 2001: 294–297.

Loussouarn G, Garcel A-L, Lozano I, Collaudin C, et al. "Worldwide Diversity of Hair Curliness: A New Method of Assessment." *International Journal of Dermatology* 46, 2007: Suppl 1: 2–6.

Maderson PFA. "When? Why? And How? Some Speculations on the Evolution of the Vertebrate Integument." *American Zoologist* 12, 1972: 159–171.

Mann GB, Fowler KJ, Gabriel A, et al. "Mice with a Null Mutation of the TGF-Alpha Gene Have Abnormal Skin Architecture, Wavy Hair and Curly Whiskers and Often Develop Corneal Inflammation." *Cell* 73, 1993: 249–261.

Maurer M, Peters EMJ, Botchkarev VA, and Paus R. "Intact Hair Follicle Innervation Is Not Essential for Anagen Induction and Development." *Archives of Dermatological Research* 290, 1998: 574–578.

Menkart J, Wolfram LJ, and Mao I. "Caucasian Hair, Negro Hair and Wool: Similarities and Differences." *Journal of the Society of Cosmetic Chemists* 17, 1966: 769–787.

Miller J. "Hair Without a Head: Disembodiment and the Uncanny" in *Hair Styling, Culture and Fashion*. Editors G Biddle-Perry and S Cheang. Oxford: Berg Publications, 2008.

Mollett AL. *York's Golden Fleece: History of Wool Trade*. Whitby: Horne and Son, 1962.

Montagna W, Prota G, and Kenney JA Jr. *Black Skin: Structure and Function*. San Diego: Academic Press, 1993.

Morison, SE. *The European Discovery of America: The Northern Voyages*. New York: Oxford University Press, 1971.

Morris D. *Naked Ape: A Zoologist's Study of the Human Animal*. New York: Random House, 1967.（デズモンド・モリス『裸のサル——動物学的人間像』日高敏隆訳、角川文庫）

Morse EW. *Fur Trade Canoe Routes of Canada: Then and Now*. Toronto: University of Toronto Press, 1971.

Mou C, Jackson B, Schneider P, Overbeek PA, and Headon DJ. "Generation of the Primary Hair Follicle Pattern." *Proceedings of the National Academy of Sciences* 103, 2006: 9075–9080.

Munro JH. *Textiles, Towns and Trade: Essays in the Economic History of Late-Medieval England and the Low Countries*. Ashgate: Variorum Publishing Ltd., 1994.

Murray EA. *Trails of Evidence: How Forensic Science Works*. Chantilly: The Teaching Company, 2012.

Nagorcka BN and Mooney JR. "The Role of a Reaction-Diffusion System in the Formation of Hair Fibres." *Journal of Theoretical Biology* 98, 1982: 575–607.

Nagorcka BN and Mooney JR. "The Role of a Reaction-Diffusion System in the Initiation of Primary Hair Follicles." *Journal of Theoretical Biology* 114, 1985: 243–272.

Nagorcka BN and Mooney JR. "Spatial Patterns Produced by a Reaction-Diffusion System in Primary Hair Follicles." *Journal of Theoretical Biology* 115, 1985: 299–317.

Nakamura M, Schneider MR, Schmidt-Ullrich R, Paus, R. "Mutant Laboratory Mice with Abnormalities in Hair Follicle Morphogenesis, Cycling, and/or Structure: An Update." *Journal of Dermatologic Science* 69, 2012: 6–29.

Nishimura EK, Granter SR, and Fisher DE. "Mechanisms of Hair Graying: Incomplete Melanocyte Stem Cell Maintenance in the Niche." *Science* 307, 2005: 720–724.

O'Callaghan JF. *A History of Medieval Spain*. Cornell: Cornell University Press, 1976.

Ockenga S. *On Women and Friendship: A Collection of Victorian Keepsakes and Traditions*. New York: Stuart, Tabori & Chang Publishing, 1993.

Oliver RF. "Whisker Growth After Removal of the Dermal Papilla and Lengths of Follicle in the Hooded Rat." *Journal of Embryology and Experimental Morphology* 15, 1966: 331–347.

Orientreich N. "Autografts in Alopecias and Other Selected Dermatological Conditions." *Annals of the New York Academy of Sciences* 83, 1959: 463.

Oshima H, Rochat A, Kedzia C, Kobayashi K, and Barrandon Y. "Morphogenesis and Renewal of Hair Follicles from Adult Multipotent Stem Cells." *Cell* 104, 2001: 233–245.

Pannekoek F. *The Fur Trade and Western Canadian Society, 1670–1870*. Ottawa: Canadian Historical Association, 1987.

Papakostas D, Rancan F, Sterry W. et al. "Nanoparticles in Dermatology." *Archives of Dermatologic Research* 303, 2013: 533–550.

Parliament UK. "Woolsack." http://www.parliament.uk/site-information/ glossary/woolsack.

Peters EMJ, Arck PC, and Paus R. "Hair Growth Inhibition by Psychoemotional Stress: A Mouse Model for Neural Mechanisms in Hair Growth Control." *Experimental Dermatology* 15, 2006: 1–13.

Petukova L, Duvic M, Hordinsky M, Norris D, Price V, et al. "Genome-Wide Association Study in Alopecia Areata Implicates Both Innate and Adaptive Immunity." *Nature* 466, 2010: 113–117.

Phillips CR and Phillips WD Jr. *Spain's Golden Fleece: Wool Production and the Wool Trade from the Middle Ages to the Nineteenth Century*. Baltimore: The Johns Hopkins University Press, 1997.

Phillips PC. *The Fur Trade: Volume 1*. Norman: University of Oklahoma Press, 1961.

Pleij H. *Colors Demonic and Divine: Shade of Meaning in the Middle Ages and After*. New York: Columbia University Press, 2004.

Plikus M, Mayer JA, de la Cruz D, Baker RE, et al. "Cyclic Dermal BMP Signaling Regulates Stem Cell Activation During Hair Regeneration." *Nature* 451, 2008: 340–344.

Plikus MV, Gay DL, Treffeisen E, Wang A, et al. "Epithelial Stem Cells and Implications for Wound Repair." *Seminars in Cell Developmental Biology* 23, 2012: 946–953.

Plummer W. "Her Kind of Beauty." *People*, August 11, 1997.

Popescu C and Hocker H. "Hair—The Most Sophisticated Biological Composite Material." *Chemical Society Reviews* 36, 2007: 1282–1291.

Porter C, Diridollou S, and Barbosa VH. "The Influence of African-American Hair's Curl Pattern on Its Mechanical Properties." *International Journal of Dermatology* 44, 2005: Suppl 1: 4–5.

Power E. *The Wool Trade in English Medieval History*. Oxford: Oxford University Press, 1941.

Rauser A. "Hair, Authenticity, and the Self-Made Macaroni." *Eighteenth Century Studies* 38, 2004: 101–117.

Reddy K and Lowenstein EJ. "Forensics in Dermatology: Part II." *Journal of the American Academy of Dermatology* 64, 2011: 811–824.

Redgrove HS. *Hair-Dyes and Hair-Dyeing Chemistry and Technique*. London: William Heinemann, 1939.

Rieu EV, translator. *Homer: The Odyssey*. New York: Penguin Books, 1948.（ホメロス『オデュッセイア』松平千秋訳、岩波文庫）

Rinn JL, Bondre C, Gladstone HB, Brown PO, and Chang H. "Anatomic Demarcation by Positional Variation in Fibroblast Gene Expression Programs." *PLoS (Public Library of Science) Genetics* 2, 2006: 1084–1096.

Robbins, CR. *Chemical and Physical Behavior of Human Hair, Fourth Edition*. New York: Springer-Verlag, 2002.

Robertson JR. *Forensic Examination of Hair*. Boca Raton, FL: CRC Publishing, 1999.

Rocaboy F. "The Structure of Bow-Hair Fibers." *Catgut Acoustic Society Journal 1*, 1990: 34–36.

Roersma ME, Douven LFA, Lefki K, and Oomens CWJ. "The Failure Behavior of the Anchorage of Hairs During Slow Extraction." *Journal of Biomechanics* 34, 2001: 319–325.

Roesdahl E. *The Vikings*. London: The Penguin Press, 1987.

Rogers AR, Iltis D, and Wooding S. "Genetic Variation at the MC1R Locus and the Time Since Loss of Human Body Hair." *Current Anthropology* 45, 2004: 105–108.

Rogers GE. "Biology of the Wool Follicle: An Excursion into a Unique Tissue Interaction System Waiting to be Rediscovered." *Experimental Dermatology* 15, 2006: 931–949.

Rogers MA, Langbein L, Praetzel-Wunder S, Winter H, and Schweizer J. "Human Hair Keratin-Associated Proteins (KAPS)." *International Review of Cytology* 251, 2006: 209–263.

Rompolas P, Deschene ER, Zito G, Gonzalez DG, et al. "Live Imaging of Stem Cells and Progeny Behaviour in Physiological Hair-Follicle Regeneration." *Nature* 487, 2012: 496–499.

Rosenbaum M and Leibel RL. "Adaptive Thermogenesis in Humans." *International Journal of Obesity* 34, 2010: 547–555.

Ross CD. *The Influence of the West Country Wool Trade on the Social and Economic History of England*. London: Department of Education of the International Wool Secretariat, 1955.

Rossin L. Linda Rossin Studios, Oak Ridge, NJ. 2013年7月29日、直接取材。

Rousseau I. "Who, Or What, Killed Napoleon?" http://www.cbsnews.com/stories/2002/10/30/tech/main527531.shtml.

Ruskai M and Lowery A. *Wig Making and Styling*. Amsterdam: Elsevier Publishing, 2010.

Ryder ML. "Medieval Sheep and Wool Types." *Agricultural History Review* 32, 1984: 14–28.

Sandoz M. *The Beaver Men: Spearheads of Empire*. New York: Hastings House Publishing, 1964.

Sato I, Nakaki S, Murata K, Takeshita H, and Mukai T. "Forensic Hair Analysis to Identify Animal Species in a Case of Pet Animal Abuse." *International Journal of Legal Medicine* 124, 2010: 249–256.

Scali-Sheahan M, editor. *Milady's STANDARD Professional Barbering*. Fifth Edition. Clifton Park, NY: Cengage Learning Publishing, 2011.

Schoeser M. *World Textiles: A Concise History*. London: Thames & Hudson Ltd, 2003.

Schwalm M. Barber Styling Institute, Camp Hill, Pennsylvania. 2013年6月6日、直接取材。

Schweizer J, Langbein L, Rogers MA, and Winter H. "Hair Follicle Specific Keratins and Their Diseases." *Experimental Cell Research* 313, 2007: 2010–2020.

Sennett R and Rendl M. "Mesenchymal-Epithelial Interactions During Hair Follicle Morphogenesis and Cycling." *Seminars in Cell and Developmental Biology* 23, 2012: 917–927.

Severn B. *The Long and Short of It: Five Thousand Years of Fun and Fury over Hair*. New York: David McKay Company, 1971.

Shaak E. Mount Airy Violins and Bows. Philadelphia. 2013年6月12日、直接取材。

Shakespeare W. "That time of year thou mayst in me behold," Sonnet 73 in *The Art of Shakespeare's Sonnets*. Cambridge, MA: Harvard University Press, 1997.

Sharpe PT. "Fish Scale Development: Hair Today, Teeth and Scales Yesterday?" *Current Biology* 11, 2001: R751–R752.

Sherrow V. *Encyclopedia of Hair: A Cultural History*. Westport: Greenwood Press, 2006.

Sheumaker H. *Love Entwined: The Curious History of Hair Work in America*. Philadelphia: University of Pennsylvania Press, 2007.

Sholley M and Cotran R. "Endothelial DNA Synthesis in the Microvasculature of Rat Skin During the Hair Growth Cycle." *American Journal of Anatomy* 147, 1976: 243–254.

Sick S, Reinker S, Timmer J, and Schlake T. "WNT and DKK Determine Hair Follicle Spacing Through a Reaction Diffusion Mechanism." *Science* 314, 2006: 1447–1450.

Sieber R and Herreman F. *Hair in African Art and Culture*. New York: Museum for African Art, 2000.

Silva JE. "Physiological Importance and Control of Non-Shivering Facultative Thermogenesis." *Frontiers in Bioscience* 3, 2011: 352–371.

Spufford P. *Power and Profit: The Merchant in Medieval Europe*. London: Thames and Hudson Inc., 2002.

Stellar R. *Fur Farming Industry and Trade Summary. 1998–2002*. http://www.usitc.gov/publications/332/pub3666.pdf.

Stenn KS & Paus R. "Controls of Hair Follicle Cycling." *Physiological Reviews* 81, 2001: 449–494.

Stenn KS, Zheng Y, Parimoo S. "Phylogeny of the Hair Follicle: The Sebogenic Hypothesis." *Journal of Investigative Dermatology* 138, 2008: 1576–1578.

Stoddard DM. *The Scented Ape: The Biology and Culture of Human Odour*. Cambridge: Cam-

bridge University Press, 1990.

Sundberg,JP. *Handbook of Mouse Mutations with Skin and Hair Abnormalities: Abnormal Models and Biomedical Tools*. Boca Raton, FL: CRC Press, 1994.

Sutou S. "Hairless Mutation: A Driving Force of Humanization from a Human-Ape Common Ancestor Enforcing Upright Walking While Holding a Baby with Both Hands." *Genes Cells* 17, 2012: 263–272.

Terrien J, Perret M, and Aujard F. "Behavioral Thermoregulation in Mammals: A Review." *Frontiers in Bioscience* 16, 2001: 1428–1444.

Thibaut S, Barbarat P, Leroy F, and Bernard BA. "Human Hair Keratin Network and Curvature." *International Journal of Dermatology* 46, 2007: Suppl 1: 7–10.

Thibaut S, De Becker E, Caisey L. Baras D, et al. "Human Eyelash Characterization." *British Journal of Dermatology* 162, 2009: 304–310.

Tobin DJ. "Human Hair Pigmentation—Biological Aspects." *International Journal of Cosmetic Science* 30, 2008: 233–257.

Tobin DJ. "The Cell Biology of Human Hair Follicle Pigmentation." *Pigment Cell Melanoma Research* 24, 2010: 75–88.

Trinidad, A. "Wool and Keratin Research at the Eastern Regional Research Center." *Sheep Industry News* 16, 2012: 10–12.

Tucker P. "Bald Is Beautiful?: The Psychosocial Impact of Alopecia Areata." *Journal of Health Psychology* 14, 2009: 142–151.

Turing AM. "The Chemical Basis of Morphogenesis." *Philosophical Transactions of the Royal Society*, London B 237, 1952: 37–72.

van Beek N, Bodo E, Kromminga A, Gaspar E, et al. "Thyroid Hormones Directly Alter Human Hair Follicle Functions: Anagen Prolongation and Stimulation of Both Hair Matrix Keratinocyte Proliferation and Hair Pigmentation." *Journal of Clinical Endocrinology and Metabolism* 93, 2009: 4381–4388.

Van Clay M. "From Horse to Bow." *String Magazine*, January/February 1995.

Veldman MB, Zhao C, Gomez FA, et al. "Transdifferentiation of Fast Skeletal Muscle into Functional Endothelium In Vivo by Transcription Factor Etv2." *PLoS (Public Library of Science) Biol* 11, 2013: e1001590.

Vullo R, Girard V, Azar D, and Neraudeau D. "Mammalian Hairs in Early Cretaceous Amber." *Naturwissenschaften* 97, 2010: 683–687.

Wade N. *Before the Dawn: Recovering the Lost History of Our Ancestors*. New York: The Penguin Press, 2006.（ニコラス・ウェイド『5万年前―このとき人類の壮大な旅が始まった』沼尻由起子訳、安田喜憲監修、イースト・プレス）

Waites B. "Monasteries and the Wool Trade in North and East Yorkshire During the Thirteenth and Fourteenth Centuries." *Yorkshire Archeological Journal* 52, 1980:111–121.

Wang Y, Badea T, and Nathans J. "Order from Disorder: Self Organization in Mammalian Hair Patterning." *Proceedings of the National Academy of Sciences* 103, 2006: 19800–19805.

Weatherford, J. *Genghis Khan and the Making of the Modern World*. New York: Three Rivers Press, 2004.（ジャック・ウェザーフォード『パックス・モンゴリカ―チンギス・ハンがつくった新世界』横堀冨佐子訳、星川淳監訳、日本放送出版協会）

Whitthoft J. "Archeology As a Key to the Colonial Fur Trade" in DL Morgan, et al. *Aspects of the Fur Trade: Selected Papers to the 1965 North American Fur Trade Conference*. St. Paul: Minnesota Historical Society, 1967: 55–61.

Zhang M, Brancaccio A, Weiner L, Missero C, and Brissette JL. "Ectodysplasin Regulates Pattern Formation in the Mammalian Hair Coat." *Genesis* 37, 2003: 30–37.

Zhang Y, Andl T, Yang SH, et al. "Activation of Beta-Catenin Signaling Programs Embryonic Epidermis to Hair Follicle Fate." *Development* 135, 2008: 2161–2175.

Zipes J. *The Complete Fairy Tales of the Brothers Grimm*. New York: Bantam Books, 1987.

原注

第一章　哺乳類に生えた最初の毛

1 Warren et al. "Genome Analysis of the Platypus Reveals Unique Signatures of Evolution." *Nature* 455, 2008: 256.

2 Dean I and Siva-Jothy MT. "Human Fine Body Hair Enhances Ectoparasite Detection." *Biology Letters* 8, 2012: 358–361.

3 Amoh Y, Li L, Katsuoka K, and Hoffman RM. "Multipotent Hair Follicle Stem Cells Promote Repair of Spinal Cord Injury and Recovery of Walking Function." *Cell Cycle* 7, 2008: 1865–1869.

4 ほかの動物とはちがい、哺乳類と鳥類は、筋肉の活動が生産する熱とは別に体内で熱を作る能力がある。この性質により、哺乳類と鳥類は「内温動物」と見なされている。また体温がかなり一定であることから（鳥類は42度、哺乳類は37度）「恒温動物」とも呼ばれる。一方、体内で熱を発生させることができないため、体を温めるのに陽光を必要とするカメは「外温動物」と呼ばれ、1日を通して体温が変化することから「変温動物」とも言われる。恒温性の獲得が進化における大きな進歩なのは、これにより日常的、季節的な環境温度の変化からの影響をある程度逃れることができ、ほとんどの生息環境に対応できるようになったからである。

5 初期の哺乳類は変温動物の恐竜を捕食していた。最近の報告によれば、中国遼寧《リャオニン》省の白亜紀前期の地層で見つかった三錐歯類《さんすいしるい》の哺乳動物の胃袋から、幼い角竜類《つのりゅうるい》の恐竜が発見されている。ただし、この例では、哺乳動物が内温性という強みを当時利用していたのかどうかは定かではない。Hu Y, Meng J, Wang Y, and Li C. "Large Mesozoic Mammals Fed on Young Dinosaurs." *Nature* 433, 2005: 149–152.

6 Ballantyne A. "Hypothermia: How Long Can Someone Survive in Frigid Water." *Scientific American*, January 16, 2009.

7 物質の熱伝導率。銅401、ウールや毛0.05、水0.58、空気0.024（単位W/m° C）。
http://www.engineeringtoolbox.com/ thermal-conductivity-d_429.html.

8 ヒトは被毛を失い、発汗能力を獲得すると、大幅に有利なスタートを切れるようになり、チーターよりも速く走れるようになった。事実、そう推定すると、熱で弱ったチーターが汗をかける〝裸のサル〟の餌食となりうる状況が目に浮かぶ。

9 Ruxton GD and Wilkinson DM. "Avoidance of Overheating and Selection for Both Hair Loss and Bipedality in Hominins." *Proceedings of the National Academy of Science* 108, 2011:

20965–20969.

10 体温調節は、動物生物学における重要かつ複雑で魅惑的な要素であり、進化における原動力である。被毛はそのほんの一面にすぎない。動物とヒトは温度変化に適応するための手段をいくつも持っている。体温を保つには、四肢への血流を制限したり、身震いによって熱を生み出したりするなどの反射的な方法のほか、隠れる場所を探して露出している体の表面積を減らしたり、服を着たり、体を丸めたり、パートナーと抱き合ったりといった行動による方法もある。褐色脂肪細胞という特殊な細胞を利用する、複雑な代謝による適応方法もある。

チャールズ・ダーウィンは、著書『ビーグル号航海記』（1845年）のなかで、同じ気温でも人によって反応は実にさまざまだと記している。アルゼンチンとチリのあいだにあるフエゴ島で出会った先住民は裸で生活しており、彼らが毛皮のマントを肩の上からかぶっているだけで、冬の厳しい風の冷たさをしのいでいると説明する。ある場面ではこんな描写も見られる。「そこの入江にすむフエゴ族の小家族はとてもおだやかで人柄がよく、焚火を囲んだわれわれともすぐに合流した。われわれは服をたくさん着こんで、火のそばに寄り集まっていたが、それでもあたたかすぎるということはなかった。ところが、裸のフエゴ族たちは焚火からずいぶん離れているのに、なんと汗を流していた」（『新訳　ビーグル号航海記・上』荒俣宏訳、平凡社）。ダーウィンが観察していたのは、環境への順応を助ける体内での熱発生というプロセスで、体内において安定した生理状態を保つための設定温度が少し異なっているせいで、ふたつの集団が外気温度に対していちじるしく異なる反応を見せたのである。

11 家族構成と一夫一婦制に関する説明は数えきれないほどたくさんある。以下を参照。PM Kappeler, "Why Male Mammals Are Monogamous." *Science* 341, 2013: 469–470.

12 実に興味をそそられる独特の毛幹が、アフリカに生息するタテガミネズミから見つかっている。このネズミの背中には長くてまっすぐな毛幹が生えている。毛幹には小さな孔がたくさん開いていて、流体をたっぷり吸収できるようになっている。このネズミが、サンダンカモドキ（訳注：アフリカに分布するキョウチクトウ科の常緑低木）の毒性のある根と樹皮を嚙み砕いてどろどろにしたものを毛に塗りつけると、毛はたちまち毒を吸収し、殺傷力を持つようになる。タテガミネズミはほかの動物に襲われたとき、背中を丸め、毛をその動物に向ける。毒がたっぷりしみ込んだ毛で1度刺されると、襲ってきた動物は吐き気を覚えるが、さらには死んでしまうことまである。このネズミは、付近に生息する捕食動物のあいだですぐに嫌われものの評判をとる。

13 毛について深く研究している科学者は、ヒトの場合も体毛が特異な機能を果たしていると指摘する。脇の下と股間に見られる機能もそれにあたる。これらの部位の毛包には、「アポクリン腺」というほかの部位にはない腺がついていて、この腺が分泌物を上にある毛包管へと送り込むと、分泌物は皮膚表面から伸びている毛幹へと運ばれる。このタンパク質に富んだ分泌物が、汗をかいた脇の下から独特のにおいを発生させる。アポクリン腺から出る分泌物は、性ホルモンによって誘導されるため、青年期の最初の兆候のひとつと見なされている。生物学者は、ヒトの局部の体毛がほかの哺乳類の場合と同じ

く、意味のあるにおいを周囲の環境に放つアンテナとして機能するという説を提唱している。考え方としては興味深いが、証明はほとんどなされていない。こうした分泌物はにおい物質「フェロモン」を同じくする集団に属していることを示し、フェロモンは適切な交尾行動のための性的魅力や性的指向などを感じさせ、受け取った側にある種の社会的行動を促すと考えられている（例、デズモンド・モリス著『裸のサル』）。創造性に富み、論理的で、広く支持されている主張だが、それを裏づける実験はまだ説得力があるとは言いがたい。事実、ヒトの脇の下のにおいが生殖行動に与える影響は、魅力的とも不快とも容易に解釈される。

第二章　毛はどのように生えるのか

1 アイスクリームのたとえは勾配を説明するための具体例だが、説明は極端に単純化されている。このような町の設定では、人々、通行量、歩道、気候など、著者が例のなかで勘案しなかった変数が多く存在することをご理解いただきたい。パターン形成の考え方に勾配の概念は欠かせない。例は非常に単純化されたものだが、これで多くの読者に勾配という概念をつかんでほしいと思う。この食べ物のたとえを思いついたのはルバート・ストライヤー教授のおかげである。

2 チューリングは勾配を構成する成長因子を「モルフォゲン morphogene（形態形成因子）」と呼んだ。これは彼自身の造語で、ギリシャ語の語幹（ギリシャ語でmorpheは「形づくる」の意、generareはラテン語で「生じる」の意）に由来し、形態の形成に導く物質という意味である。チューリングはひとつの細胞が細胞環境にモルフォゲンを放出すると想像した。モルフォゲンが拡散して勾配を形成すると、離れた位置にある細胞がこのモルフォゲン勾配に反応し、増殖、増殖の停止、移動の開始、変形、さらにはその時点での濃度勾配に反応して第二のモルフォゲンを産生することさえある。安定した成長パターンにするには、(1) ポジティブとネガティブに働くモルフォゲンがあり、(2) さまざまなモルフォゲンの拡散速度は変動し、抑制因子が活性化因子よりも速く動き、(3) モルフォゲンにはそれを産生した細胞に働き返す能力があり、それによってそれ自体の産生を調節しているはずである。チューリングのモデルの基本となっているのは、常在細胞によるモルフォゲンの処理である。彼の論文は生物学的パターン形成にきわめて包括的なアプローチを取っている。ほかの多くの研究者はこの論文を毛包のパターン形成と関連づけてきたものの、チューリング自身は毛包について特に言及していない。彼の例は、パターン形成に関する現在の考え方を説明するものだが、このプロセスは複雑でまだ完全には解明されていないということをご理解いただきたい。

3 Klar ARS. “Human Handedness and a Scalp Hair-Whorl Direction Develop from a Common Mechanism.” *Genetics* 165, 2003: 269–276.

4 Weber B, Hoppe C, Faber J, Axmacher N, et al. “Association Between Scalp Hair-Whorl Direction and Hemispheric Language Dominance.” *Neuroimage* 30, 2006: 539–543.

5 Murphy J and Arkins S. "Facial Hair Whorls (Trichoglyphs) and the Incidence of Motor Laterality in the Horse." *Behavioural Processes* 79, 2008: 7–12.

6 Tirosh E, Maffe M, and Dar H. "The Clinical Significance of Multiple Hair Whorls and Their Association with Unusual Dermatoglyphics and Dysmorphic Features in Mentally Retarded Israeli Children." *European Journal of Pediatrics* 146, 1987: 568–570.

7 Nowaczyk MJM and Sutcliff TL. "Blepharophimosis, Minor Facial Anomalies, Genital Anomalies, and Mental Retardation: Report of Two Sibs with a Unique Syndrome." *American Journal of Medical Genetics* 871, 1999: 78–81; Wilson GN, Richards CS, Katz K, and Brookshire GS. "Non-Specific X Linked Mental Retardation with Aphasia Exhibiting Genetic Linkage to Chromosomal Region Xp11." *Journal of Medical Genetics* 299, 1992: 629–634.

8 Le Douarin NM, Ziller C, Couly GF. "Patterning of Neural Crest Derivatives in the Avian Embryo: In Vivo and In Vitro Studies." *Developmental Biology* 159, 1993: 24–49.

第三章　新しい毛が生まれる仕組み

1 Dry FW. "The Coat of the Mouse (*Mus Musculus*)." *Journal of Genetics* 16, 1926: 281–340.

2 本書におけるヒトの毛包に関する考察のほとんどは頭皮から出発している。体のほかの部位の毛包も構造と周期は非常に似ているが、周期の期間をはじめ、部位ごとに重要なちがいがある。

3 すべての細胞と同じく、毛包細胞にもリズムがあり、そのリズムはある程度環境によって決まる。しかし細胞の生態は化学の領域になるため、どの分子がシグナルを発しているかについては本文で取り上げなかった。たとえば、ほとんどの組織に一連の体内時計遺伝子があり、それらのスイッチが1日のあいだに入ったり切れたりし、睡眠と活動の正常な時間帯に影響を与える。こうした遺伝子を混乱させると、正常なマウスがエサをあさりにいく夜のあいだに、影響下にあるマウスは眠ってしまう可能性がある。研究室ではこういう異常行動も問題にならないが、野生では昼間動きまわっているマウスは捕食者である鳥の恰好の餌食になってしまうかもしれない。意外なことに、同じ体内時計遺伝子が毛包でも発現し、その濃度は毛周期とともに変化する。不可解なのは時計遺伝子が体内リズムと関係しているのに、毛周期は明らかに24時間周期ではないことである。つまり、24時間周期の細胞の成長プロセスにとって重要と認められる遺伝子は、毛包に取り込まれ、数日から数年に及ぶ毛周期を制御しているらしいのだ。研究によれば、時計遺伝子が毛包内で適切に発現されないと、毛包の成長は乱されてしまう。時計遺伝子が毛包の成長にどのように影響を与えるのかについては、まだ解明されていない。

4 Hebert JM, Rosenquist T, Gotz J, and Martin GR. "FGF5 as a Regulator of the Hair Growth Cycle: Evidence from Targeted and Spontaneous Mutations." *Cell* 78, 1994: 1017–1025.

5 Higgins CA, Petukhova L, Harel S, et al. “FGF5 Is a Crucial Regulator of Hair Length in Humans.” *Proceedings of the National Academy of Sciences* 111, 2014: 10648–10653.

6 コリン・ジャホダ教授は、ほとんどの毛包が「毛包に内在する発育時計に沿って周期を繰り返しているが、修飾作用があまりにも多く、発育サイクルがどのようなものなのか特定するのはきわめて困難である」と釘を刺している（2013年9月4日、CAB Jahodaとのeメールによる通信）。

7 この意見はおおむね真実だが、シクロホスファミド、チオテパ、カルボプラチンなどの多様な混合薬を利用した大量化学療法を受けたあとで回復不可能な脱毛を経験する患者も一部存在する。

8 以前の研究ではすべての幹細胞に共通する特徴として増殖の遅さが示唆されているが、ハンス・クレヴァース教授（*Development* 140, 2013: 2484–2489）とそのほかの研究者らは、幹細胞の特性を持ち、速く継続的に増殖する細胞亜集団が存在することを明らかにしている。

9 Cotsarelis G, Sun TT, and Lavker, R. “Label-Retaining Cells Reside in the Bulge Area of Pilosebaceous Unit: Implications for Follicular Stem Cells, Hair Cycle, and Skin Carcinogenesis.” *Cell* 61, 1990: 1329–1337.

10 今日では、毛乳頭の因子が表皮幹細胞に直接作用すると考えられている。表皮幹細胞は、オリヴァーやジャホダらが新しい毛包を誘導するために用いた多様な表皮標本に存在する。

第四章　音のストレスは毛の成長を妨げる

1 Arck PC. 2013年9月6日、eメールによる通信。Arck PC, Handjiski B, Hagen E, Joachim R, Klapp BF, and Paus R. “Indications for a Brain-Hair Follicle Axis: Inhibition of Keratinocyte Proliferation and Up-Regulation of Keratinocytes Apoptosis in Telogen Hair Follicles by Stress and Substance P.” *FASEB Journal* 15, 2001: 2536–2538; Arck PC, Handjiski B, Hagen E, Joachim R, Klapp BF, and Paus R. “Stress Inhibits Hair Growth in Mice by Induction of Premature Catagen Development and Deleterious Perifollicular Inflammation Events Via Neuropeptide Substance P-Dependent Pathways.” *American Journal of Pathology* 162, 2003: 803–814.

2 一般的に言って、正常な成人は新しい毛包を生成しない。ヒトの一生で毛包が形成されるのは一度だけで、それは胎児の発達段階で起きる。しかし、最近のある研究では、マウスに大きな切除を施すと、新しい毛包によって修復されることが明らかになっている（Ito M, Yang Z, Andl T, Cui C, Kim N, Millar SE, and Cotsarelis G. “Wnt-Dependent De Novo Hair Follicle Regeneration in Adult Mouse Skin After Wounding.” *Nature* 447, 2007: 316–320）。器官再生の手段が修復プロセスに組み込まれていることを示唆する結果だが、ヒトでこの現象が起きることはまだ証明されていない。

3 パウス教授とその研究チームが発表したデータによれば、内分泌器官によって分泌される血中ホルモンの多くが毛包自体でも生成され、毛包によるこれらのホルモンの生成は毛周期に左右される。こうした"自前の"ホルモンが毛包にどのように作用を返すのかについてはまだ解明が進められている段階だが、毛包によって作られたホルモンが全身に影響を及ぼすのかどうかという疑問もある。この意味で主客の転倒は起こりうるのだろうか？

4 Major RH. *Classic Descriptions of Disease*. Third Edition. Springfield, IL: CC Thomas Publisher, 1965.

5 女性にもパターン化された脱毛は見られる。めずらしいことではないが、精神的に非常にショックなことである。女性の脱毛症に焦点を当てなかったのは、男性型脱毛症に比べてわかっていることが格段に少ないからである。遺伝的要因、アンドロゲンへの依存性、そのメカニズムははっきりとわかっていない。ご興味のある方には、以下の論文をお薦めしたい。A. Messenger (*Clinical Experimental Dermatology* 27, 2002: 383), P. Mirmirani (Maturitas 74, 2013: 119), and W. Bergfeld (*Dermatology Clinics* 31, 2013: 119).

6 Suetonius. *The Lives of the Twelve Caesars*, "On Julius Caesar." Translator J Gavorse. New York: Modern Library, 1959: 27.（スエトニウス『ローマ皇帝伝』国原吉之助訳、岩波書店）

7 Aristotle. *Generation of Animals*. Translator AL Peck. Cambridge: Harvard University Press, 1943: 525.（アリストテレス「動物発生論」島崎三郎訳、『アリストテレス全集9』所収、岩波書店）

8 Hamilton J. "Male Hormone Is Prerequisite and an Incitant in Common Baldness." *American Journal of Anatomy* 71, 1942: 415–480.

9 ハミルトンによる生物学的観察は男性型脱毛症のメカニズムを理解するうえで重要だが、彼が利用した患者集団のことを考えると不安を感じずにはいられない。去勢をめぐる法的、倫理的態度に興味を持った私は、イェール大学のあるコネティカット州政府に連絡を取った。コネティカット州立図書館法律部門のリンゼー・ヤング氏には大変お世話になった。同氏によれば、（当時は）あのような行為を禁止、あるいは許可する州法がなかったのはまちがいないとのことである。20世紀初頭には、去勢は精神疾患や非行の治療のための医学的に認められた手段だったのだろう。文献や毛髪関連団体を調べてみたが、ハミルトンが研究対象とした男性集団をどこで見つけてきたのか突き止めることはできなかった。

10 Hamilton JB. "Patterned Loss of Hair in Man; Types and Incidence." *Annals of the New York Academy of Sciences* 53, 1951: 708–728.

11 発生生物学の研究では、頭頂部と側頭部では皮膚と毛包が由来する胚組織が異なり、ひとつは壁側中胚葉、もうひとつは神経堤側中胚葉であることがわかっている（Le Douarin NM, Ziller C, Couly GF. "Patterning of Neural Crest Derivatives in the Avian Embryo: In Vivo and In Vitro Studies." *Developmental Biology* 159, 1993: 24-49）。これら

ふたつの頭皮領域が異なる胚の部域（胚域）に由来することが重要な意味を持つのは、胚域がちがうためにきわめて異なる性質を持った組織が形成されるからである。

第五章　毛が伝えるメッセージ

1 Plummer W. *People Magazine*, August 11, 1997.

2 Bickley C. 2009年3月2日、eメールによる通信。

3 専門家ではない人のほとんどはこの疾患を「脱毛症 alopecia」と呼ぶが、実は医学用語で「脱毛症」とはあらゆる状態の脱毛を指し、それには多くの脱毛疾患が含まれる。この疾患の問題は、体を主権国家、毛包を人にたとえて言うなら、体が毛包を〝好ましからざる人物（ペルソナ・ノン・グラータ）〟、つまり国家の敵と認識することにある。体は、厚かましくも現れる毛包があろうものなら、効果的な免疫攻撃を容赦なくおこなう。この疾患にかかるとほかに健康上の問題がないのに、正常に成長を始めた毛包がきわめて早い段階で打ちのめされてしまう。傷ついた毛包は突然成長をやめ、新しい毛幹を形成できない。ダメージにもかかわらず、休息を取って傷を癒すと、あわれにも毛包は何度も何度もうまくいかない挑戦を繰り返す。免疫システムが毛包細胞を破壊する過程についてはある程度わかっているが、その理由についてはまったくつかめていない。キャリー・ビクリーは最も重度の円形脱毛症だが、夫と子供たち、親しい友人たちはこの疾患にかかっていない。最近の実験研究では、家族性の特定の遺伝子を対象とした研究から明らかなように、この疾患には遺伝的素因があることが示されている。しかしながら、臨床ではあいかわらず戸惑うことがある。多くの場合、重症型でさえ、毛の成長が自然に回復し、薬物療法や食餌療法、生活環境、精神的ストレスとの明らかな相関関係が見られないのである。このように予測が不可能なせいで、治療の有効性を評価しなければならない医師はジレンマを突きつけられている。薬がほんとうに効いたのか、それとも患者が薬を服用しているあいだに疾患が自然と緩和されたのか、わからないのである。残念なことに、今のところ根治できる治療法がないため、重症の患者は毛のない状態に慣れるほかない。

4 McConnell TH. *The Nature of Disease: Pathology for the Health Professions*. Baltimore: Lippincott Williams and Wilkins, 2007: 655.

5 1981年、創造性豊かで、先見の明があり、不屈の粘り強さを持つカリフォルニア大学サンフランシスコ校の皮膚科学教授ヴェラ・プライスと、同僚で精力的な管理職員ヴィッキー・カレボクスは、患者支援団体である「全米円形脱毛症財団（NAAF）」（www.naaf.org.）を設立した。財団の理念は、「円形脱毛症の人にとって最良の治療法は同じ疾患を持つ人と話し、交流すること」である。この理念に則り、財団は脱毛症の患者が自身の個人的体験を分かち合い、ほかの患者がどのように対処してきたのかを知る機会を提供している。

6 West PM and Packer C. “Sexual Selection, Temperature, and the Lion's Mane.” *Science* 297,

2007: 1339–1343.

7 髪に対する態度は、セックスに対する態度のように、文化的・感情的なものであるため、誰しも髪が薄くなっているとは他人から言われたくないものだ。会話でそういう話題が出されたら、言われた人は、怒らないまでも、まごつきながらユーモアで受け止める。また、人間社会における髪は視覚的なイメージを提供するものであって、触れるためのものではない。したがって、他人の髪を明確な許可なく手で触るのはほぼすべての文化圏でタブーとされている。

8 Christoforou, C. *Whose Hair?* London: Laurence King Publishing, 2011: 3.

9 きわめて伝統的な文化に生きる人々の髪型はより長く継続する傾向がある。そこでも髪型の流行は循環するが、ペースは遅い。

10 Sherrow V. *Encyclopedia of Hair: A Cultural History*. Westport, CT: Greenwood Press, 2006: 300.

11 Basler RP. *Abraham Lincoln: His Speeches and Writings*. Cleveland, OH: World Publishing Company, 1946: 561.

12 Sears JR. "The Sane View of Anthony Wayne." *Harper's Magazine* 105, 1902: 886.

13 Silverman RE. "Bald Is Beautiful. A Buzzed Head Can Be Masculine, a Touch Aggressive and, as a New Study Suggests, an Advantage in Business." *Wall Street Journal*, October 3, 2012.

14 Sherrow V. *Encyclopedia of Hair: A Cultural History*. Westport, CT: Greenwood Press, 2006: 191.

15 Cutler WP, Cutler JP, Dawes EC, and Force P. *Life, Journal and Correspondence of Rev Manasseh Cutler, LLD*. Cincinnati, OH:Robert Clarke and Company, 1888: 231.

16 Mitchell A., translator. *Gilgamesh: A New English Version*. New York: Simon & Schuster, 2004.（『ギルガメシュ叙事詩』矢島文夫訳、ちくま学芸文庫）

17 「顎ひげ」にあたるラテン語がbarbaであるため、ローマ人は敵の毛深さの異質さからこの単語を造ったと推測する人もいるかもしれない。しかし、英語のbarbarian（野蛮人や異邦人の意味）という単語はおそらく「異邦人」あるいは「共通語を話さない人」を意味するギリシャ語に由来し、毛とは関係がない（『オックスフォード英語大辞典』）。いずれにせよ、この単語の由来がどこであれ、古代ローマやギリシャを含め、ほとんどの社会では、ぼさぼさの長髪は、野蛮で信頼のおけない、気まぐれで、脅威となりうる、ひたすら不快な人々のしるしと解釈された。

18 http://www.jewishgen.org/ForgottenCamps/Camps/AuschwitzEng.html.

19 Tharps LL. "Black Hair and Identity Politics" in A. Bell. *Hair.* Newark, NJ: Rutgers University, 2013: 24–26.

20 髪の手入れに使われる道具も、概して性的な関連があると見なされる。日本では

「玉櫛笥《たまくしげ》」という櫛を入れる美しい箱が、性的な秘め事や女性器を指すことばとして詩的に用いられた（訳注：本書の参考文献*Hair: Its Power and Meaning in Asian Culture*に万葉集をもとにした同様の分析が見られる）。たとえば「玉櫛笥を開ける」という表現は女性が男性に身を委ねることを暗喩している。この表現で要となることばは髪をメッセージに結びつけている「櫛」である。髪を支配する櫛が、文化的慣習が自然な性的衝動に果たすのと同じ役割を象徴的に演じているのである。きちんと櫛で梳かれてぴっちりと結われた髪は性的な抑制と自制心を暗示するが、想像力豊かな求婚者なら、結い上げた髪もほどくことができると思うかもしれない。イギリスのヴィクトリア女王は若い頃、人前では髪をぴったりとひっつめにまとめていたが、宮殿でひとりになると髪を下ろし、イギリスと世界に九人の子供を遺した。その子孫はヨーロッパの多くの国で君主の座に就いた。

21 フロイト派は毛の持つ性的メッセージを極限まで推し進めており、毛とはまったく性的なものであるとする解釈までしている。彼らの見るところでは、地球における人間の役割――少なくとも動物としての役割――とは食べて、ぐっすり眠って、子孫を創り出すことである。ほとんどの時間を交尾しようとして、あるいは実際に交尾して過ごすのだから、人生のささいなことが性的な象徴的意味を帯びているというのである。たとえば、頭髪は性体験のすべてを象徴しており、1本1本の髪が陰毛と同化し男根の象徴となっているという（Berg C. *The Unconscious Significance of Hair*. Leicester: Black Friars Press Ltd, 1951）。

22 男性のムダ毛処理の習慣がどのくらい続き、広がりを見せるのかはまだなんとも言えないが、今日では女性と同じく多くの男性が体毛のない状態を好んでいることはまちがいない。

23 Sherrow V. *Encyclopedia of Hair: A Cultural History*. Westport, CT: Greenwood Press, 2006: 315; and Alexander B. "Personal Grooming Down There." 2005. MNSBC News, http://www.nbcnews.com/id/4751816#.Va_TSqPD9D8.

24 Allison A. "Cutting the Fringes: Pubic Hair at the Margins of Japanese Censorship Laws." in *Hair: Its Power and Meaning in Asian Cultures*. Editors A Hiltebeitel and BD Miller. Albany: State University of New York Press, 1998.

25 国際毛髪外科学会（ISHRS）の2015年報告書によれば、陰毛移植手術は毛髪移植手術の0.2パーセントにあたり、その85パーセントがアジアでおこなわれている。文化的な価値観がよく表れている。

26 Ibid.

27 Thompson JJ. "Cuts and Culture in Kathmandu" in *Hair: Its Power and Meaning in Asian Cultures*. Editors A Hiltebeitel and BD Miller. Albany: State University of New York Press, 1998.

28 Jordan M. "Hair Matters in South Central Africa" in *Hair in African Art and Culture*. Editors R Sieber and F Herreman. New York: Museum for African Art, 2000.

29 この参考資料についてはアーベン・ネイスにお世話になった。

30 Bacuez L. *Priestly Vocation and Tonsure.* New York: Imprimatur John M Farley, Archbishop of New York, 1908.

第六章　理容店の登場と発展

1 Dobson J and Walker RM. *Barbers and Barber-Surgeons of London: A History of the Barbers' and Barber-Surgeons' Company.* Oxford: Blackwell Scientific Publishers, 1979.

2 イエス・キリスト生誕の時代のローマでは、「トンソレ tonsore」（ラテン語で「ひげ剃り」を意味するtonsoriusから派生）と呼ばれる職人がおり、ひげを剃ったり、髪を切ったり、抜歯や瀉血をおこなったりしていた。瀉血の慣習は、病気になると基本的な体液のひとつである血液がバランスを崩しているため、血液を放出させることで血液の状態を正常に戻せるという説にもとづいている。瀉血の最古の記録は紀元前500年のギリシャの壺に残されている。瀉血が徐々に重視されるようになったのは、ローマで活躍したギリシャ人医師ガレノス（129〜200年）が有効性を主張してからのことだった。しかしよく検証されていなかったこの治療法は18世紀末には廃れている。

3 中世のギルドは、政府から出資を受けた同業組織や組合で、特別な技能を持った組合員で構成されていた。記録に残されているイングランド初のギルドは、1066年頃、エドワード証誓王によって設立されたもので、ロンドンのスミスフィールドで王の前で3回の戦闘をおこなうことを義務づけられた若い貴族で構成されていた。これ以降、ギルドは職業を統制し、必要に応じて王室に資金を提供する役割を果たした。職人は同職ギルドの承認なく仕事をすることができなかった。さらには、エドワード2世の治世では、ロンドンのシティ（旧市街）住民かどうかにかかわらず、ギルドの一員でないかぎり、市民としての自由が認められなかった。職業別の同職ギルドは、価格、市場、製品基準、加入資格、職業訓練など、その職種を完全に支配していた。ギルドごとにお抱えの聖職者を持ち、所属を示す制服を作ることが許された。こうした強大な力を得るかわりに、ギルドは王に恩義を感じ、要望に応じて気前よく資金を提供した。1340年には、エドワード2世から百年戦争の戦費の一部負担を求められ、ロンドン市の諸ギルドが5,000ポンドを拠出している。13世紀になる頃には、馬具職人、機織り職人、金細工職人、仕立て職人、パン職人のものなど、ロンドンには数えきれないほどのギルドが存在していた。

4 Robinson JO. "The Barber-Surgeons of London." *Archives of Surgery* 119, 1988: 1171–1175.

5 今日でも理容師と外科医の縄張り争いは残っている。植毛手術と顔面形成手術は形成外科医の独占領域だが、タトゥーの施術と除去、しわ取りのためのボトックス注射、顔の角質を除去するピーリング、レーザーによる皮膚治療など、体への負担が少ない低侵襲の処置については外科医ではない者が外科医と張り合っている。美容処置なのか、医療処置なのかの境界線は今も争点になっており、規制が強化されている（たとえば、Beck M. "Medical Spas Get a Checkup: States Weigh Tighter Rules on Cosmetic-Proce-

dure Centers After Patient Injuries." *Wall Street Journal*, June 5, 2013: A3）。ここでいちばん重要なのは安全性だが、両者間のビジネス上の問題は、18世紀の理容師と外科医の対立を連想させる。

6 解剖実習の機会の有無は、両者の訓練における重要なちがいを示す好例である。外科医にはひとりあたり、「法律の正当な手順に則り、死刑判決を受け、死刑に処された」四人の囚人の死体が解剖実習のために提供された。理容外科医には与えられなかった特権である（Dobson J and Walker RM. *Barbers and Barber-Surgeons of London: A History of the Barbers' and Barber-Surgeons' Company*. Oxford: Blackwell Scientific Publishers, 1979: 34; and Jutte R. "A Seventeenth-Century German Barber-Surgeon and His Patients." *Medical History* 33, 1989: 184–198.）。

7 Cox JS. *An Illustrated Dictionary of Hairdressing and Wigmaking*. London: BT Batsford, 1989.

8 Abel AL. "Blood Letting: Barber-Surgeons' Shaving and Bleeding Bowls." *Journal of the American Medical Association* 214, 1970: 900–901.

9 Pennsylvania Code 2011:3.45, Commonwealth of Pennsylvania. Title 49. Professional and Vocational Standards. Chapter 3. State Board of Barber Examiners. January 8, 2011.

10 Bristol DW. *Knights of the Razor: Black Barbers in Slavery and Freedom*. Baltimore: The Johns Hopkins University Press, 2009.

11 Ibid.

12 Ibid.

13 現在、バーバーショップ・スタイルの歌唱団体は、男性を対象とした「バーバーショップ・ハーモニー協会」、女性を対象とした「スイート・アデライン・インターナショナル」と「ハーモニー・インコーポレーテッド」の3つが存続している。これらの団体は定期会合を開き、歌うことが好きな人を新会員として受け入れている。

14 Stanley J. "The Life of Benjamin Franklin; with Selections from His Miscellaneous Works." London: Simpkin, Marshall and Co, 1849: 55.

15 Sherrow V. *Encyclopedia of Hair: A Cultural History*. Westport: Greenwood Press, 2006.

第七章　髪の毛の驚異の性質

1 毛幹の強さは、毛幹の真ん中にある分厚く密度の高い円筒形の層「コルテックス（毛皮質）」のおかげである。木の幹同様、紡錘状の細胞がぎっしり詰まっており、それらの細胞がたがいにしっかり結合し、垂直の軸に沿って伸びている。どちらの構造でも、細胞は、分子の接着剤である無定形基質内に規則正しくぎっしり詰まったフィラメント（繊維）でできている。自然界において、フィラメントと基質で作られるこのような複合材料はそれぞれの要素が単独では不可能な驚くべき力を発揮する。フィラメントは剛性を、

フィラメントが組み込まれた基質は耐圧縮性をもたらす。鉄筋コンクリートにたとえると、鉄の棒はフィラメントに、コンクリートは基質にあたる。木の場合は、セルロース繊維がフィラメントに、リグニン（木質素）が基質にあたる。毛の場合、ケラチンタンパク質がフィラメントを、接着剤であるケラチン関連タンパク質が基質を構成する。これら3つのものの構造は共通なのに、構成分子は大きく異なり、それぞれ複雑な無機分子、複合糖質、複合タンパク質である。髪の持つふたつの要素の複合構造こそが、頭髪による宙吊りを可能にしているのである。

2 Bomont P, et al. “The Gene Encoding Gigaxonin, a New Member of the Cytoskeletal BRB/Kelch Repeat Family, Is Mutated in Giant Axonal Neuropathy.” *Nature Genetics* 26, 2000: 370–374.

3 Clack AA, Macphee RD, and Poinar HN. “Case Study: Ancient Sloth DNA Recovered from Hairs Preserved in Paleofeces.” *Methods in Molecular Biology* 840, 2012: 51–56.

4 Koc O, Yildiz, FD, Narci A, and Sen TA. “An Unusual Cause of Gastric Perforation in Childhood: Trichobezoar (Rapunzel Syndrome). A Case Report.” *European Journal of Pediatrics* 168, 2009: 495–497.

5 ウールは天然繊維であると同時に毛でもある。

6 ペットが気づかずにヤマアラシの針毛に刺され、死ぬ事例が報告されている。Johnson MD, Magnusson KD, Shmon CL, and Waldner C. “Porcupine Quill Injuries in Dogs: A Retrospective of 296 Cases (1998–2002).” *Canadian Veterinary Journal* 47, 2007: 677–682.

7 Laufer B. “The Early History of Felt.” *American Anthropologist, New Series* 32, 1930: 4.

第八章　毛髪の特徴と色の不思議

1 Sankararanaman S et al. “The Genomic Landscape of Neanderthal Ancestry in Present Day Humans.” *Nature* 507, 2014: 354-357.

2 Nagase S, Tsuchiya M, Matsui T, Shibuichi S, et al. “Characterization of Curved Hair of Japanese Women with Reference to Internal Structures and Amino Acid Composition.” *Journal of Cosmetic Science* 59, 2008: 317–332.

3 アフリカ人とヨーロッパ人に比べて、アジア人の頭髪は密度が低いが、成長ペースは最も速い。

4 Khumalo NP. “Yes, Let's Abandon Race—It Does Not Accurately Correlate with Hair Form.” *Journal of the American Academy of Dermatology* 56, 2007: 709–710.

5 De la Mettrie R, Saint-Leger D, Loussouarn G, Garcel A, Porter C, and Langaney A. “Shape Variability and Classification of Human Hair: A Worldwide Approach.” *Human Biology* 79, 2007: 265–281.

6 Khumalo NP. Ibid.

7 キューティクルは屋根瓦のように10個の細胞が重なり合った多層構造になっているため、ヒトの毛幹からキューティクルを剝がすには大きなダメージをともなう。毛幹表面の上向きのキューティクル細胞の1つひとつの下には、約10個のキューティクル細胞がある。

8 毛幹の底部は生きた細胞でできているが、これらの細胞はいったん底部を離れると、硬くなって死ぬ。毛幹は基本的に角質化した細胞がしっかりつながった集合体である。

9 Robbins CR. *Chemical and Physical Behavior of Human Hair*. New York: Springer-Verlag, 2002.

10 Ibid.

11 ヘア関連製品の世界の市場規模は2015年時点で合計580億ドルと推定されており、そのうち毛髪染料製品は約100億ドルを占めている。推定額を知ることができたのはジョン・グレイ（プロクター・アンド・ギャンブル社）のおかげである。

12 Bryer R. *The History of Hair: Fashion and Fantasy Down the Ages*. London: Philip Wilson Publishers, 2005.

13 ヘアカラーの持ちは用いられる薬剤と手法によって異なり、一時的なもの、半永久的なもの、永久のものがある。本章では極端な例のみを考察の対象としている。

14 科学捜査官は、染められた毛のキューティクルには色素沈着が見られるが、染められていない毛のキューティクルにはそれが見られないことを認識している。

第九章　究極の工芸品、かつら

1 Dorfman C.（ミネソタ州セントポールのかつら製作者）, MN. 2012年9月4日、電話取材。

2 ぞっとする想像は面白いミステリーの出発点になるかもしれないが、現代のかつらに死者の頭髪が用いられる例は一切ないと聞いている（Mawbey R. 2012年10月15日、ロンドンでの直接取材、およびRuskai M & Lowery A, 2010）。

3 Rai, S. “A Religious Tangle over the Hair of Pious Hindus.” *The New York Times*, July 14, 2004.

4 この訪問（2011年11月）を主催してくれた箕輪睦夫氏にお世話になった。

5 Ruskai M and Lowery A. *Wig Making and Styling*. Amsterdam: Elsevier, 2010: 54–55.

6 Minowa, M. Aderans Co., Ltd., Tokyo. 2015年8月10日、eメールによる直接取材。

第一〇章　ひと房一二万ドルの髪

1 Lacy M. “Lone Bidder Buys Strands of Che’s Hair at U.S. Auction.” *The New York Times International Edition*, October 26, 2007.

2 Sieber R and Herreman F. *Hair in African Art and Culture*. New York: Museum for African

Art, 2000.

3 Esmi, R. *A Connecticut Family*. Master's Thesis. Middletown: Wesleyan University, 1996.

4 Tait, H., editor. *Jewelry: 7000 Years*. New York: Harry N. Abrams Inc., 1986.

5 Tuite C. "Tainted Love and Romantic Literary Celebrity." *English Literary History* 74, 2007: 59–88.

6 Esmi, R. *A Connecticut Family*. Master's Thesis. Middletown: Wesleyan University, 1996.

7 Cohoon, Leila. Leila Cohoon Museum. 2013年2月23日、直接取材。

8 Holden C. "Comment" in Bell A. *Hair*. Newark: Rutgers University, 2013: 78.

9 人毛は、カットされた状態で正式な作品に用いられた場合も、頭皮にまだ生えている場合も芸術作品の素材になる。事実、手の込んだ髪型はその芸術的価値からほとんどの文化で高く評価されてきた。欧米の文化は独特で魅力的なヘアスタイルが伝統的に豊富だが、おそらく今日存在する髪型のなかで最も凝ったものはアフリカのサハラ砂漠以南の男性と女性に見られるものだろう。三つ編みや束にしたり、かつらや植物素材、宝石などの飾りをあしらったりするなど、彼らのヘアスタイルは複雑である。このような髪型にするには、優れた芸術的な技術とかなりの作業時間が必要になる。毛髪は、ジュエリー、グラフィックや立体的な芸術作品、詩、文学、ダンス、あらゆる種類の音楽などほとんどの芸術形態において使用や言及が見られる。本章では、例をジュエリーと立体芸術作品に限定している。

第一一章　ビーバーの毛皮がもたらしたもの

1 人類はいつから動物の皮を着るようになったのか、その正確な時期ははっきりしないが、近年の遺伝子情報の解析により、可能性のある時期は推定できる。この推定の根拠となるのが、ヒトが初めて体を覆った頃にコロモジラミが現れたとする説である。この説には4つの要点がある。ひとつ目はシラミが非常に生息環境のえり好みの激しい生き物だという点。事実、温かい人体から離れるとわずかな期間で死んでしまう。ふたつ目はアタマジラミが頭皮に寄生しているという点。頭皮だけが人体で快適に寄生できる場所だからである（同様にケジラミは股間に限られる）。3つ目は人体に寄生しているシラミはすべてまちがいなく関係があるという点。ゲノム解読によりわかったことだが、アタマジラミは系統発生的に古く、コロモジラミの先祖である可能性が高い。最後に、ヒトはコロモジラミが登場するよりもずっと前に密集した体毛を失っているため、コロモジラミは進化の過程でヒト以外の毛に寄生するよう適応するしかなかったため発生したという点である。これらの観察結果と発生のタイミングにもとづき、アタマジラミが、ヒトが新たに獲得した体毛、すなわち毛皮に寄生するコロモジラミへと進化を遂げた時期は7万2000年前よりも古いと考えられる。このような証拠を踏まえると、人類が体を覆うようになったのはおよそ10万年前と推定される。

2 ピープスが、年俸約350ポンドだった頃に帽子に4ポンド5シリングの支出をしていたのは注目に値する。Wheatley HB, editor. *Diary of Samuel Pepys*. New York: Random House, 1893: 27 June 1661.（『サミュエル・ピープスの日記、第2巻、1661年』臼田昭訳、国文社）

3 Phillips PC. *The Fur Trade: Volume 1*. Norman: University of Oklahoma Press, 1961.

4 Whitthoft J. "Archeology as a Key to the Colonial Fur Trade." In Morgan et al. *Aspects of the Fur Trade. Selected Papers to the 1965 North American Fur Trade Conference*. St Paul: Minnesota Historical Society, 1967: 55–61.

5 アメリカ先住民が白人のことをよく知っていたという証拠は最初期の記録に見られる。1534年、フランス人探検家カルティエ（訳注：セントローレンス川の発見者）はセントローレンス川南岸に位置するガスペ半島の沿岸部で、交易をしたがっている先住民の一団に出くわし、取引が始まる前に「彼らは若い女性をすべて帰らせた」と書き記している。先住民がこれほど古い時代でもヨーロッパの船乗りに警戒していたことをうかがわせる記述である(Eccles WJ. *The Canadian Frontier 1534–1760*. Albuquerque: University of New Mexico Press, 1983: 13)。

6 アラン・エルスコヴィシとの2009年5月のモントリオールでの直接取材、および2014年2月25日の電話取材。Herscovici A. *Second Nature: The Animal-Rights Controversy*. Montreal: CBC Enterprises, 1985.

7 国際毛皮連盟ウェブサイト参照。www.wearefur.com.

第一二章　帝国の財源となった羊毛

1 Leggett WF. *The Story of Wool*. Brooklyn: Chemical Publishing Company, 1947.

2 Ibid.

3 時代と場所によって、羊毛ひと袋の重さは異なるが、1337年にウィリアム・ドゥ・ラ・ポールが売ったものはひと袋あたり364ポンド（約165キロ）だったことがわかっている（Fryde EB. *The Wool Accounts of William de la Pole: A Study of Some Aspects of the English Wool Trade at the Start of the Hundred Years' War*. York: St Anthony's Press, 1964）。ほかの時代のひと袋はずっと軽かった。

4 Leggett WF. Ibid.

5 1273年、イングランドの商人は、自国の羊毛輸出交易のわずか30パーセントしか支配していなかった。イングランドの商人と銀行は徐々にこの機能を引き継ぎ、15世紀には国内の銀行がその80パーセント以上を支配するようになっていた。外国の銀行から国内の銀行へという支配の変化は、イングランド人による国産羊毛の使用状況の変化が反映されている（Lockett A. *Wool Trade*. London: Methuen Educational Ltd, 1974）。

6 Powers E. *The Wool Trade in English Medieval History*. Oxford: Oxford University Press,

1941.

7 1666年「毛織物埋葬法」については以下を参照。http://www.british-history.ac.uk/report.asp?compid=47386

8 Leggett WF. *The Story of Wool*. Brooklyn: Chemical Publishing Company, 1947.

9 Origo, Iris. *The Merchant of Prato: Francesco Di Marco Datini, 1335–1410*. New York: Alfred A. Knopf, 1957: 35.

10 以下を参照。http://www.parliament.uk/site-information/glossary/woolsack/.

11 Powers E. *The Wool Trade in English Medieval History*. Oxford: Oxford University Press, 1941.

12 以下を参照。http://www.northleach.org/history/wool/.

13 現代の羊飼いの状況も昔に比べてよくなっているとはとても言えない。ニューヨーク・タイムズ紙の近年の記事で紹介されたように、その暮らし向きは苦しく、賃金も安い。取材を受けたコルテス・バーガスは、アメリカ合衆国で働く1,500人の羊飼いのひとりだ。2,000頭のヒツジの群れをワイオミング州とコロラド州にまたがるロッキー山脈を移動させながら世話をしているが、1日の休みもなく昼夜を問わず働いて、牧場主から支払われるのは月750ドル。1.5メートル×3メートルの水道もない狭いトレーラーハウスが彼の住居だ。牧場主は、羊毛生産という利益の少ない産業ではそれ以上の金額を支払う余裕はないと言う。非営利団体「コロラド・リーガル・サービス」の弁護士ジェニファー・リーは、羊飼いの生活を「現代版の年季契約奉公人（訳注：17〜18世紀に渡航費や生活費のかわりに3〜7年の労働契約を結んだアメリカ移住者）」と評している（Frosch D. "A Lonely and Bleak Existence in the West, Tending the Flock." *The New York Times*, February 22, 2009）。アメリカ労働省により先頃出された羊飼いの最低賃金引き上げ指示は、こうした問題の一部に対処するものになるかもしれない（*New York Times*, October 14, 2015）。

14 Power E. *The Wool Trade in English Medieval History*. Oxford: Oxford University Press, 1941.

15 生物工学研究者が毛刈りの分野に進出している。オーストラリアの科学者らは、上皮成長因子と呼ばれる小さなタンパク質を皮膚に一度注射すると、フリースが脱げるようにヒツジの体から取れることを発見した（Moore GP, Panaretto BA, Robertson D. "Inhibition of Wool Growth in Merino Sheep Following Administration of Mouse Epidermal Growth Factor and a Derivative." *Australian Journal of Biological Science* 35, 1982: 163–72; and *Bioclip Editorial Science* 281, 1998: 511）。上皮成長因子が毛幹の底にある細胞の成長を抑制すると、その部分の毛幹構造が弱くなる。毛幹が切れてから2週間後、フリースが脱落し、ヒツジは「毛を刈り取られた」状態になる。この方法の利点は、早く簡単で効率的かつ清潔で、ヒツジの皮膚を傷つけないことである。

16 ビーバーもヒツジも、丈夫で長くまっすぐな毛からなる上毛と、やわらかく短く細く縮れた下毛の二層の被毛がある。ヒツジのフリースはビーバーの被毛に似ているが、毛の特徴

が異なるため、用途も変わってくる。ビーバーの短くてやわらかい下毛はフェルトにして帽子の材料にするのに最適だが、毛織物にするにはヒツジのもっと長い羊毛繊維が必要である。

17 中世の羊毛取引の全盛期には、最高のヒツジ品種はイングランド産だったが、18世紀末にはスペイン産の非常に優れた品種「メリノ種」が出まわるようになった。メリノ種の先祖はおそらく、7世紀にアラブ人商人によってシリアやアラビア半島からスペインに持ち込まれたヒツジだろう。スペインでは、先祖のヒツジを、優れたイングランドの品種も含めてほかの毛用種と交配させ、メリノ種を作り出した。メリノ種は、早くも13、14世紀にはその毛の質の高さが認められていたが、スペイン国王が輸出を禁じていたため、ヒツジもその羊毛も国外のヨーロッパ市場で取引されることはなかった。メリノ種がイギリスに入ってくるのは、1700年代後半のジョージ3世の治世になってからのことである。それ以来、育種家が世界のあらゆる地域にメリノ種を広めていった。オーストラリアとニュージーランドでは、19世紀初頭にはメリノ種のおかげで巨大な羊毛産業が形成された。この品種が好まれるのは、ウールの多いフリースを産生するからである。その繊維はきわめて細く、縮れていて、そして長い。毛周期の成長期が異常に長いためである。メリノ・ウールの毛幹の直径は非常に狭く、赤血球2つから6つ分しかない。したがってなんとか眼に見える太さである。縮れ（クリンプ）の程度は、自然に縮れた状態の繊維と、伸ばした状態の同じ繊維の長さを比較することで表現される。4センチ弱から8センチ弱の上等なメリノ・ウールの縮れた繊維は、伸ばした状態だと25センチほどになる。一方、梳毛は自然な状態でも引っ張った状態でも繊維の長さは同じである。現在、羊毛関係者はメリノ種が史上、最も貴重な毛用種だと考えている。

18 Jenkins JG, editor. *The Textile Industry in Great Britain*. London: Routledge & Kegan Paul, 1972: 85.

19 Broudy E. *The Book of Looms: History of the Handloom from Ancient Times to the Present*. Hanover: Brown University Press, 1979.

20 文化人類学者らは、羊毛を利用した初めての布地はフェルトだったと仮定している。羊毛を集めて洗浄し、濡らして加熱して圧縮すれば簡単に作れるからである。毛には濡れた暖かい状態では安定しないという性質があるため、羊毛の使用と毛織物作りがいつから始まったのかははっきりしない。証拠によれば、人類は獣毛よりも古くから植物繊維を使った織物を作っていたようだ。2009年、ハーヴァード大学の考古学者オフェル・バル・ヨセフは、カフカス山脈に住む人々は、現生人類がアフリカから当地へ移住した頃、亜麻の繊維で織物をしており、それは早ければ3万6000年前にあたると報告している（Kvavadze et al. "30,000 Year Old Flax Fibers." *Science* 328, 2009: 1634）。彼が率いる同チームは同じ発掘現場で、撚り合わされ、着色されたヤギ毛を発見している。紡がれ、織られた最古の羊毛は北ヨーロッパで発見された約1万2000年前のもので、最古の織機は紀元前5000年頃のものである。

21 時間がかかって非効率ではあるものの、機織りは綜絖《そうこう》（ヘドル）（織り手が緯糸を通す

ために経糸をいちいち持ち上げずにすむように、経糸を分ける器具で、杼に入った緯糸を通せる杼口を作る）がなくてもおこなうことはできるが、考古学者らは綜絖がないものは本物の織機とは言えないと主張している。

22 LE Fisher. *The Weavers.* New York: Franklin Watts Publishing, 1966.

23 www.cirfs.org

24 www.Sheep101.info

25 国連食糧農業機関（FAO）による。http://www.fao.org/agriculture/lead/themes0/climate/en/.

26 Binkley C. "Which Outfit Is Greenest? A New Rating Tool." *Wall Street Journal*, July 12, 2012.

第一三章　毛の意外な用途

1 Ballard, Lance. Sherwin-Williams Company. 2013年7月25日、電話取材。

2 Walton I and Cotton C. *The Compleat Angler 1653.* Oxford: Oxford University Press, 1982.（アイザック・ウォルトン『完訳　釣魚大全Ⅰ』およびC. コットン+R. ヴェナブルズ『完訳釣魚大全Ⅱ』飯田操訳、平凡社）

3 テニスボールを弾ませるため、当時入手可能だった最も弾力性のある材料を使う必要があった。弾性率を比較してみると、現在のゴム（当時は入手不可能）は0.1で、鋼鉄が200、木材やおが屑が11、亜麻が58、羊毛が3.4である。したがって、弾む必要があったボールに羊毛や毛を詰めたのは理に適ったことだった。

4 Flynn, Sean. Wilson Sporting Goods. 2013年4月15日、電話取材。

5 Knutson R. "Recession Puts a Kink in Operation That Uses Locks to Soak Up Oil Spills." *Wall Street Journal*, August 10, 2009.

6 現在では、油を吸収する性質のある合成製品が流通している。たとえば、ニュー・ピッグ社（ペンシルヴェニア州ティプトン）は、流出した液体を回収するための吸収パッドやソーセージのような形の製品を製造している。ソーセージ形の製品にはポリプロピレンが含まれており、流出した油の回収用である。同社の製品には毛は使用されていないものの、営業部門のスタッフは効率のよい回収システムがあれば毛はより安価な選択肢になりえると考えていた（2013年8月30日、Public Relations Dept., PIG Co.）。

7 Nicas J. "Flawed Evidence Under a Microscope." *Wall Street Journal*, July 19, 2013.

8 Alexander KL. "DNA Test Set Free D.C. Man Held in Student's 1981 Slaying." *Washington Post*, December 16, 2009.

9 http://murderpedia.org/female.L/l/li-tianle.htm.

10 2015年9月8日、ニュージャージー州検視官事務所。

11 毛から抽出されるDNAは核またはミトコンドリアに由来する。初期の研究では、分離できるのはミトコンドリアDNAだけで、ミトコンドリアは母親由来のため、このDNAから得られる情報は母系のものばかりだった。近年になり、毛から核ゲノムDNAを抽出する方法ができたため、毛は理想的なDNA供給源となった。ある研究者チーム（Rasmussen M, Li Y, Lindgren S, et al. “Ancient Human Genome Sequence of an Extinct Palaeo-Eskimo.” *Nature* 463, 2010: 757–762）は、グリーンランドの永久凍土に保存されていた4000年前のヒトの髪を利用して有効なDNAを抽出している。毛を用いる利点は、抽出できるDNAが毛幹の表面ではなく内側にあるため（Gilbert MT, Tomsho LP, Rendulic S, et al. “Whole-Genome Shotgun Sequencing of Mitochondria from Ancient Hair Shafts.” *Science* 317, 2007: 1927–1930）、本来のDNAを失うことなく無関係なDNAを取り除くことができる点である。筋肉や骨などのほかの組織の場合には、毛ほど汚染を除去できないため、バクテリアなどほかの供給源からの遺伝物質に汚染されていることも多い。

12 Swardson A. “A Telltale Heart Finds Its Place in History.” *Washington Post Foreign Service*, April 20, 2000.

13 Kintz P. “Bioanalytical Procedures for Detection of Chemical Agents in Hair in the Case of Drug-Facilitated Crimes.” *Analytical and Bioanalytical Chemistry* 388, 2007: 1467–1474.

14 Rashed MN and Soltan ME. “Animal Hair as Biological Indicator for Heavy Metal Pollution in Urban and Rural Areas.” *Environmental Monitoring and Assessment* 110, 2005: 41–53.

15 Cooper GAA, Kronstrand R, and Kintz P. “Society of Hair Testing Guidelines for Drug Testing in Hair.” *Forensic Science International* 218, 2012: 20–24.

16 Lin X, Alber D, Henkelmann R. “Elemental Contents in Napoleon's Hair Cut Before and After His Death: Did Napoleon Die of Arsenic Poisoning?” *Analytical and Bioanalytical Chemistry* 379, 2004: 218–220.

17 メリーランド州にある鶏肉加工会社パーデュー・ファームズ社の元副社長ハンク・エングスターによれば（2013年、電話取材）、ニワトリの飼料の85パーセントはタンパク質で、ほとんどが大豆由来だが、羽根由来もわずかに含まれている（2パーセント）。羽根由来の飼料は安価で、システイン、バリン、トレオニンの合計含有量の点から大豆由来の飼料よりも優れている。羽根のタンパク質を遊離させるための最も一般的な方法は加熱することだが、企業の研究者は細菌由来のケラチナーゼも利用している（Deivasigamani B. “Industrial Application of Keratinase and Soluble Proteins from Feather Keratins.” *Journal of Environmental Biology* 29, 2008: 933）。発酵による羽根や毛の分解は加熱分解よりもやさしいため、結果として必須アミノ酸であるメチオニン、リシン、アルギニンの濃度が高くなっている（Gupta R and Ramnani P. “Microbial Keratinases and Their Prospective Applications: An Overview.” *Applied Microbiology and Biotechnology* 70, 2006: 21–33）。

18 冀州市華恒生物科技有限公司は人毛から高純度のシステイン（AJ192）を生成している。このシステインは輸出され、ヒト用の食品に使用されている。

おわりに——ロボットが髪を切る未来は来るのか

1 Twain, Mark. "About Barbers" in *Sketches New and Old (Complete)*. Teddington, UK: The Echo Library, 1875.（マーク・トウェイン「床屋について」三浦朱門訳、『世界文学全集2—マーク・トウェイン』所収、学習研究社）

2 この将来を語る章をまとめるにあたって、私は現代の毛髪生物学および臨床医学における代表的な思想家たちと話をしている。ロックス・アンダーソン教授（ハーヴァード大学、2013年11月21日、電話取材）、チェンミン・チョン教授（南カリフォルニア大学、2013年12月9日、電話取材）、ジョージ・コツァレリス教授（ペンシルヴェニア大学、2013年10月30日、直接取材）、エレーヌ・フークス教授（ロックフェラー大学、2013年11月1日、直接取材）、パラダイ・ミルミラニ博士（カイザー・パーマネンテ、2013年10月9日、電話取材）、ラルフ・パウス教授（マンチェスター大学、2013年10月10日、電話取材）、ヴェラ・プライス教授（カリフォルニア大学サンフランシスコ校、2013年11月21日、電話取材）、ジェリー・シャピロ教授（ブリティッシュ・コロンビア大学、2013年10月8日、電話取材）、デズモンド・トービン教授（ブラッドフォード大学、2013年12月6日、電話取材）、アニカ・フォークト博士（シャリテ医科大学、2013年12月13日、電話取材）、ケン・ワッシュニック博士（ボズレー・メディカル・グループ、ニューヨーク、2013年9月27日、直接取材）、チャールズ・カークパトリック氏（全米理容師協会連盟、2013年9月25日、電話取材）、マイク・イッポリティ氏（ナショナル・バーバー・ミュージアム、2013年9月24日、電話取材）。

彼らが私と共有してくれたアイデアを融合し、本章にまとめた。創造力に富んだ着想は彼らに負うところが大きい。時間を割いてくれたことに感謝する。

3 Alfred Natrasevschi. 2013年11月11日、電話取材。

4 頭頂部に移植された毛包はまだ側頭部にいると思い込んだままのため、頭頂部の脱毛部位に側頭部のような毛を引きつづき伸ばしてしまう。もとの部位にあったときの特徴のまま移植先でも生えつづける「ドナー・ドミナントの原則」は移植されたあらゆる毛包にあてはまり、美容整形外科医にとって問題になりえる。眉毛を失った女性が移植を必要としている場合、ほかに選択肢がないため、（成長期の長い）頭皮毛包を用いるのが通例である。眉毛の部分に移植された頭皮毛包は患者の希望どおりの見た目を実現できるが、患者はまめに新しい眉毛を切らざるをえない。

5 Orentreich N. "Autografts in Alopecias and Other Selected Dermatological Conditions." *Annals of the New York Academy of Sciences* 83, 1959: 463–79.

6 Dr. Kenneth Washenik, Bosley Medical Group. 2013年9月27日、ニューヨークでの直接取材。

7 国際毛髪外科学会（ISHRS）2015年度実態調査（2015 Practice Census Results）による。以下を参照。www.ishrs.org.

8 Canales, M. Restoration Robotics. 2013年11月14日、電話取材。

9 山中とそのチームが線維芽細胞に導入した成長因子は、この論文ではそれぞれの頭文

字をとってSOKM（Sox 2、Oct 3/4、Klf 4、c-Myc）と表現されている（Takashi K and Yamanaka S. “Induction of Pluripotent Stem Cells from Mouse Embryonic and Adult Fibroblast Cultures by Defined Factors.” *Cell* 126, 2006: 663–676.）。

10 He J, Lu H, et al. “Regeneration of Liver After Extreme Hepatocyte Loss Occurs Mainly Via Biliary Transdifferentiation in Zebra Fish.” *Gastroenterology* 146, 2013: 789–800.

11 Inagawa K, Ieda M. “Direct Reprogramming of Mouse Fibroblasts into Cardiac Myocytes.” *Journal of Cardiovascular Translational Research* 6, 2013: 37–45.

12 Veldman MB, Zhao C, Gomez FA, et al. “Transdifferentiation of Fast Skeletal Muscle into Functional Endothelium In Vivo by Transcription Facto Etv2.” PLoS (Public Library of Science) *Biology* 11, 2013: e1001590.

〈ヒストリカル・スタディーズ〉は、
現代の価値観や常識をその成り立ちにまで遡って、
歴史的に考えていくシリーズです。

ヒストリカル・スタディーズ18
毛の人類史
なぜ人には毛が必要なのか

2017年2月1日　第1版第1刷発行

著　者	カート・ステン
訳　者	藤井美佐子
ブックデザイン	川添英昭
編　集	川上純子（株式会社LETRAS）
編集協力	團 奏帆
発行人	落合美砂
発行所	株式会社太田出版

〒160-8571
東京都新宿区愛住町22 第3山田ビル4F
電話 03（3359）6262
振替 00120-6-162166
ホームページ http://www.ohtabooks.com

印刷・製本　中央精版印刷株式会社

定価はカバーに表示してあります。

ISBN 978-4-7783-1557-3 C0030

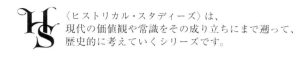